焦顺发头针

焦顺发　著

中国中医药出版社
·北　京·

图书在版编目（CIP）数据

焦顺发头针/焦顺发著 . —北京：中国中医药出版社，2019.7（2024.8 重印）

ISBN 978 - 7 - 5132 - 5569 - 1

Ⅰ . ①焦⋯　Ⅱ . ①焦⋯　Ⅲ . ①头针疗法　Ⅳ . ①R245.32

中国版本图书馆 CIP 数据核字（2019）第 082910 号

中国中医药出版社出版

北京经济技术开发区科创十三街 31 号院二区 8 号楼

邮政编码　100176

传真　010 - 64405721

山东临沂新华印刷物流集团有限责任公司印刷

各地新华书店经销

开本 787 × 1092　1/16　印张 14.5　字数 311 千字

2019 年 7 月第 1 版　2024 年 8 月第 5 次印刷

书号　ISBN 978 - 7 - 5132 - 5569 - 1

定价　75.00 元

网址　www.cptcm.com

服 务 热 线　010 - 64405510

购 书 热 线　010 - 89535836

维 权 打 假　010 - 64405753

微信服务号　zgzyycbs

微商城网址　https：//kdt.im/LIdUGr

官 方 微 博　http：//e.weibo.com/cptcm

天猫旗舰店网址　https：//zgzyycbs.tmall.com

如有印装质量问题请与本社出版部联系（010 - 64405510）

头针是中西医
结合的成果
努力继承和发展
针灸学

焦顺发 一九八五年首

焦顺发同志发明的"头针"于 1971 年 3 月开始推广。"头针"以它独特的疗效迅速传遍世界。目前，在中国已成为全国城乡针灸医师治疗脑源性疾病的常用方法之一。

　　"头针"的出现，不仅给治疗脑源性疾病开辟了一条新途径，而且对研究针刺治病原理，具有重要意义。

　　希望"头针"在实践中不断完善，更好地造福于人民。

世界针灸学会联合会主席

卫生部副部长

1990 年 1 月 14 日

本书由头针创始人焦顺发编著。全书共11章,包括头针概述、神经系统基本知识、头针刺激区、头针针刺术、临床经验、头针的疗效、头针的特殊体征疗效、头针麻醉、头针的特殊反应与刺激区的相对特异性、头皮特殊变化与刺激区的相对特异性、特殊示教案例。

全书30余万字,配有多幅插图,主要供从事针灸工作的人员参考应用。

　　"头针"是在继承中国古代针刺治疗脑病独特理论和实践经验的基础上，结合西医学大脑皮层功能定位等知识，通过反复研究及临床验证后总结出来的，于1971年3月18日公诸于世。因其对脑病疗效独特，易用难忘，迅速传遍海内外，并获1986年度全国中医药重大科技成果甲级奖。

　　早在20世纪80年代，"头针"已成为治疗脑病的常用方法之一，为了更好地为各国人民解除病痛，世界卫生组织要求将其在世界范围推广。

　　笔者在1972年就撰写过《头针疗法》及相关论文。为了促使"头针"更快发展，特总结多年的临床经验和研究，撰成此书。全书共11章，内容丰富，方法具体，对临床、教学、科研均有重要参考价值。

焦顺发

2019年1月

目 录

第一章 头针概述

"头针"是在继承中国古代针刺治疗脑病独特理论及实践经验的基础上，结合西医学大脑皮层功能定位等知识，通过反复研究及临床验证总结出来的一种治疗方法。

一、中国古代针刺治疗脑病理论和经验的启示

（一）中国古代针刺治病的理论

中国针刺治病理论起源很早，到春秋战国时期已有较完整的理论体系，《黄帝内经》中诸多论述即是佐证。

在《黄帝内经》中，关于针刺治病的内容很多，其中最重要的内容是发现人体能决死生的经脉系统，发明针刺经脉治疗全身多种病症的方法。

经脉系统是人体最重要的系统，能决死生、处百病、调虚实，不可不通。它是内属于腑脏，外络于肢节，会于髓（脊骨空里髓），通向脑，布满全身的巨大的网络性系统。

对经典医著中有关经脉的描述进行整理分析，并深刻理解其整体含意，笔者认为可将其划分为中枢部分和周围部分。

中枢部分包括脊骨空里的髓和脑。脊骨空里的髓，又称"督脉""经脉之海""枢""节"。脑为髓之海，即脑为脊骨空里髓之海。脊骨空里的髓也称"枢"，脑为髓之海，即脊骨空里"枢"之海。因此脑应该是相当于经脉之"枢"的高级部位。由上述资料可知，督脉和脑应属经脉的中枢部分。

周围部分包括内属于腑脏、外络于肢节、布满全身的经脉之交会，其中又分为躯肢部分及腑脏部分。躯肢部分主要指与脑和脊骨空里髓相连、支配躯肢、布满全身的经脉。腑脏部分主要指支配脏腑的冲脉、任脉等。冲脉、任脉上循脊里，为经络之海，其浮而外者，循腹上行，会于咽喉。冲脉为十二经之海、五脏六腑之海。以上论述大体概括了经脉之交会。

除此之外，经典医著中对经气运行还有多处论述。

《灵枢·卫气》云："请言气街：胸气有街，腹气有街，头气有街，胫气有街。故气在头者，止之于脑。气在胸者，止之膺与背腧。气在腹者，止之背腧与冲脉于脐左右之动脉者。气在胫者，止之于气街与承山、踝上以下。"《灵枢·动输》云："四街者，气之径路也。"从上述描记可知，古人已发现头、胸、腹、胫的经气分别有其运行的路径。《灵枢·卫气》中"气在头者，止之于脑"，说明古人早已通过解剖、生理和针刺头部等试验证明头和脑之间有特殊联系。既然头部有经气运行的径路，头和脑有特殊联系，针刺头部对脑部病症就应有较好的疗效，这一论述给针刺头部治疗脑部病症提供了理论依据。

（二）针刺治病经验

《黄帝内经》经文中除论述了能决死生的人体经脉系统外，对古人发明的针刺躯肢经脉以治疗全身多种病症的方法也进行了详细的论述。

在针刺经脉治疗全身多种病症的经验中，有些经验即是针刺头部治疗脑病的特殊经验，《灵枢·海论》"脑为髓之海，其腧上在于其盖，下在风府"即是佐证之一。这一经验太珍贵了，其不仅发现了头盖部的穴位与脑有特殊关系，而且通过针刺治疗脑病进一步证实了这种关系。

另外，从募穴治疗脏腑病症有特殊作用可得到一些启示。

募穴是脏腑经气聚集的地方，对脏腑疾病有特殊的治疗作用，故称其为"特定穴"。十二脏腑在胸腹部各有一个募穴。经研究发现，十二个募穴大多数虽然未分布在本经体表线，却恰是治疗本经所属脏腑病症的要穴。其重要原因是这些募穴都分布在与脏腑相对应的体表部位或邻近。

胃的募穴是中脘穴（脐上 4 寸），非胃经之穴，而属任脉，但是中脘穴直下即是胃；大肠的募穴是天枢穴（脐旁 2 寸），非大肠经穴位，而属胃经，但它约位于大肠相对应的体表部位；心包的募穴是膻中（两乳头间），非心包经之穴，而属任脉，但它位于心包的相对应体表部位；脾之募穴是章门（第 11 肋尖下），非脾经之穴，而属肝经，但它位于脾脏的相对应体表部位；肾的募穴是京门（第 12 肋尖下），非肾经之穴，而属胆经，但它位于肾脏的相对应体表部位；小肠的募穴是关元（脐下 3 寸），非小肠经之穴，而属任脉，但它位于小肠的相对应体表部位；膀胱之募穴是中极（脐下 4 寸），非膀胱经之穴，而属任脉，但它位于膀胱的相对应体表部位；心之募穴是巨阙（脐上 6 寸），非心经之穴，而属任脉，但它位于靠近心脏的体表部位；三焦的募穴是石门（脐下 2 寸），非三焦经之穴，而属任脉，虽然它位于下焦，不与三焦完全对应，但从治疗作用来看，是治疗其直下的生殖、泌尿器官疾病的有效穴。

另外的三个募穴——肺之募中府、肝之募期门、胆之募日月，虽然都属本经的腧穴，但是由于它们都位于肺、肝、胆相对应体表部位，因此在肺、肝、胆疾病的治疗作用上要比本经的其他穴位疗效好。

既然募穴治病疗效好的主要原因是募穴分布在脏腑相对应体表部位，那么脑源性疾病也应在与脑相对应的头皮的部位针刺有较好疗效。上述针刺治病的取穴经验，给在相对应的头皮部位针刺治疗脑部疾病提供了借鉴。

头针发明不久，在研究穴位主治功能时发现，头部穴位对治疗脑部病症均有效；胸前背后的穴位对胸、背后和胸腔脏器有较好的疗效；上肢的穴位对上肢、头、面及胸腔脏器有治疗效果；腹、腰、骶部穴位对腹、腰、骶部病症有治疗作用；下肢穴位对下肢及腹、腰、骶部病症有治疗作用。这一发现进一步证明了在头部针刺治疗脑源性疾病，是针刺治病取穴规律的重要组成部分。

二、结合大脑皮层功能定位的理论

脑是人的司令部，指挥着全身各系统，当然也包括经脉系统。

在春秋战国时期，古人对脑的认识已很深刻。《灵枢·海论》说"脑为髓之海"，《灵枢·邪气脏腑病形》说："十二经脉，三百六十五络，其血气皆上于面而走空窍。"这证明古人已清楚认识到，脑是脏腑经脉气血会聚之部位。

关于大脑皮层功能定位，在春秋战国时期前，中国人已开始研究。《灵枢·经筋》"伤左角，右足不用"之描述，即证明古人已观察到左侧额顶部受伤，会出现右足不用的症状。左侧额顶部受伤，不仅仅是头皮受伤（头皮受伤不会引起右足不用），只有伴脑部损伤，才会引起右足不用。上述资料说明，古人已经发现，肢体的运动是受对侧大脑支配的。支配的部位损伤后，受支配的对侧肢体即出现瘫痪。

在针刺治病的实践中也有很多惊人的发现。如古人发现玉枕穴对治疗视力障碍有效，神庭穴对治疗神志方面的疾病有效，天柱穴对治疗小脑性共济失调引起的运动障碍有效等。

近代，西方医学迅速崛起，其中对大脑的研究更是硕果累累，大脑皮层功能定位的研究就是其中之一。大脑皮层的不同部位有不同的功能，如中央前回支配对侧肢体随意运动，中央后回分析对侧肢体的感觉。语言、听觉、视觉在大脑皮层都有支配的部位。

古人发现在头部针刺，对脑部病症有治疗效果，而且发现某些穴位的疗效与相应的大脑病变有关。西方医学对大脑皮层功能定位的研究结果，肯定脑的某个部位有某种特殊功能。既然如此，脑某部出现病损时，在其对应的头皮针刺，效果就会更好。于是，笔者结合大脑皮层功能定位的理论，在头部划分了刺激区。

三、试验研究与临床验证

《灵枢·官能》说："法于往古，验于来今。"说明针刺治病的理论和经验来源于实践，又受实践的检验。这也是中国针刺治病的精髓。

古人针刺治病的经验中最重要的一条，是能"得气"者，疗效相对较好。"刺之要，气至而有效"即是佐证之一。有些病例，在针刺治病时，能使"气至病所"，即针感传到身体一定部位，可有较好疗效。

如在头皮上针刺，针感如能传到患肢，对患肢就应有效果。笔者自身的验证和近40年的临床经验也证明了这点。

第二章 神经系统基本知识

中国在 2500 年前即发现了人体的神经系统。在春秋战国时期的《黄帝内经》中描述的经脉系统，是人体最重要的系统。它能决死生、处百病、调虚实。它是内属于腑脏，外络于肢节，会于髓（脊骨空里），通向脑的巨大的网络性系统。根据经文中对经脉描述的有关内容，以及对整体含义的深刻理解，并结合西医学知识进行分析研究，发现经脉系统主要与西医学中描述的神经系统类似，证明了神经系统是由经脉系统变迁而来的。变迁的原因是诸多的，其中可能研究者发现经脉系统有决死生的神奇功能，所以，才把经脉系统加上"神"字，去掉"脉"字，改名为"神经系统"。这样改名，能使人们对该系统的神奇功能有更深刻的理解。

资料证明，人体的经脉系统是中国人最早发现的。西医学中对人体神经系统的认识和研究，是对中国人发现的经脉系统的继承和发展。

头针是在继承中国古代针刺治病理论及针刺经验的基础上，结合西医学神经、生理、解剖等知识，经过临床实践加以总结的。刺激区大部分是根据大脑皮层功能定位在头皮对应区来确定的，其适应证亦多是神经系统疾病。为了便于学习掌握，首先需要了解一些和头针有关的神经系统的基本知识。

人的神经系统被假定分为两大部分：躯体神经和自主神经。躯体神经又分为中枢部分（脑、脊髓）和周围部分（12 对脑神经、31 对脊神经）。自主神经则分为交感神经和副交感神经两部分。

头针和中枢神经的关系尤其密切。因此，下面重点介绍中枢神经系统和有关的头皮、颅骨、脑膜等。

第一节 头皮的解剖要点

覆盖在颅骨表面的软组织主要是头皮，其次是四周扁平的颅骨肌。头皮可分五层：

皮层：头皮的皮层较厚实，血运丰富。

皮层下：又名浅筋膜层，主要由许多致密的短纤维索和填充在其间的脂肪粒组成，因此它的伸缩性很小。头皮的主要血管和神经都分布于此层，血管壁与纤维组织粘连甚紧。

帽状腱膜层：由坚韧的纤维组织所构成，其四周与扁平的颅骨肌直接和间接地相连接，并借其盖在颅骨之上。

以上三层由纤维索紧密地联结在一起，彼此不易分离。

蜂窝组织层：又称腱膜下层，是由疏松的纤维组织所构成。它与其上的帽状腱膜层和下面的骨膜层联系都很不牢固。

颅骨外衣：即骨膜层。

头皮、皮下层和帽状腱膜层紧密相连，针刺在该三层之间不仅疼痛明显，而且阻力大，不易进针，所以一般应将针刺在帽状腱膜层下的蜂窝组织层。

头皮血管丰富，并且互相吻合，特别在头皮下层，血管壁与纤维组织粘连甚紧，损伤后不易恢复，因此头针较体针易出血。

第二节 颅骨

人类的头颅是一个密封的骨匣，外表近似于圆形。因此人的头形主要依靠颅骨的形状决定。

颅腔由额骨、顶骨、颞骨、枕骨、蝶骨组成。额骨位于颅前面，仅有一块。顶骨在颅顶部，位于额骨之后、枕骨之前，左右各一块。枕骨位于颅后方，在顶骨和颞骨之后，仅一块。颞骨位于颅的侧面，左右各一块。蝶骨位于颅底，形如蝶，因此而得名。

临床上将颅骨分成颅顶及颅底。在枕外隆凸和眶上缘连线以上为颅顶，以下为颅底。

颅底的内面有三个呈阶梯状的颅窝，按其位置分别称为颅前、中、后窝。

1. 颅前窝 颅前窝容纳大脑半球的额叶。窝中央部较凹陷，中间为鸡冠，两侧为筛板，上有许多筛孔，嗅丝从此处穿入颅构成嗅神经。颅前窝两侧凹凸不平，是额骨向颅底的延续部分，构成眼眶的顶。

2. 颅中窝 颅中窝位置比颅前窝低，两侧部容纳大脑半球的颞叶。窝中央高起，由蝶骨体构成。体内骨质中的空腔称蝶窦，体的上面形状似马鞍，因此称蝶鞍。鞍的中央凹陷为垂体窝，容纳脑下垂体。鞍前有横行视神经交叉沟，由此沟的两侧通视神经孔，视神经由此处入眶。蝶鞍的两侧是海绵窦，窦内有动眼神经、滑车神经、外展神经、三叉神经第一支和颈内动脉通过。因此海绵窦病损时可出现海绵窦综合征：眼睑下垂，瞳孔散大，全眼瘫痪，额部皮肤感觉减退或消失，角膜反射消失。

3. 颅后窝 颅后窝位置最低，其两侧容纳小脑半球。窝中央是枕骨大孔，大孔前方平坦的斜坡承托脑桥和延髓。孔的前外缘有舌下神经管内口，舌下神经由此通过出颅。

颅后窝后壁中部有十字形的隆起，其中点为枕内隆凸，自隆凸向两侧各有一条枕横沟，沟向前下接乙字形的乙状沟，为横窦和乙状窦的压迹。乙状窦外侧壁实为乳突小房的内侧壁，相隔一层薄骨板，故乳突小房的化脓性感染可波及乙状窦，导致乙状窦栓塞。乙状沟的末端接颈静脉孔，内有颈内静脉、舌咽神经、迷走神经和副神经通过，病损后可出现喝水发呛、吃固体食物时吞咽困难、声音嘶哑、胸锁乳突肌和斜方肌麻痹等症。

儿童颅骨之间的间隙较大，骨缝尚未闭合，各骨间的间隙由结缔组织膜所充填，称之为囟。最大的囟门在矢状缝的前端，呈菱形，为额囟（前囟），常在小儿出生后 1~2 岁才闭合。因此，在小儿此处针刺时应特别注意。

第三节　脑膜

脑的表面有三层被膜，由外到内依次是硬脑膜、蛛网膜、软脑膜。

一、硬脑膜

硬脑膜是厚而坚韧、弹性较小、色微白的致密胶原组织，在颅内构成皱襞及硬膜窦，构成脑的间隔。

大脑镰：是镰状的皱襞，呈矢状位，由颅顶向下伸入大脑两半球间。

小脑幕：呈半月状皱襞，后缘起自枕骨的横沟，向前伸入大脑的枕叶、部分颞叶的底面和小脑之间，似帐篷样张于颅后窝顶部。

实际上大脑镰和小脑幕把颅腔分隔成三个小腔。

二、蛛网膜

蛛网膜位于硬脑膜与软脑膜之间，薄而透明，缺乏血管及神经。其与软脑膜之间有蛛网膜下隙，内有蛛网膜小梁使脑组织相对固定，并容纳脑脊液。

三、软脑膜

软脑膜薄而透明，紧贴于脑的表面，并伸入脑的沟裂中。软脑膜对于保持脑的形状和位置起着重要的作用。

第四节　脑

西医学证明，脑是人的"司令部"，控制着整个人体的生长、发育与衰老，协调着每个器官的功能，指挥着人体各种自主或不自主运动。

实际上，在很早以前中医学对脑的认识就比较深刻。春秋战国时期的《黄帝内经》中即肯定了"脑为髓之海"（《灵枢·海论》），"十二经脉，三百六十五络，其血气皆上于面而走空窍"（《灵枢·邪气脏腑病形》），"头者精明之府"（《素问·脉要精微论》）。说明古人已清楚地认识到，脑是脊髓扩展和汇聚之处，也是全身脏腑、经脉之气会聚及思维活动的部位。

除此之外，脑与头之间有密切的联系。在头部针刺治疗脑部病症有较好的疗效。《灵枢·卫气》有"头气有街""气在头者，止之于脑"，说明了头和脑之间的关系。《灵枢·海论》"脑为髓之海，其腧上在于其盖，下在风府"就明确告知，治疗脑部病症，其穴位即在头盖部。

关于大脑皮层功能定位，春秋战国时期中国人就已开始研究。《灵枢·经筋》"伤左角，右足不用，命曰维筋相交"之描记，即证明古人已观察到伤左角，即是伤左侧额顶部，会出现右足不用的症状。左侧额顶部受伤，当然不仅是头皮受伤，西医学知识证明，仅头皮受伤不会引起右足不用。左侧额顶部损伤伴脑损伤后，才会引起右足不用。上述资料说明，古人已经发现，肢体的运动是受对侧大脑支配的，支配部位损伤后，对侧受支配的肢体即出现瘫痪。近代对脑的研究硕果累累，现已知道人脑约有 160 亿个神经元，平均每个神经元接受几千个突触输入，即人脑至少有 100 万亿个突触。这些神经元在形态、生存和生理方面有千差万别。此外，脑内还有几千亿神经胶质细胞。因此，人和动物的脑是个复杂而庞大的神经网络。

现已证明，人脑是世界上最为复杂、最有效的信息加工系统，它接受由视、听、嗅、味、触和痛等感官发出的环境变化信息，通过复杂的加工（计算）实现模式识别，用以指导生物做出适当反应。因此，研究感觉信息的接收、加工、贮存及利用，就成为揭示脑奥秘的突破口。

近 25 年中，已有多位科学家由于对神经科学的杰出贡献而荣获诺贝尔奖。因此，有人把当代神经科学比之为 20 世纪初的物理学和 20 世纪 50 年代的分子生物学，认为它对人类社会的影响将更加深远。为强调脑神经研究的重要性，美国国会把 20 世纪 90 年代命名为"脑的 10 年"。国际脑研究组织则力图把这一活动的范围扩展到全球。

总之，脑部是很复杂的。现将近代对脑研究的主要成果及与头针关系较密切之内容简述如下。

一、大脑

脑由大脑、间脑、小脑和脑干四部分组成，脑干又分为延髓、脑桥、中脑三部分。全脑重 1300 ~ 1500g。

现着重叙述脑主要部分的结构。

（一）大脑皮质

人类的大脑高度发达，它遮盖住间脑、中脑和小脑。大脑由左右两半球组成。大脑皮层是覆盖于大脑半球表面的灰质层，厚 2 ~ 3mm。大脑半球表面凹凸不平，凸出的叫脑回，凹下去的叫脑沟，大而深的沟叫裂，见图 2 - 1。

半球背外侧面，借大脑外侧裂和中央沟以及枕切迹至顶端之间的"假设线"分为五个脑叶。外侧裂以上及中央沟以前为额叶；中央沟与"假设线"之间为

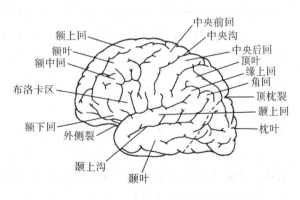

图 2 - 1　大脑皮层

顶叶；大脑外侧裂以下及"假设线"以前为颞叶；假设线以后为枕叶。此外，在外侧裂深处还隐藏一岛叶。在颅底额叶底面占据颅前窝，颞叶大部占据颅中窝，颞叶小部和枕叶则

位于小脑幕上。

1. 额叶 额叶位于颅前窝上面，是最大的一个脑叶，约占半球表面的1/3。其背外侧面可见到与中央沟平行的中央前沟，两沟间为中央前回。中央前回前方有与此回垂直的额上沟和额下沟，把额叶余部分为额上回、额中回和额下回。额叶前端称额极。额叶底面有短小多变的眶沟及若干眶回。

（1）中央前回：为运动中枢所在处，是一个和人体随意运动有关的皮质区。该回为锥体束的主要发出部位，控制对侧半身骨骼肌运动。同时它接受骨骼肌、关节运动时的感觉。因此，它虽然叫作运动区，实际上还是个感觉区。中央前回支配身体各部骨骼肌的功能定位，似一肢体倒置在中央前回上的投影。其上部（包括旁中央小叶前部）支配下肢肌、肛门括约肌和膀胱括约肌的运动；中部支配上肢肌运动；下部支配面、喉、舌肌运动，见图2-2。中央前回受到损害，将引起对侧相应支配部位肌肉的瘫痪——单瘫或偏瘫。

（2）额下回后部：此处为语言运动中枢（旧称 Broca 回），与中央前回下部相邻。此区损害后，虽然可有音调发出，但不能组成语言。临床上称为运动性失语。非优势半球损害后比优势半球损害后出现的失语，不仅程度轻，而且恢复快。

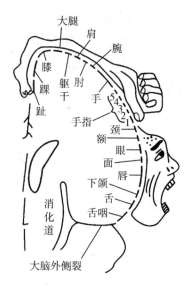

图2-2 左大脑半球经中央前回额状切面（示运动分析器）

2. 顶叶 顶叶位于额叶之后，枕叶之前。表面被两个彼此相垂直的中央后沟及顶间沟分为三区。中央沟和中央后沟间为中央后回。顶间沟上为顶上小叶，以下为顶下小叶，顶下小叶又由两个脑回组成，环绕大脑外侧裂末端的为缘上回，包绕颞上沟后端的为角回。

此外，额顶两叶的中央前回和中央后回向大脑内侧面延续，构成旁中央小叶。

（1）中央后回：为感觉中枢。它接受身体对侧浅感觉（如痛、温、触觉）、深感觉或本体感觉冲动的传入。传递一般感觉冲动的最后一级纤维为丘脑皮质束。纤维投射到中央后回有着一定的次序，似一个肢体倒立的投影，其上部（包括中央旁小叶后半部）主管下肢感觉，中部主管上肢感觉，下部主管头面部感觉。当中央后回破坏时，其相应区域可以发生深、浅感觉迟钝或消失；受到刺激时，则可在相应肢体出现蚁行感等（感觉性癫痫）。

（2）顶上小叶：为形体感觉所在处。形体感觉为一种复杂的皮质觉，是人类在生活实践中，主要用手的习惯位置，触摸物体，逐渐建立起来的一种通过摸认来判断物体的质地、形状、重量的感觉功能。下面举个例子加以说明。

将自己一手的食指和中指交叉，然后用食指、中指再触摸物体，或用食指、中指及无名指同时触摸物体，所感知到物体的形状，而不是手在原来位置触摸物体时感知到的形状，常将一个物体感知成两个物体或形状不同。

这是因为手指改变了原来习惯性位置后进行触摸，破坏了手在生活实践中用习惯性位置触摸物体的感知经验，这种现象进一步证明了上述论点。

平时这种感知的经验汇集在顶上小叶。顶上小叶病损后，已失去了正常感知的能力。因此，患者虽然用习惯位置触摸物体，但分不清物体的质地、形状及重量等，称为皮层性感觉障碍。

（3）角回：此处为阅读中枢。病损后，患者不能再理解文字的意义（即失读症）。此外，此处还可发生计算力障碍（计算困难）和命名性失语（健忘性失语），患者丧失说出物品名称的能力。

（4）缘上回：此处为运用中枢。运用是复杂而高级的运动形式，是人们在长期学习和实践过程中，逐渐形成的一种有明确目的的复杂性的完整动作。这种经验汇集在缘上回。当缘上回病损后，正常的感知能力被破坏了，即出现了运用不能——失用症。

（5）旁中央小叶：其位于额顶叶皮质卷入大脑纵裂内的部分，前半为运动区，后半为感觉区，见图 2 - 3。运动区为中央前回的延续，主要支配对侧小腿及脚的运动。感觉区为中央后回的延续，主要感受对侧小腿及足的感觉。此外，旁中央小叶还存在管理肛门和膀胱括约肌运动的皮质中枢。两侧旁中央小叶病损后，除双下肢远端出现运动和感觉障碍外，还可以出现尿频、尿失禁、排尿困难等。

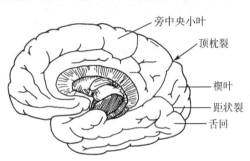

图 2 - 3　大脑半球内侧面（右半球）

【典型病例】

王某，男，57 岁，山西省侯马平阳机械厂工人。

主诉：右下肢活动不灵及小便频数半年余。

病史：患者于半年前无明显诱因突然右下肢活动不利，伴小便频数，白天最短 20 分钟小便 1 次，先后用中西药治疗无明显进步，于 1971 年 7 月 23 日来诊。

查体：神志清楚，脑神经正常，双上肢肌力、肌张力正常，病理征阴性，右下肢肌力弱，偏瘫步态明显。眼底动静脉交叉处有压迹。

治疗：选双侧足运感区及左侧运动区上 2/5 行针刺治疗，每天 1 次。3 次后，每天排尿 7 ~ 8 次，右下肢肌力恢复明显。

3. 颞叶　颞叶位于颅中窝及小脑幕上，背外侧面借颞上沟、颞中沟和颞下沟分为颞上、中、下回。此外，在大脑外侧裂内还隐有三角形的颞横回。

（1）颞横回、颞上回：为听觉中枢。每侧听觉中枢都接受两耳的听觉纤维，因此一侧病损后，并不引起听觉障碍。

（2）颞上回后部：此处为听话（语言感觉）中枢。该处病损后，虽然可以听到声音，但不能理解语言的意义，称为感觉性失语。

4. 枕叶 枕叶位于小脑幕上，在大脑半球后端。内侧面可见到在胼胝体压部后下方由前水平走向枕极去的距状裂。距状裂与顶枕裂之间为楔叶，在侧副裂后部之间为舌回。此处病损后，可出现视力障碍。

（二）大脑半球深部结构（基底神经核、内囊）

1. 基底神经核 基底神经核是埋于大脑半球深面的一群灰质团块，包括尾状核、豆状核、屏状核等。

（1）纹状体：包括尾状核及豆状核。

尾状核呈"の"形，前端膨大称尾状核头，位于丘脑前方，弯向后到丘脑后端。尾状核尾部更细，位于侧脑室下角上方。

豆状核呈楔形，底宽微凸向外，顶端微圆朝向内，全部包藏在半球髓质内。此核前方与尾状核相连，其余部分借内囊把豆状核和丘脑分开。豆状核由两个垂直薄板——内、外髓板分成三部。外侧部最大为壳核，其余两部分均为苍白球。尾状核与豆状核合称纹状体，此两核前部还彼此相连。在相连的背上方，两核间连有横穿内囊的若干灰质窄条，使此部呈现条纹状，故称纹状体。尾状核和壳核在神经系发生是较新部位，称为新纹状体。苍白球为纹状体较古老的部分，称为旧纹状体。

纹状体为锥体外系的重要结构之一。它接受大脑皮质束的纤维，并与丘脑、红核、黑质、丘脑底核及网状结构形成广泛的纤维联系，以维持肌张力和肌肉活动的协调。新旧纹状体损伤后的症状是不相同的。尾状核和壳核病损后，产生肌张力减低－运动过多综合征，患者表现肌张力降低，运动过多过快，主观不能控制（如舞蹈病）。苍白球病损后，产生肌张力升高－运动减少综合征。此种患者表现为肌张力齿轮样（或铅管样）升高，运动延缓及减少，安静性震颤（帕金森病）。

（2）屏状核：位于豆状核和岛叶皮质之间，功能尚不清楚。

2. 内囊 内囊位于豆状核、尾状核和丘脑之间，是一扁窄的白质层，见图2－4。

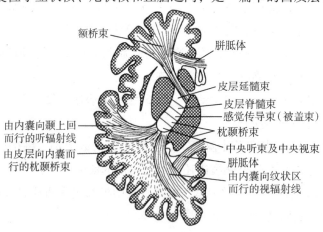

图2－4 内囊与放射冠

在半球的水平断面上，内囊形如"）"和"（"，可分为豆状核和尾状核之间的前肢（或称前股），丘脑和豆状核之间的后肢（或称后股）及前、后肢相遇处的膝部。

内囊的前肢有额桥束，膝部有皮质延髓束，后肢有皮质脊髓束、枕颞桥束、丘脑皮质束、视、听放射：①额桥束和枕颞桥束是额枕颞三叶皮质向脑桥发出的纤维束，两束纤维到脑桥后终止于脑桥核，自脑桥核发出纤维，组成脑桥臂（小脑脑桥脚），主要止于小脑后叶新区，为皮质控制小脑的主要纤维通路。病损后，可出现额叶性共济失调。②皮质延髓束和皮质脊髓束为下行纤维，两束合在一起组成锥体束。③丘脑皮质束把三叉丘系，脊髓丘脑束所传导的冲动传至中央后回，把内侧丘系的冲动传至中央前回和中央后回。④听放射和视放射分别投射至颞横回和距状裂两侧的皮质。脑出血时，可侵犯上下行的传导束，引起对侧偏瘫，偏身感觉障碍和同名性偏盲即所谓"三偏"症状。

二、间脑

间脑分丘脑、上丘脑、下丘脑和底丘脑四部。两侧丘脑和下丘脑相互结合，中间夹一矢状腔隙称第三脑室。第三脑室向下通大脑导水管，向两侧经左右室间孔与大脑半球侧脑室相通。

1. 丘脑　丘脑也叫视丘，是个近似水平位的卵圆形灰质团块，前端尖圆称丘脑前结节，后端钝圆叫丘脑枕。外侧面邻内囊，内侧面是第三脑室壁。在丘脑枕的下方及外下方可见两个隆起，即内、外侧膝状体。

丘脑腹侧部与脊髓、脑干和小脑有广泛联系，为感觉传导通路三级神经元所在处，在那里换神经元后发出新的纤维组成皮质丘脑束投射到大脑皮层运动区、运动前区及感觉区，参与皮质对肌肉运动的调节。一般认为各种感觉冲动传至丘脑，在丘脑已有一定的粗糙的分析与综合。

丘脑病损后，主要表现为感觉机能的明显紊乱，常为对侧肢体感觉减退，部分患者可出现肢体自发性疼痛发作和感觉过敏。

2. 下丘脑　下丘脑以下丘脑沟与丘脑分界。此部包括视交叉、视交叉上方的终板、视交叉后方的灰结、漏斗、垂体以及一对圆隆的乳头体。此部区域虽小（4g 左右），但功能却很复杂，被认为和水分代谢、体温调节、糖代谢、脂肪代谢、睡眠和觉醒等功能有密切关系。

三、小脑

小脑位于颅后窝内，与大脑半球枕叶之间隔以水平位的小脑幕。小脑两侧圆隆与颅后窝相适应，中间狭窄凹陷，覆盖于脑桥及延髓的背方。

小脑由蚓部和两侧小脑半球构成。小脑表面的灰质叫做小脑皮质；内部为白质，是小脑髓质；在髓质间藏有灰质核团，称为中央核。小脑进出联系主要借上、中、下三对小脑脚分别与大脑、间脑、脑干、脊髓以及网状结构形成广泛的联系。

小脑为锥体外系的重要结构之一，主要功能是维持身体平衡，维持肌张力和调节肌肉运动协调。

小脑蚓部病损后，主要表现为躯干和下肢远端平衡失调。小脑半球损害后，主要表现为同侧肢体肌张力减低，腱反射减低及共济失调等。

四、脑干

临床上脑干包括延髓、脑桥和中脑三部分。其基本解剖生理特点是：

1. 在脑干里有许多上行、下行传导束和有关核团。因此，脑干是连接脊髓和高级脑部的唯一"干线"，它的机能与上、下行传导束的机能有关。

2. 脑干与第3至第12对脑神经相连系。因此，在脑干内有许多与脑神经有关的核团和传导束。脑干的机能也与这些脑神经的机能有关。

3. 脑干内有广泛的网状结构，其中，有许多维持机体生命活动的重要中枢，并与意识状态有关。

脑干的外形：脑干位于颅后窝，枕骨大孔前方的斜坡上，其前上界可稍突入颅中窝。脑干的背方与小脑紧密相邻。延髓约2.8cm长，呈锥体形，在枕骨大孔处与第一颈髓连接，延髓的头端与脑桥相连。脑桥界于延髓与中脑之间，长2~3cm，宽3.0~3.6cm。中脑长1.5~2.0cm。

延髓腹侧面下橄榄体与锥体之间的沟称橄榄前沟，下橄榄体背侧的沟称橄榄后沟。延髓与脑桥交界处的浅沟称桥延沟。舌下神经从橄榄前沟发出。外展神经在桥延沟与橄榄前沟交点附近出脑。舌咽和迷走神经从橄榄后沟出（入）脑。面神经在桥延沟与橄榄后沟交点附近出（入）脑。听神经在面神经的外侧入脑。副神经在下橄榄体以下的橄榄后沟交点附近出（入）脑。三叉神经从脑桥臂中部出脑。动眼神经从脚间窝出脑。滑车神经在脑干背方前髓帆的前端（约相等于脑桥与中脑交界处稍下方）出脑。

脑干内共有10对脑神经核：中脑有动眼神经核、滑车神经核、神经纤维均通过中脑发出。脑桥有三叉神经核、外展神经核、面神经核、听神经核，其神经纤维均通过脑桥及脑桥和延髓之间出脑干。延髓有舌咽神经核、迷走神经核、副神经核、舌下神经核，神经纤维均通过延髓出脑。

脑干内部有很多传导通路通过，其中在脑干的腹侧有锥体束从中脑→脑桥→延髓，在其下端大部分纤维交叉到对侧（锥体交叉），支配对侧肢体运动。

因此，一侧脑干病损后，可出现典型的脑神经和肢体交叉性损害的特征。

第五节 脑室和脑脊液

脑室系统包括侧脑室（第一、二脑室）、第三脑室、中（大）脑导水管、第四脑室以及它们间的连接孔道。脑室中充满脑脊液。

一、侧脑室

侧脑室是在两侧大脑半球内，胼胝体深处的一对狭长腔隙。侧脑室体部向前伸入额叶中，形成侧脑室前角；向后伸入枕叶中，形成侧脑室后角；向下向前伸入颞叶，形成侧脑室的下角。前角和后角之间为侧脑室体部。体部和前角以室间孔为界。

二、第三脑室

第三脑室是位于左、右丘脑间的狭长腔隙，前端向上借室间孔与侧脑室相通，向后下借中（大）脑导水管与第四脑室相通。

三、第四脑室

第四脑室居小脑和脑干之间，腹侧是脑桥和延髓，上端接连中脑导水管，下端开口于正中孔和外侧孔。第四脑室底又称菱形窝。第四脑室顶由前髓帆、顶隐窝、后髓帆和脉络丛组织构成。室底外侧隐窝有开口称外侧孔。后髓帆下方也有开口称正中孔。

四、脑脊液

脑脊液的来源一般认为主要产生于脑室系统的脉络丛（侧脑室为主）。此外，颅内血管周围间隙，脑室系统和脊髓中央管室管膜上皮细胞也在一定程度上参与脑脊液的形成过程。

脑脊液的循环：侧脑室脉络丛分泌出后→室间孔（双）→第三脑室→中（大）脑导水管→第四脑室→经侧孔（双）→连通蛛网膜下隙→上矢窦旁蛛网膜粒（绒毛）→静脉窦→静脉。蛛网膜绒毛突入硬膜中。随着绒毛的突入，硬膜变得很薄，绒毛与静脉窦之血液间仅有一层极薄的膜，因此脑脊液容易自绒毛内部渗入窦中。有人认为，一部分脑脊液直接渗入静脉中，或一部分脑脊液被软膜与蛛网膜毛细血管所吸收。有人认为脑脊液能不断循环的重要因素是其脉络丛血管的搏动。

目前认为脑脊液的主要功能是保护脑和脊髓、防止和减轻外来的震动，运送营养物质至中枢神经系统，运出其代谢产物。

第六节　脑部血液循环

脑与其他器官一样，有动脉和静脉系统。现重点介绍动脉系统。

动脉系统分颈动脉及椎 – 基底动脉系统。

一、颈内动脉系统

（一）颈内动脉

颈总动脉约在第 4 颈椎水平分成颈内和颈外动脉。

颈内动脉分颅内和颅外两大部分：颅外部分，从颈总动脉分为颈内、外动脉处起，至颅底止。在起始部的梭形膨大为颈动脉窦，此处为颈内动脉血栓形成的好发部位。颅内部分，通常可分为岩骨段、海绵窦段、虹吸弯段、床突上段以及终末段等5段（在颈动脉造影的描述中，分别C5、C4、C3、C2、C1段）。颈内动脉颅内部分共有5个重要分支。其中有眼动脉，分出后支配同侧眼部，因此，颈内动脉闭塞后，典型的临床症状是同侧视力和对侧肢体运动交叉性损害综合征。

重要分支其中还有大脑前动脉和大脑中动脉，因这些动脉供应脑的若干重要结构，临床上有着重要意义，会再分别叙述。

（二）大脑前动脉

大脑前动脉约在视交叉外侧正对嗅三角处由颈内动脉发出。最初该动脉越过视神经上方，水平位斜向前内与对侧同名动脉靠近，然后折入半球间裂内，贴附半球内侧面，绕胼胝体膝并沿胼胝体沟由前向后，直达胼胝体压部的前方再斜向上方，成为楔前动脉。大脑前动脉沿途发出若干分支至大脑皮质。大脑前动脉分皮质支和中央支。

1. 皮质支（或称浅支）：其分布有些可有变异，但多数有5个分支，见图2-5。

（1）眶动脉：一般在前交通动脉前方4~10mm处由大脑前动脉发出，再越过直回，供应额叶眶面。

（2）额极动脉：约在胼胝体膝部附近从大脑前动脉发出，它先向前走，随后便斜向前上方达额极，供应额极内、外侧面。

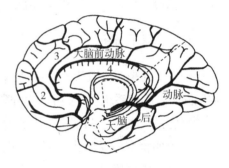

图2-5 大脑半球内侧面之动脉分布
1. 眶动脉；2. 额极动脉；3. 胼缘动脉；
4. 胼周动脉

（3）胼缘动脉：从胼周动脉发出的分支总称胼缘动脉。胼缘动脉和胼周动脉的关系大体可分两型：一型是胼缘动脉成为一主干从胼周动脉发出，此主干行于扣带回内，与胼周动脉平行向后，并发出若干分支；另一型是若干动脉支均直接从胼周动脉发出，没有突出的主干。胼缘动脉供应区为扣带回、额上回内侧面、旁中央小叶、额中回上缘及中央前后回上部。

（4）胼周动脉：系指大脑前动脉主干在胼胝体沟内行走的一段而言，实际上是大脑前动脉的直接延续。因其全程位于胼胝体周围，故称胼周动脉。该动脉主要供应胼胝体及附近皮质。

在胼缘动脉分支中，临床上较为重要的一支为旁中央动脉。该动脉约在胼胝体前部或中部水平从胼周动脉或胼缘动脉发出，越扣带回至旁中央小叶，随后翻越半球内上缘达中央前后回上部。旁中央动脉主要供应部分扣带回、旁中央小叶及中央前后回上1/4部。

（5）楔前动脉：多为大脑前动脉主干直接延续。至楔前回并越过半球内上缘至顶上、下小叶。该动脉主要供应扣带回上部、顶前叶前2/3、顶上小叶及顶下小叶上缘。

2. 中央支。

3. 大脑前动脉病变时产生的症状:

(1) 大脑前动脉干阻塞。大脑前动脉阻塞发生在前交通动脉之前,临床多不产生症状,因来自对侧大脑前动脉的血液可经过前交通动脉流向阻塞侧大脑前动脉远侧段。在前交通动脉后和回返动脉根部之间发生阻塞时,临床症状典型者,可出现对侧中枢性面瘫、舌下神经麻痹及肢体痉挛性偏瘫,有时可出现排尿困难。偏瘫的特点为下肢比上肢严重,伴有下肢远端感觉障碍。这是由于旁中央动脉供应区、旁中央小叶、中央前后回的上1/4以及回返动脉供应区与内囊前肢同时受到损害。

(2) 胼周动脉阻塞(回返动脉后胼周动脉主干):仅产生对侧下肢远端的瘫痪及感觉障碍。其原因主要是由于旁中央小叶损害。有时可出现失用症。

在大脑前动脉变异的情况下,如一侧无大脑前动脉或大脑前动脉极为细小发育不良时,此时大脑前动脉供应区的血液多来自对侧大脑前动脉发出的分支,换言之,即一侧大脑前动脉供应两侧大脑前动脉供应区。这即可以解释,临床有时一侧大脑前动脉阻塞,可引起双下肢瘫痪和感觉障碍。

(三)大脑中动脉

大脑中动脉为颈内动脉的另一分支,可看作是颈内动脉的直接延续,管径为4mm左右,是供应大脑半球血液最多的动脉,见图2-6。大脑中动脉自颈内动脉发出后立即横过前穿质向外,约在小翼突附近进入大脑外侧裂,然后贴附岛叶外侧面,沿此裂向上向后,并随时发出分支翻向上下。大脑中动脉主干在大脑外侧裂深方岛叶表面,可分为三型,即单干型、双干型和三叉型。单干型即大脑中动脉在外侧裂深方为一单干,从干上再发出分支向上向下至额、顶、颞、枕各叶。双干型即大脑中动脉在外侧裂深方为两个等大的干,上干分支至额、顶叶,下干分支至

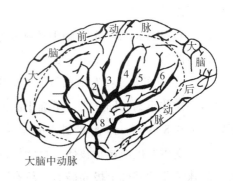

图2-6 左侧大脑半球皮层的动脉分布

1. 眶额动脉; 2. 中央沟前动脉; 3. 中央沟动脉;

4. 顶前动脉; 5. 顶后动脉; 6. 角回动脉;

7. 颞后动脉; 8. 颞前动脉

颞、枕及顶叶。三叉型即大脑中动脉在外侧裂深方分为三个等大的干,其中上、中两个干多向上至额、顶叶,下干多至颞、枕、顶叶。其分支为皮层支和中央支。

1. 皮质支

(1) 眶额动脉:从上干和总干分出后,向后上方行,在大脑外侧裂前升支与前水平支附近分为两支。前支沿水平支向前供应眶部外侧半,后支沿前升支上行供应额下回后部及额中回前部。

(2) 中央沟前动脉:从干上分出后,稍斜向后上方,行于中央前沟附近,主要供应额中回后部、额下回后部及中央前回前部下3/4的皮质。

(3) 中央沟动脉:从干上发出后,多弯过封锁中央沟下部的脑回,随即沿中央沟或中

央沟前、后缘上行，主要供应中央沟两侧下 3/4 的皮质。

（4）顶前动脉：从干上发出后，经中央后沟上行至上部再弯曲向后深入至顶间沟，主要供应中央后回下 3/4 及顶间沟前部上、下缘的皮质。

上述四条动脉分支除眶额动脉外，其余三条从大脑外侧裂翻出后均行走向上，供应额顶叶皮质，故脑血管造影上总称该三支动脉为额顶升动脉。

（5）顶后动脉：多为双干型，上干的终支，沿大脑外侧裂的后支上行，并越过缘上回深入至顶间沟，主要供应缘上回及顶上小叶下缘皮质。该动脉有人称为缘上回动脉。

（6）角回动脉：从主干发出后，沿颞上沟往后走，越过角回深入至顶间沟后部，主要供应角回。

（7）颞后动脉：多在大脑外侧裂后端浅出，越过颞上回向后，主要供应颞上、中、下回后部。

（8）颞前动脉：多在大脑中动脉进入大脑外侧裂以前发出，先向外上绕到颞极凸面，然后转向前下，主要供应颞极及颞上、中、下回前部。

（9）颞极动脉：供应颞极，变异较大。

2. 中央支（又称豆纹动脉） 分为内、外侧穿动脉。

（1）内侧穿动脉：由大脑中动脉起始部 1cm 以内发出，有 2～3 支，为一组细小而彼此平行的血管，以直角发出入蛛网膜下隙后，行走 0.8～1cm 后进前穿质。

（2）外侧穿动脉：发出部位为大脑中动脉起始部的外侧 1～2cm 处，2～6 条，以 4 条为最多。这些小动脉同样为一组细小而彼此平行的小动脉。它们从直角发出后，在蛛网膜下隙中走 0.8～1.2cm，然后进入前穿质。

中央支主要供应尾状核体、豆状核以及内囊上 3/5。其中有 1～2 支稍微粗大些，在高血压动脉硬化的基础上极易破裂，故有人称作“大脑出血动脉”。

3. 大脑中动脉病变时产生的症状

（1）大脑中动脉起始段发生阻塞，可使大脑中动脉皮质和中央供应的部位均损害。主要临床表现为对侧偏瘫、感觉障碍以及偏盲，有时可出现失语症。其中对侧中枢性偏瘫的特点是上、下肢瘫痪为同等程度。这是由于中央前回运动中枢和经内囊的锥体束同时受累的结果。

（2）大脑中动脉的中央支发生阻塞，可引起上、下肢同等程度的偏瘫，一般无感觉障碍及同侧偏盲。

（3）大脑中动脉在发出中央支之后，分叉之前发生阻塞，主要是皮质支供应区发生损害。对侧中枢性偏瘫的特征为头、面、上肢的瘫痪完全而下肢的瘫痪较轻，这是由于皮质支主要供应中央前回下 3/4（恰为头、面及上肢投影区），而下肢主要是由旁中央小叶支配的原因。

阻塞也可发生在各分支。

（4）额眶动脉阻塞：可出现运动性失语。

（5）中央沟前动脉阻塞：可出现对侧面瘫、上肢瘫痪及运动性失语。

（6）中央沟动脉阻塞：可出现对侧上肢单瘫或不完全偏瘫（以上肢为重），伴有肌肉萎缩和轻度感觉障碍。

（7）顶前动脉阻塞：可出现对侧肢体感觉障碍及轻度偏瘫。

（8）顶后动脉（缘上回动脉）阻塞：可出现运用不能，即失用症。

（9）角回动脉阻塞：可出现失读症、计算困难、命名性失语。

（10）颞后动脉阻塞：可出现感觉性失语。

二、椎-基底动脉系统

椎动脉为锁骨下动脉第一分支。经枕骨大孔入颅后，左右椎动脉渐向中线靠近，在脑桥下缘合成一条基底动脉。基底动脉行于脑桥基底沟内，其前方为颅底斜坡，两者间有 2～3mm 间隙。此系同样是脑血液供应的一个重要系统。它所供应的范围主要是小脑幕下结构的脑干和小脑，幕上结构的一部分，包括颞叶下面、枕叶内侧面。

第七节　脊髓

脊髓是中国医学家早在 2500 年以前发现的，当时多数称"脊骨空里的髓"。现根据经典医著之原意进行论述。

一、髓空

《素问·骨空论》曰："髓空在脑后三分，在颅际锐骨之下……一在脊骨上空，在风府上。"从经文中可知，颅际锐骨之下，风府上的脊骨上空即是髓空。髓空中是髓。

二、脊骨空里的"髓"

《灵枢·海论》曰："脑为髓之海。"《素问·刺禁论》曰："刺脊间中髓，为伛。"经文中"脑为髓之海"，即是脑为脊骨空内"髓"之海。因入脑的"髓空"在颅际锐骨之下，与脊骨上空相邻，脑又和脊骨空内的"髓"在脊骨上空处相连，所以，脑为髓之海，即指脊骨空内"髓"而言。经文中"刺脊间中髓，为伛"，即是在脊骨间针刺，由于针刺过深，误刺伤脊骨空内的"髓"，使下肢出现痉挛性瘫痪的屈曲状态。此段经文说明，脊骨空内是"髓"，其上端与脑相连。脊骨空内的"髓"，误被针刺中后，可出现下肢或四肢截瘫。

三、脊骨空内的"髓"与督脉

《难经》中描述的督脉，实际是指脊骨空内的"髓"而言。

《难经·二十八难》曰："然，督脉者，起于下极之俞，并于脊里，上至风府，入属于脑。"经文中下极之俞，是指长强穴，即脊骨下空处；并于脊里，是就在脊里之意；上至风府，即是在脊骨空内往上至风府（脊骨上空）；入属于脑，即是在脊骨上空处，入颅际锐骨之下的"髓空"，与脑相连。从经文的原意可知，督脉即是从脊骨下空处起，就在脊骨空内往上至脊骨上空（风府），入颅际锐骨之下的髓空与脑相连。所以说《难经》中描述的督脉，系指脊骨空内的"髓"而言。

四、脊骨空内的"髓"与"枢"

《针灸甲乙经》简称《甲乙经》。《甲乙经·卷三》云："悬枢在十三椎下间……"经文中的悬枢是个穴位的名称。悬枢即是悬吊的枢。在十三椎下间即是第1腰椎下的间隙。根据经文原意，脊骨空内的"髓"也称"枢"，"枢"即是"枢纽"及"中枢"。也就是说，脊骨空里的"枢"被悬吊在第1腰椎下间。

五、脊骨空内"髓"的病候

《素问·刺禁论》曰："刺脊间中髓，为伛。"《难经·二十九难》曰："督之为病，脊强而厥。"这都是有关脊骨空内"髓"病损的论述。"刺脊间中髓，为伛"即是在脊间刺中脊骨空内"髓"后，使下肢出现的痉挛性瘫痪。《难经·二十八难》中描述的督脉，指脊骨空内的"髓"，第二十九难中描述督之为病，也应指脊骨空内"髓"之病。脊强而厥，即是指脊骨空内"髓"之病，使脊骨出现强直伴昏厥。

六、脊骨空内"髓"病候的治疗

《素问·骨空论》曰："督脉生病治督脉，治在骨上，甚者在脐下营。"《素问·刺禁论》曰："刺脊间中髓，为伛。"经文中督脉生病治督脉，治在骨上之论述，说明督脉生病要在督脉治疗，但仅能在骨上治疗，不能用针刺在脊骨空内的"髓"上进行治疗。"刺脊间中髓，为伛"即从另一个侧面论述了这个观点。

七、脊骨空内的"髓"与脊里的经络之海

《灵枢·五音五味》曰："冲脉、任脉皆起于胞中，上循背里，为经络之海。其浮而外者，循腹上行，会于咽喉，别而络唇口。"《甲乙经·奇经八脉》曰："冲脉任脉，皆起于胞中，上循脊里，为经络之海。其浮而外者，循腹上行，会于咽喉。"经文中冲脉、任脉皆起于胞中，即是冲脉和任脉都起于腹腔内的子宫等部位。上循脊里即是上循到脊骨里的空，为经络之海，即是在脊骨空内形成了经脉之海。根据经文原意可知，上循脊里，为经络之海，是指冲脉任脉和其他经脉都会集于脊骨空内的"髓"，而形成经络之海。

综上所述，中国在春秋战国时期即发现了人体的脊骨、脊骨空、髓空，并肯定了脊骨空内是"髓"，并清楚地知道，脊骨空的"髓"上端在脊骨上空处，入颅际锐骨之下的"髓空"，与脑相连，下端被悬吊在第1腰椎下。对于脊骨空内的"髓"也称"督脉""枢""经络之海"。还发现脊骨空内的"髓"病损后，可出现脊骨强直、昏厥或截瘫。对脊骨空内

"髓"（督脉）之病候，治疗时要求在其脊骨上治疗，绝不能将针刺进脊骨空内中其"髓"。

由此而知，西医学中的脊髓，是中国医学家在 2500 年前发现的脊骨空内"髓"的简称。近代对脊髓的认识，是在原来的基础上，更加深化而全面。现将部分和临床关系密切的内容述后。

脊髓是一个圆柱形的神经组织，位于椎管内，长 40～45cm，在枕骨大孔处和延髓相连，向下达第 1 腰椎下缘，儿童位置略低。腰椎穿刺一般选第 3～第 4 腰椎间隙比较安全，因这个部位没有脊髓仅有马尾。

脊髓的外面为具有保护作用的膜所包围，在膜及椎管管壁之间有相等厚度的脂肪垫，其中含有静脉丛。一层血管很丰富的薄膜，叫软膜，紧贴着脊髓，它和外面厚而坚韧的硬膜间隔一层薄如蛛网的蛛网膜。蛛网膜围成蛛网膜内腔。此腔中有蛛网膜小梁，并充满着脑脊液。蛛网膜虽然很薄，但却是一层完整的膜。在蛛网膜和硬膜之间有硬膜内腔，其中仅含有足以润湿膜面的液体。蛛网膜内腔（或称下隙）及硬膜内腔之间并不交通。在做腰椎穿刺时，针头必然穿过硬膜内腔达蛛网膜下隙才能获得脑脊液。

（一）脊髓的外形

脊髓似圆柱形，前后略扁，各部的直径不是均匀的，胸部比颈部、腰部小。脊髓有两个膨大部分。颈部膨大的简称颈膨大，局限在第 4 颈节到第 1 胸节，是臂丛神经在脊髓发出的部位。颈膨大在临床上比较有意义，如病变在颈膨大以上，四肢可出现上运动神经元性瘫痪；如病变恰在颈膨大处，临床上可出现双上肢下运动神经元损害，双下肢为上运动神经元损害的表现。腰部的膨大简称腰膨大，是支配下肢的神经在脊髓的发出部位。腰膨大以上损害，临床上即出现双下肢上运动神经元性瘫痪。

脊髓发出 31 对节段性神经，颈部有 8 个分节，胸部有 12 节，腰部 5 节，骶部 5 节，而尾部仅 1 节。

因脊柱长度增加得比脊髓快，脊髓的上端因附着脑而被固定。因此，沿着椎管被牵向上，直到成年时，它的下端到达第 1 腰椎的下缘，同时腰骶神经根大为延长。所以，脊神经通过椎间孔穿出的位置实际比脊髓发出阶段的位置低，颈部一般差 1 个颈椎，胸 9 已发出第 12 胸节，腰骶神经节均从胸 10～腰 1 发出。

（二）脊髓的内部结构

脊髓由中央的灰质和周围的白质所构成。

灰质主要由神经细胞体及神经胶质细胞构成，呈柱状贯穿脊髓全长，横断面上为蝶形（或称"H"形），中央有脊髓中央管纵贯脊髓，上方通第四脑室，下方以盲端而终。

灰质可分为向前后突出的前角、后角及两角之间的中间带。胸腰髓的中间带向外侧突出形成侧角。前角较宽，由多极运动神经细胞所构成。这些细胞可概略为两群：外侧群较大，管理四肢肌，内侧群主要管理躯干肌，因而内侧群见于脊髓全长，而外侧群仅见于颈、腰膨大。后角含有传递各种不同冲动的中间神经元，是感觉纤维传入通路之一。中间带在侧角内构成中间带外侧核，内含交感神经的小细胞，其突随前根至交感干，管理内脏活动。

白质由神经纤维及神经胶质细胞构成。借表面的纵沟分为前索（前正中裂和前外侧沟之间），侧索（前、后外侧沟之间）及后索（后正中沟和后外侧沟之间）。两侧前索互以白质前连合相连。

脊髓各索除灰质周围的固有束连系脊髓各节外，都是由上行和下行的神经束组成。各束一般是以起止点来命名的。凡下行神经束均终于脊髓前角细胞，而上行纤维一般起于后角细胞。现介绍主要的纤维束。

前索皮质脊髓前束由大脑皮质锥体细胞的下降纤维组成，在顶盖脊髓束的外侧，降至下部胸节，管理肌肉的随意运动。

侧索皮质脊髓侧束位于脊髓小脑后束的内侧，为大脑皮质锥体细胞下降纤维，管理肌肉的随意运动。脊髓丘脑束在脊髓小脑前束的内侧，为后角固有核上升纤维。传导痛觉、温觉及轻触觉。

后索全为上行束，为传导本体感觉和精细触觉的纤维。本体感觉主要是身体各部在空间内的位置感觉、来自关节、肌肉、肌腱等处。其中薄束在后索内侧，为胸髓中部以下的脊神经后根上升而成。楔束在薄束的外侧，是由胸髓中部以上的脊神经后根纤维进入脊髓上升而成。

（三）感觉和运动传导

1. 感觉传导路

（1）浅感觉传导：痛温觉感受器→传入神经→第一神经元（脊神经节）→经后根入脊髓后角→第二神经元→经脊髓前联合交叉到对侧侧柱→脊髓丘脑束→上行经脑干至丘脑→第三神经元→经内囊终于中央后回，见图2-7。

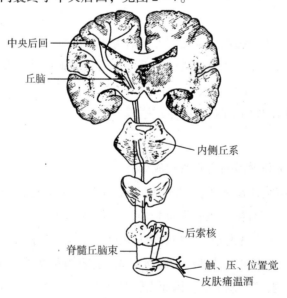

图中标注：
中央后回
丘脑
内侧丘系
后索核
脊髓丘脑束
触、压、位置觉
皮肤痛温觉

图 2-7 感觉传导路

（2）深感觉传导通路：肌、腱、关节位置觉感受器→传入神经→第一神经元（脊神经节）→经后根入脊髓组成后索上行→第二神经元（在延髓的薄束核、楔束核部位交换神经元）交叉到对侧组成内侧丘系→丘脑（第三神经元）→经内囊终于大脑皮层。

2. 运动传导路 中央前回和旁中央小叶→皮质脊髓束→内囊→经脑干在延髓下端锥体进行交叉→沿侧柱逐段终于前角细胞，见图2-8。

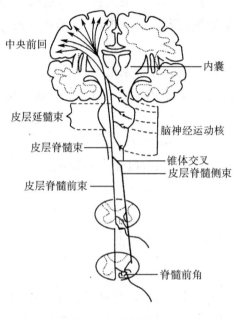

中央前回

内囊

皮层延髓束

脑神经运动核

皮层脊髓束

锥体交叉

皮层脊髓侧束

皮层脊髓前束

脊髓前角

图2-8 运动传导路

第八节 神经系统检查法

神经系统的检查，对诊断神经系统疾病起着重要作用。一般患者除完整的神经系统检查外，还应进行一般的体格检查。

一、意识

意识是脑的功能表现，是人类反映客观存在的最高形式。人有意识才能有目的地做出适应于环境的活动。意识障碍是脑（尤其是大脑）的保护性抑制扩散的结果。通常把意识障碍分为以下几种：

（一）意识混浊

意识混浊是最轻的意识障碍。患者表现为活动减少，对周围反应冷淡；只能对简单的问题做出简单的回答，对复杂问题却难以理解和回答。

（二）嗜睡

嗜睡属于一种轻的意识障碍。患者处于嗜睡状态，唤醒后能回答问题，但很快又入睡。

（三）昏迷

昏迷是一种严重的意识障碍，通常分三度。

1. 轻度昏迷　轻度昏迷时患者与外界失去言语的联系，不能回答问题，亦不能被唤醒，无自主活动，对强刺激有表情反应及防御反射，瞳孔对光反应、角膜反射等均存在，呼吸、心跳及血压无改变。

2. 中度昏迷　中度昏迷较轻度昏迷抑制更深，患者对外界刺激无反应，但对强刺激（压眶上切迹等）有防御反射，角膜反射减弱，呼吸、心血管功能轻度障碍，大小便失禁或潴留，有时引出病理反射。

3. 深度昏迷　深度昏迷时脑的保护性抑制更深，对强刺激亦无反应，瞳孔对光反应、角膜反射、深浅反射均消失，有明显的心血管功能障碍。

（四）谵妄状态

谵妄状态是指患者有丰富的幻觉与错觉，常表现兴奋，躁动不安，言语繁多而不连贯，对地点、时间等定向力障碍，多见于中毒及高热性疾病。

（五）朦胧状态

朦胧状态常突然发生，持续时间较短，对周围事物常有曲解，可出现片断性的迫害、妄想及恐怖性视幻觉，因此患者常表现出不可理解的暴行、逃跑、恐惧及愤怒等，恢复后不能回忆病中的经过。此种状态多见于高热性疾病及癫痫。

二、精神检查

精神检查主要通过视诊、与患者交谈来进行。

1. 一般表现　观察衣服是否整洁，对人是否有礼貌，检查是否与医生合作。

自知力观察：能否了解自己患了什么病，病的程度如何，后果怎样，是否迫切要求治疗等。

2. 认识活动　重点要了解患者有无幻觉及妄想。

3. 情感反应　应注意是什么性质的感情反应，强度、稳定性、统一性如何。

4. 意志与行为　注意患者的主动性和积极性如何，动作和言语是增多还是减少。

5. 定向力　了解患者辨别时间、地点及人物的能力。

6. 记忆力　了解近、远记忆力、强迫记忆力、理解记忆力如何，有无逆行性遗忘（对疾病发生以前的经历）。

7. 智力　检查与判定患者的智力时，重点了解理解、判断、计算能力，了解发育和智力的关系。

三、失语症（包括失读症、失写症）

1. 感觉性失语症 感觉性失语症即患者听不懂别人和自己的讲话。

2. 运动性失语症 患者完全或不完全失去语言表达的能力。

3. 混合性失语症 患者感觉性和运动性失语症同时存在。

4. 命名性失语症 患者能讲述该物品的用途，但不能称呼该物品的名称。

5. 失读症 患者存在阅读障碍。

6. 失写症 患者存在书写障碍。

四、12 对脑神经检查

1. 嗅神经 检查嗅觉可用酒精、食醋等。注意有无一侧嗅觉异常。

2. 视神经 视神经检查为检查视力、视野和眼底。视力测验时用视力表；视野检查可用手试法或视野计检查；眼底检查注意视神经乳头、血管、视网膜等有无变化。

3. 动眼神经、滑车神经、外展神经 动眼神经管理上直肌、下直肌、内直肌、下斜肌之运动及瞳孔括约肌活动，受到损害时出现上睑下垂、眼球偏向外方，瞳孔散大，以及眼球上、下、内方向运动障碍并出现斜视、复视等。滑车神经管理上斜肌之运动，损害时无法向外下方侧视，下楼梯常有困难。外展神经管理外直肌运动，损害时眼球不能向外转而偏向内侧。

4. 三叉神经 三叉神经主要管理面部及口腔黏膜的感觉等。损害时病侧痛觉过敏、减退或消失。如下颌支损害，张口时下颌偏斜。

5. 面神经 面神经主要管理面部肌肉的活动。损害时表现为面部表情肌肉麻痹。多为一侧性。

检查时让患者作微笑、鼓颊、皱眉、蹙额、闭眼、吹口哨等动作。如果额纹消失、兔眼、一侧鼻唇沟变浅，张口偏斜，为周围性面神经麻痹。如仅有一侧鼻唇沟变浅，口角低，伴有同侧肢体瘫痪多为中枢性面神经瘫。

6. 听神经 听神经包括耳蜗神经和前庭神经。耳蜗神经主要管听觉，检查主要看听力。可用钟表，耳语测定。耳聋有神经性耳聋和传导性耳聋之分，可借助韦伯试验和林纳试验鉴别。

前庭神经主要管理平衡。损害时出现平衡障碍。可借助指鼻试验、变温试验检查。

听神经损害症状主要有耳鸣、重听、耳聋、眩晕、恶心、呕吐、眼球震颤。

7. 舌咽神经 舌咽神经管理咽腭部运动及咽部感觉。损害时软腭反射消失，轻度吞咽困难。悬雍垂偏向健侧。

8. 迷走神经 迷走神经除主要管理内脏活动外，还管咽部感觉及发音。损害时表现有发音困难、声嘶、吞咽困难等。

9. 副神经 检查副神经时需患者转颈、耸肩。损害时出现斜颈等。

10. 舌下神经 舌下神经主要管理舌的运动。检查伸舌运动、有无舌肌萎缩及纤维颤动等。周围损害表现为同侧舌肌瘫痪、萎缩，偶尔可见舌肌纤维颤动。中枢性损害表现为对侧瘫痪，伸舌偏向健侧，无舌肌萎缩及纤维颤动。

五、运动、感觉、反射、步态

（一）运动系统

1. 主要运动及肌力评定 检查主动运动要测定其幅度、力量和速度（上肢前举、外展，下肢抬高、伸、屈，以度数记录；力量上肢以握力计算，下肢以单腿站和行速计算），两侧进行比较，并注意在生理范围内的差别。另外，对较细致的动作可用解扣子、写字等进行检查。

肌力评定记录一般分六级（适于瘫痪患者）。

0级：完全瘫痪。

1级：可见肌肉收缩而无肢体移动。

2级：在去除地心引力影响后，能作肢体移动的主动运动。

3级：能克服地心引力而做主动运动。

4级：肢体能活动在正常范围，虽能做抵抗引力的运动，但肌力仍减弱。

5级：正常肌力。

2. 被动运动 是否肌张力有增强、减弱，是否出现齿轮样或铅管样强直。

3. 肌肉营养状态 是否有肌肉萎缩，是局限性还是普遍性，是对称性还是非对称性。

4. 不自主运动 是否有震颤、舞蹈等不自主动作。

5. 共济运动

（1）静止性共济运动试验：

昂白试验：患者将双足相并站立时，如有摇摆不定或倾跌时，为昂白试验阳性。感觉性共济失调（脊髓痨）闭目时极度不稳而倾跌。小脑性共济失调时，睁眼、闭眼时均有摇摆不稳。

（2）运动性共济运动试验。

（二）感觉系统

借助棉毛、针刺检查触觉、痛觉有无感觉减退、增强、过敏、过度、倒错等现象。头颈胸腹四肢应上下前后对照检查，并注意感觉障碍是末梢型还是神经干型，有无感觉分离及地图状感觉障碍。

（三）反射系统

1. 生理反射

（1）浅反射：腹壁反射、提睾反射。

（2）深反射：二头肌反射、三头肌反射、膝腱反射、跟腱反射。

2. 病理反射

上肢：霍夫曼征。

下肢：巴宾斯基征。

头面部：吸吮反射。

（四）步态

1. 小脑共济失调性步态 呈醉汉状态或蹒跚步态。

2. 感觉性共济失调步态 行走时两眼看地，两足分开呈八字形步态。

3. 偏瘫步态 上肢屈曲，下肢伸直，行走时足在地上划半圆。

4. 慌张步态 又称前冲步态，见于帕金森病。

5. 痉挛步态 两腿不打弯，见于侧索硬化等。

6. 剪式步态 两腿交叉，见于儿童脑性瘫及严重的侧索硬化等。

7. 鸭式步态 行走时胸腹前挺，臀部左右摇摆，见于进行性肌营养不良症、脊髓性进行性肌萎缩等。

8. 垂足步态（跨阈步态） 见于腓神经麻痹。

六、神经系统疾病的脑脊液改变

（一）颅压

颅压 $90 \sim 200 mmH_2O$ 为正常压力。

1. 颅内压升高 脑脊液压力升高，又称颅内压升高，是临床上常见的征象，引起颅内压升高的机制有三：①脑室系统病变，阻碍脑脊液循环。②颅腔内发生占位性病变，增加颅内压力。③脑脊液回流受阻或吸收障碍。

颅内占位性病变、炎症、血管病、颅脑外伤等病均可引起颅内压升高。颅压在 $200 mmH_2O$ 以上为高颅压，低于 $70 mmH_2O$ 为低颅压。

2. 颜色 脑脊液正常者外观为无色透明，在中枢神经系统有病时，也可能为无色透明，但其成分有改变。仅部分病种可引起颜色的改变：①毛玻璃状：多见于结核性脑膜炎。②黄或淡黄色：脑脊液内蛋白升高时可呈黄色，多见于脑膜炎、蛛网膜下隙出血的恢复期等。③脓性：见于化脓性脑膜炎。

3. 糖 脑脊液含糖量正常为 $40 \sim 70 mg\%$。结核性脑膜炎等易使糖降低。

4. 蛋白质 脑脊液蛋白正常在 $40 mg\%$ 以下。在 $40 mg\%$ 以上为病理性升高。多见于颅内炎症、脑血管疾病、颅内肿瘤及变性病。急性感染性多发性神经根神经炎，可出现蛋白显著升高和细胞数正常的蛋白细胞分离现象。

5. 细胞

（1）白细胞：脑脊液中白细胞正常为小于 $6 \times 10^6/L$，如果大于 $10 \times 10^6/L$，常见于脑、脊髓、神经根或脑脊膜的炎症。一般来讲，急性炎症、细菌感染白细胞增多明显。

（2）红细胞：脑脊液正常者无红细胞存在。脑脊液中红细胞增多常见于脑出血、蛛网膜下隙出血、颅脑损伤等。出血程度不等，多至几百万，近似全血；少者用肉眼看不到，仅在显微镜下能看到红细胞。

腰椎穿刺时，有时误伤小血管，造成"损伤性"出血。此现象发生后，在放脑脊液时，前几滴血很浓，之后很快变淡，镜检全是新鲜红细胞。而脑脊液原有血者，流出的血性脑脊液是均匀一致的，而且镜检时可有一定数量的陈旧性红细胞。

第三章 头针刺激区

头针刺激区大部分是大脑皮层功能定位的对应头皮区，如中央前回是对侧肢体的运动中枢，它对应的头皮部位即为运动区。

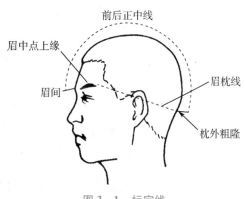

图 3-1 标定线

一、刺激区的定位和作用

为便于确定刺激区，根据头颅外表的一些标志，设两条标定线，见图 3-1。

前后正中线：眉间和枕外隆凸顶点下缘的头正中连线。

眉枕线：眉中点上缘和枕外隆凸顶点的头侧面连线。

（一）运动区

1. 部位 上点在前后正中线中点后 0.5cm 处，下点在眉枕线和鬓角前缘相交处，两点连线即是运动区，见图 3-2。

2. 主要作用

（1）上 1/5，治疗对侧下肢瘫痪。

（2）中 2/5，治疗对侧上肢瘫痪。

（3）下 2/5（言语一区），治疗对侧面神经瘫痪、运动性失语、流口水、发音障碍。

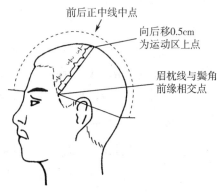

图 3-2 运动区定位图

（二）感觉区

1. 部位 感觉区位于运动区平行后移 1.5cm，见图 3-3。

2. 主要作用

（1）上 1/5，治疗对侧腰腿痛、麻木、感觉异常及后头痛、颈项痛和耳鸣、头鸣。

（2）中 2/5，治疗对侧上肢疼痛、麻木、感觉异常。

（3）下 2/5，治疗对侧头面部麻木、疼痛等。

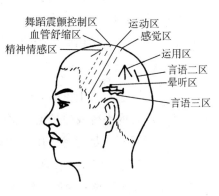

图 3-3 刺激区侧面图

（三）舞蹈震颤控制区

1. 部位　舞蹈震颤控制区位于运动区平行前移1.5cm，参见图3-3。

2. 主要作用　舞蹈震颤控制区用于治疗对侧肢体不自主运动及震颤。

（四）血管舒缩区

1. 部位　血管舒缩区位于舞蹈震颤控制区平行前移1.5cm，参见图3-3。

2. 主要作用　血管舒缩区用于治疗原发性高血压及皮层性水肿。

（五）精神情感区

1. 部位　精神情感区在前后正中线旁2cm，从血管舒缩区开始向前引4cm长。

2. 主要作用　精神情感区对某些精神情感障碍有一定疗效。

（六）晕听区

1. 部位　从耳尖直上1.5cm处，向前后各引2cm的水平线，参见图3-3。

2. 主要作用　晕听区用于治疗同侧头晕、耳鸣、内耳性眩晕、皮层性听力障碍、幻听等。

（七）言语二区

1. 部位　从顶骨结节引一与前后正中线之平行线，从顶骨结节沿该线向后2cm处往下引3cm即是言语二区，参见图3-3。

2. 主要作用　言语二区用于治疗命名性失语等。

（八）言语三区

1. 部位　从晕听区中点向后引4cm长的水平线为语言三区，参见图3-3。

2. 主要作用　言语三区用于治疗感觉性失语。

（九）运用区

1. 部位　从顶骨结节向乳突中部引一直线和与该线夹角为40°的前后两线，各长3cm，此三线即是运用区，参见图3-3。

2. 主要作用　运用区用于治疗失用症。

（十）足运感区

1. 部位　感觉区上点后1cm处旁开前后正中线1cm，向前引3cm长的平行线即是足运感区，见图3-4。

2. 主要作用　足运感区用于治疗对侧腰腿痛、麻木、瘫痪。针刺双侧治疗小儿夜尿、皮层性尿频、皮层性排尿困难、皮层性尿失禁、脱肛。针刺双侧，配双侧生殖区治疗急性膀胱炎引起的尿频尿急；糖尿病引起的烦渴、多饮、多尿；阳痿、遗精、子宫脱垂。针刺双侧，配双侧肠

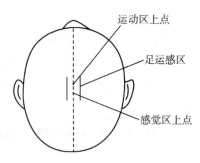

图3-4　刺激区顶面图

区治疗过敏性结肠炎或一些疾病引起的腹泻。针刺双侧，配双侧胸腔区，对风湿性心脏病引起的尿少也有一定效果。针刺双侧，配双侧感觉区上2/5，对颈椎、腰椎增生综合征、接触性皮炎、神经性皮炎等均有一定疗效。

按：患脑动脉硬化并大脑前动脉供血不足，或血栓形成以及其他原因致使中央旁小叶功能障碍时，可出现尿频、排尿困难、尿失禁，将其分别命名为"皮层性尿频""皮层性排尿困难""皮层性尿失禁"。

（十一）视区

1. 部位　从旁开前后正中线1cm的平行线与枕外隆凸水平线的交点开始，向上引4cm为视区，见图3-5。

2. 主要作用　视区用于治疗皮层性视力障碍、白内障等。

（十二）平衡区

1. 部位　沿枕外隆凸水平线，旁开前后正中线3.5cm，向下引垂直线4cm为平衡区，参见图3-5。

2. 主要作用　平衡区用于治疗小脑损害引起的平衡障碍。

（十三）制狂区

1. 部位　制狂区在平衡区中间，参见图3-5。

2. 主要作用　制狂区对精神病引起的狂症等有效。

（十四）胃区

1. 部位　由瞳孔中央向上引平行于前后正中线的直线，从发际（发际不明显者，由眉间直上6cm处）向上取2cm即是胃区，见图3-6。

2. 主要作用　胃区对急、慢性胃炎，胃、十二指肠溃疡等病引起的疼痛有一定疗效。

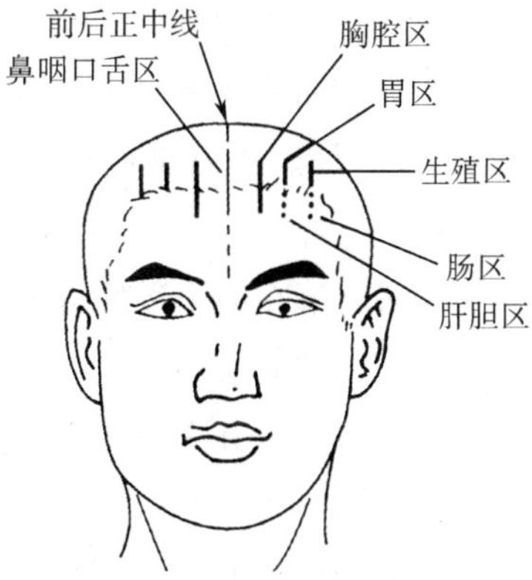

（十五）肝胆区

1. 部位　从胃区下缘向下引2cm为肝胆区，参见图3-6。

2. 主要作用　肝胆区对肝胆疾病引起的右上腹部疼痛有一定疗效。

（十六）胸腔区

1. 部位　从胃区与前后正中线间发际的中点取一平行线，上、下各2cm为胸腔区，参见图3-6。

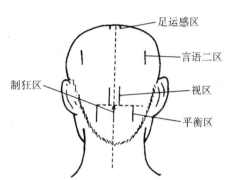

图3-5　刺激区后面图

图3-6　刺激区前面图

（图3-5 标注：足运感区、言语二区、制狂区、视区、平衡区）

（图3-6 标注：前后正中线、鼻咽口舌区、胸腔区、胃区、生殖区、肠区、肝胆区）

2. 主要作用 胸腔区用于治疗过敏性哮喘、支气管炎、心绞痛、风湿性心脏病（对心慌、气短、水肿、尿少有一定效果）、阵发性室上性心动过速。

（十七）鼻咽口舌区

1. 部位 鼻咽口舌区位于双胸腔区中间。

2. 主要作用 鼻咽口舌区对鼻咽、口腔某些病症有效。

（十八）生殖区

1. 部位 从额角向上引平行于前后正中线的 2cm 直线即是生殖区，参见图 3-6。

2. 主要作用 生殖区用于治疗功能性子宫出血。配双侧足运感区治疗急性膀胱炎引起的尿频、尿急，糖尿病引起的烦渴、多饮、多尿，阳痿、遗精、子宫脱垂等。

（十九）肠区

1. 部位 肠区位于生殖区下缘向下引 2cm，参见图 3-6。

2. 主要作用 肠区对下腹部疼痛有一定疗效。

头前面的一些刺激区，不是根据原来已肯定的大脑皮层功能定位的对应头皮部位确定的，而是根据针刺头前面这些部位易在躯体不同的部位出现针感，并结合针刺后有一定疗效，暂定名为内脏的一些刺激区。

二、尸解观察主要脑回的位置和头颅外表一些标志的关系

刺激区是根据头颅外表的一些标志和标定线找出的。它们与大脑皮层有关脑回对应关系如何？为了摸清这个规律，先后进行两例尸解，观察主要脑回的位置与前后正中线、运动区、顶骨结节和耳尖等部位关系。

1. （尸解 1 号）女，6 岁 前后正中线 28cm。前后正中线中点 14cm。

中央前回前缘在前后正中线前端向后 13.2cm 处，中央前回后缘在前后正中线前端向后 15.3cm 处。中央前回上端 2cm 宽，中间最窄 0.5cm（距中线是 4cm）。中央前回的长度是 7cm。

布洛卡区在中央沟的直下和前下方，前后 2cm 宽，上下是 2.8cm，基本为三角形，尖部向上，底部向下。中间有一纵向的沟，与中央沟平行。

中央沟上端 0.3cm 宽，前缘位于前后正中线前端向后 15.3cm，后缘距前后正中线 15.6cm，中央沟最宽 0.8cm，最窄处与中央前后回重叠无距离。

中央后回长度 9cm，顶端宽 1.5cm，下端 1.8cm。

中央后回前缘距前后正中线前端 15.6cm，后缘距 16.9cm。

缘上回顶点和顶骨结节顶点相对应，往下长 3cm，往后宽 2.5cm，下端宽 1.2cm。

角回上缘距顶骨结节顶点 2cm，与前后正中线平行往后下 3cm 长，宽度 1.6cm，底部宽 3cm。

颞上回宽 0.7~1cm，上缘距耳尖 1.6cm，下缘距耳尖 0.7cm，见表 3-1。

表 3 - 1　病理解剖观察大脑主要脑回与刺激区位置的对应关系表

性别	年龄（岁）	前后正中线（cm）	前后正中线中点（cm）	央央回在前后正中线的位置		中央后回在前后正中线的位置		缘上回与顶骨结节的关系	角回与顶骨结节的关系	颞上回与耳尖的关系	
				前缘	后缘	前缘	后缘	顶端和顶骨结节相对应	位于顶骨结节下2cm往下长3cm	上缘	下缘
女	6	28	14	13.2	15.3	15.6	16.9			1.6	0.7

脑回与刺激区的对应情况		在范围内 ↑	在范围内 ↑	在范围内 ↑	在范围内 ↑	在范围内 ↑
刺激区	位置	在前后正中线的14.5cm处	在前后正中线的16cm处	起于顶骨结往下	从顶骨结节下2cm开始往下	在耳尖上1.5cm处
	名称	运动区	感觉区	运用区	言语二区	晕听区

2.（尸解 2 号）男，50 岁

前后正中线 33cm，中点在 16.5cm 处。

中央前回前缘距前后正中线前端 14cm 处，后缘距 18.5cm。

中央前回全长为 11cm，下缘宽 0.6cm，且和中央后回联合，在联合处宽度为 0.5cm。

布洛卡区在中央前回前下方，宽 2.5cm，上下长 3cm。

中央沟在距前后正中线前端 18.5cm 处，宽度约 0.2cm，很多部位中央前后回都重叠在一起。

中央后回的长度 11cm，其下端比较宽，为 2.5cm。

前缘距前后正中线前端 18.5cm，后缘距 20cm，宽 1.5cm。

缘上回的顶端在顶骨结节的尖部，然后往前下向耳尖方向，往后下偏前后正中线方向 45°，向中线处移。从顶端往下 3cm，往后斜下 3.2cm，往前斜下 3.5cm，宽度为 1.2~1.5cm。

角回在缘上回顶端往下 3cm 处，上下 1.7cm，宽 4cm。

颞上回下缘距耳尖 0.8cm，上缘距耳尖 2.6cm，颞上回的宽度 1.8cm，见表 3 - 2。

表 3 - 2　病理解剖观察大脑主要脑回与刺激区位置的对应关系

性别	年龄（岁）	前后正中线（cm）	前后正中线中点（cm）	央央前回在前后正中线的位置		中央后回在前后正中线的位置		缘上回与顶骨结节的关系	角回与顶骨结节的关系	颞上回与耳尖的关系	
				前缘	后缘	前缘	后缘	顶端和顶骨结节相对应	位于顶骨结节下3cm往下长3cm	上缘	下缘
男	50	33	16.5	14	18.5	18.5	20			2.8	1

脑回与刺激区的对应情况		在范围内 ↑	在范围内 ↑	在范围内 ↑	在范围内 ↑	在范围内 ↑
刺激区	位置	在前后正中线的17cm处	在前后正中线的18.5cm处	起于顶骨结往下	从顶骨结节下2cm开始往下	在耳尖上1.5cm处
	名称	运动区	感觉区	运用区	言语二区	晕听区

（运城地区卫校黄克俭同志参与解剖工作）。

从以上两例尸解观察说明，头针主要刺激区的位置，均在相应脑回的范围内（运城地区卫校黄克俭同志参与解剖工作）。

三、头针刺激区的部位和主要适应证

头针刺激区的部位和主要适应证见表3－3。

表3－3　头针刺激区的部位和主要适应证

刺激区		部位	主要适应证
上1/5	运动区	上点在前后正中线中点后0.5cm处，下点在眉枕线和鬓角前缘相交处，两点连线即是。根据临床使用又把运动区分为5个等份	对侧下肢瘫痪
中2/5			对侧上肢瘫痪
下2/5			对侧面神经麻痹、运动性失语、流口水、发音障碍
上1/5	感觉区	运动区平行后移1.5cm	对侧腰腿痛、麻木、感觉异常、后头痛及头鸣
中2/5			对侧上肢疼痛、麻木、感觉异常
下2/5			对侧面部麻木、疼痛、偏头痛、颞颌关节炎等
舞蹈震颤控制区		运动区平行前移1.5cm	对侧肢体不自主地运动和震颤
血管舒缩区		舞蹈震颤控制区平行前移1.5cm	原发性高血压及皮层性浮肿
精神情感区		在前后正中线2cm处，从血管舒缩区开始向前引4cm长	精神情感障碍
晕听区		从耳尖直上1.5cm处，向前后各引2cm的水平线	同侧头晕、耳鸣、内耳性眩晕、皮层性听力障碍、幻听等
言语二区		从顶骨结节引一与前后正中线之平行线，从顶骨结节沿该线向后2cm处往下引3cm	命名性失语
言语三区		晕听区中点向后引4cm长的水平线	感觉性失语
运用区		从顶骨结节向乳突中部引一直线和与该线夹角为40°的前后两线，其长各3cm，此三线即是	对侧失用症
足运感区		在感觉区上点后1cm处旁开前后正中线1cm，向前引3cm长的平行线	对侧腰腿痛、麻木、瘫痪。针刺双侧治疗小儿夜尿、皮层性尿频、皮层性排尿困难、皮层性尿失禁、脱肛。针刺双侧配双侧生殖区治疗急性膀胱炎引起的尿频、尿急，糖尿病引起的烦渴、多饮多尿、阳痿、遗精、子宫脱垂、过敏性结肠炎或一些疾病引起的腹泻。针刺双侧配双侧胸腔区对风湿性心脏病引起的尿少也有一定疗效，针刺双侧配双侧感觉区上2/5，对颈椎、腰椎增生综合征、斑秃、接触性皮炎、神经性皮炎及严重失眠等症均有一定疗效

续表

刺激区	部位	主要适应证
视区	从旁开前后正中线 1cm 的平行线与枕外粗隆水平线的交点开始，向上引 4cm	皮层性视力障碍、白内障等
平衡区	沿枕外粗隆水平线，旁开前后正中线 3.5cm，向下引垂直线 4cm	小脑损害引起的平衡障碍
制狂区	平衡区中间	狂等症
胃区	由瞳孔中央向上引平行于前后正中线的直线，从发际向上取 2cm 即是	急慢性胃炎、胃及十二指肠溃疡引起的疼痛
肝胆区	从胃区下缘开始，往下引 2cm 和前后正中线平行之线	肝胆病引起的右上腹部疼痛
胸腔区	从胃区与前后正中线间发际的中点取一平等线，上、下各 2cm	过敏性哮喘、支气管炎、心绞痛、胸部不适、阵发性室上性心动过速、气短
鼻咽口舌区	胸腔区中间	鼻咽口舌病症
生殖区	从额角向上引平行于前后正中线的 2cm 直线即是	功能性子宫出血等，配双侧足运感区治疗急性膀胱炎引起尿频、尿急，糖尿病引起的烦渴、多饮、多尿、阳痿、遗精、子宫脱垂等
肠区	从生殖区下缘开始，往下引 2cm 与前后正中线相平行线	下腹部疼痛

头针从 1971 年问世后，在短短的几年，就在国内外掀起了研究和的应用热潮。由于头针对脑源性疾病有独特疗效，颇受业内人士关注，由此而引发了头部探索热。现分几个方面简述：①头穴热：在国内研究头穴的人迅速增加。但大多数仅限于概述历代穴位主治和头部经络与穴位的关系。并没有突破现用经穴理论的框架。②透刺热：透刺在过去仅为少用的一种刺法。头针出现后，由于运动区和感觉区沿头皮弧形分布，无法用一根针刺完，只有用三根针接刺才能刺完。有人称该法是穴位透刺法。关于"透刺"，自古就是一针透二穴，从来没有人用三根针接连透刺的。③头针热：由于头针的独特疗效吸引了很多人在头部扎针观察疗效，在短短十几年间，相继出现了多种"头针"。

目前，如何能把"头针"搞得更好，提几点看法：①必须正确表述"头针"的历史，应在旁引佐证时，按照世界科学界通用的规范化表述，即以公开出版的图书或公开发行的专业杂志刊登的学术论文为据。②必须继承中国古代医学家在头部针刺治疗脑部病症的相关理论和经验。除观察对脑部病症有效的那些穴位外，更应视《灵枢·海论》描述的"脑为髓之海，其腧上在其盖，下在风府"和《灵枢·卫气》中描述的"四街"论，为重要的理论依据。因为这些经文不仅说明了头和脑之间的特殊联系，而且在针刺治病的实践中证明，头部的穴区对脑部的病症有较好疗效。如能正确认识和认真对待这类论述，将会对探讨和弘扬头针更有意义。③必须准确记录、表述"头针"的疗效。只有通过记录和表述"头针"的确切疗效，才能探索出最有效的"头针"。因为疗效是"头针"的生命。

④必须探索最有效的针刺部位。首先应确认对脑病疗效相对较好的头盖部的穴位、区等。对偏瘫、偏身感觉障碍、语言障碍等，除现用的运动区、感觉区（顶颞前斜线、顶颞后斜线）等部位外，还应研究探讨其他有效、更有效、最有效的针刺部位。⑤必须使用最好的针刺方法。最好的针刺方法，即是简单快速，患者痛苦小，疗效又相对较好的针刺方法。因头部神经末梢丰富，在针刺时比较痛。如果能在针刺时减轻患者的痛苦，将是努力的方向。

总的来说，头针问世以后，在世界各国引起如此强烈地反响，如此特别的关注，如此深入的研究，真是令人振奋和感慨。我相信只要沿着正确轨迹深入研究，"头针"将会快速发展，进一步发扬光大，更好地为人类健康服务。

附：全国头针学术会议经典节选

一、关于"穴位透刺"之我见

穴位透刺或称透穴，是一针多穴的透刺法。早在宋代杨氏《玉龙歌》中就有描述。歌中云："偏正头风痛难医，丝竹金针亦可施，沿皮向后透率谷，一针两穴世间稀。"在此之后，如金代窦汉卿《金针指南》、元代王国瑞《扁鹊神农玉龙歌》及明代吴昆《针方六集》等书中都有透穴针法的记载。明代杨继洲《针灸大成》，对上述一些内容进行注解和补充。从上述资料可知，从宋代到1970年，透穴或穴位透刺之概念即是用一根针在一个穴位进针透到另一个穴位，书上是这样描述的，临床上也是这样用的。1970年应用头针的运动区成功治愈了脑血栓形成引起的偏瘫等症。1971年3月头针公布于世后，我和医务界同道针刺运动区、感觉区对脑血栓形成等病引起的偏瘫、麻木等症，收到了良好的效果。头针以它独特的疗效，迅速传遍了世界，并有五百余篇论文描述了体会及经验。

…………

（1991年2月24日）

二、《头针标准化方案》之我见

《头针标准化方案》出现已经6年了，经过实践有些方面需要商榷。

1. 以穴定线误差大 《头针标准化方案》大多数是以穴定线的。以穴定线有利的一面是线和穴位的名称联系紧了，说明了线与穴位有关。不利的一面是，以穴定线不严谨。因绝大多数头穴，不是以头部外表的标志确定的，而是以发际定位的。头正中线部位的穴位是以前后发际定位的，两侧穴位多数又是根据头正中线穴位确定的。我们观测了61人的前额发际距眉的距离，后发际距枕外隆凸的距离。结果表明，前额发际高低相差6cm，后发际高低相差7.5cm，因前后发际高低不同，定出来的穴位前后可差6～7.5cm。据此认为以穴定线之方法误差太大。

2. "线"的概念不确切 《头针标准化方案》不是穴位，也不是头针原用的名称"刺激区"，而是"线"。目前看来，"线"的概念不是确切的。其理由有3条：

（1）头针出现时，针刺的部位就是刺激区，20年来经国内外广泛实践，都证明了头针刺激区有见效快疗效高的特点。在公开报道的 500 余篇论文中，总结了 5 万余例患者，没有一篇文章证明头针刺激的部位不是区，而是"线"。相反很多人进一步强调了区（带状、片状）的重要性。

（2）这"线"的方法是"以穴定线"，以穴定线的方法，对一个人来讲，定的确实是一条线，而对多数人来讲，这条线在人头部是 7.5cm 宽的带。因为前后发际人与人之间的差别最多 7.5cm，所以说讲的是一条"线"，用的却是一个 7.5cm 宽的区（带）。

（3）退一步来讲，暂不考虑定线的误差，假设"线"定的是正确的，在临床实践中，每个医生都不会找到同一条线上。就是一个医生每次扎针也不会固定在一个点进针。如果用特殊的办法要求每次在固定的一个点上进针，连续扎多次也就扎不进去了。

3. 理论难以解释 《头针标准化方案》是以穴位确定线的，从理论上讲针刺穴位是目前认为的所谓的经络起作用的，这样又回到针刺穴位，通过多转折、多死角为特征的体表线起作用的年代了。用这种理论解释，当然是不准确的，因以多转折、多死角为特征的体表线在人体根本不存在，它是宋代王惟一行穴位归经时，为了使偏离的穴位都归到经上，用多曲折的线连成的以多转折、多死角为特征的怪线。退一步来讲，暂不考虑这组线的正确与否，如果用针刺穴位，通过 12 条多转折之体表线起作用，永远不会有头针，永远不会有《头针标准化方案》。因针刺穴位多转折体表线起作用，头部穴位就和身体其他部位穴位一样了，头部穴位只是全身穴位的其中之一，并没有任何特异性，从这个理论上讲也就永远不会有头针，头部穴位也永远不会有特异性，更不会有《头针标准化方案》了。

另外，用这种理论永远也解释不了头针见效快，疗效高的特点。

…………

（1991 年 2 月 24 日）

第四章 头针针刺术

针刺术是针刺治病的重要环节。经文中描述的多种针刺方法及具体技术，应该全面理解其深刻含意，认真继承其精华，研究后发现一种好的针刺术。

我们认为，头针针刺术的标准：①疗效好。②副作用少。③患者痛苦小。④工作效率高。

根据上述标准，结合头盖部的具体特征和针刺时特殊反应，认真研究，反复临床实践，总结出头针的"三快针刺术"，现述于后。

第一节 针刺技术

一、毫针的结构和常用的规格

目前常用的毫针，针体多用不锈钢制成，针柄用紫铜丝（或镀银）或铝丝（经氧化）绕制而成。

1. 常选针体长度 1.5~2 寸。

2. 常选针体粗细 28~30 号。

二、针刺前的准备

1. **针具的选择和检查** 在针刺前，针具必须仔细检查和选择。如选用一次性针，用前需检查包装封闭情况，发现封闭不好，不能保证消毒质量，即不用。如重复消毒再使用的针，发现有松柄或脱柄、针体有锈蚀或硬折痕、尖部有钩或断头，都应及时停止使用。

2. **针具的修理及保藏** 针体如发生弯曲时，一般可用指勒法修直。即一手捏住针柄，另一手拇、食指尖部捏住针体末端，从针体的根部，向针尖处朝弯曲相反的方向连勒数下，即可勒直。

为了防止针体锈蚀，用过的针最好用软布或棉花擦净。平时将针贮藏在针管或针盒内。针管或针盒的两端须用棉花或纱布垫好，避免针尖碰触受损。

3. **针刺的练习** 提高针刺技术，既能减轻患者的痛苦，又能提高工效及疗效，因此，必须苦练针刺技术。苦练针刺技术主要是苦练指力、空间定向力和各种动作的协调，以及捻转的技术，做到针刺时灵活准确、运用自如。

练习针刺手法时，一般可先用纱布（或麻纸）折叠数层，中间夹数厘米厚的棉花，用线绑紧，分成多方格，然后快速刺入、推进和捻转。

4. 体位的选择　为了选区准确、操作方便、患者舒适，在针刺前必须选好适当的体位。通常选择坐位，对于不方便坐下和身体虚弱的患者，可根据刺激区的位置选不同的卧位。

5. 针具及皮肤的消毒　如用重复消毒的针，一般用高压或煮沸消毒，或在75%酒精内浸泡20分钟。进针点和术者手指用75%酒精棉球涂擦消毒。

三、刺法

1971年3月—1972年，头针运用的针刺方法除快速捻转外，进针和起针，基本上均沿用的是传统的针刺技术，即沿头皮斜向捻转进针，徐缓捻转起针。这种方法除工作效率低外，更主要的是针刺时患者痛苦比较大（头部因神经末梢丰富，针刺相对比躯肢部位痛）。为了解决这些问题，从1973年起，着手研究改进。通过临床反复试验，不断改进，逐步完美，于1978年初系统地总结出进针、捻针、起针快的"三快针刺术"。通过30年的临床应用，体会到该法在针刺时患者痛苦明显的减轻，工作效率大为提高。

（一）进针

快速进针包括飞针刺入及快速推进两个步骤：

1. 飞针刺入　飞针刺入即用一手拇、食指尖部捏住针体距针尖2cm的部位，沿刺激区的方向，针尖对准进针点，手指尖距头皮5~10cm，手腕背屈使针尖距进针点10~20cm，见图4-1。然后手腕突然往腹侧屈曲，使针尖冲刺进头皮下或肌层均可，见图4-2。

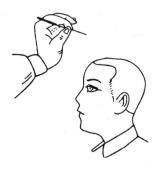 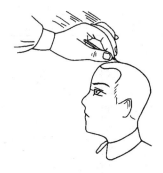

图4-1　飞针刺入（一）　　　　　图4-2　飞针刺入（二）

此法只需66毫秒即可刺入。观测方法：用丹麦4导肌电图仪，电压5mV，时基50毫秒，选3cm长之同芯针电极，仿快速刺入动作，在前臂刺入时，即出现峰值约40mV，宽约66毫秒之巨波，见图4-3。

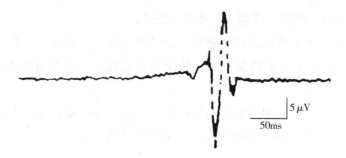

图 4 - 3 飞针刺入肌电图

采用快速刺入，明显地缩短了针刺时间。1978 年 9 月 26 日，在治疗中进行了时间记录：患者均按顺序就座。术者根据已确定的刺激区，分别进行针刺。从第一个患者开始到最后一针，刺完 125 个患者，366 个针，共 31 分钟，平均每个患者仅需 14 秒钟，每个针需 5.1 秒钟。

由于三快针刺术的特点是"三快"，进针在瞬间完成，因此多数病例基本无痛感。为了记录疼痛的发生率，于 1978 年 8 月 4 日观测 337 针次，其中完全无痛感者 318 针次，占 91.1%，微痛者 19 针次，占 8.9%，见表 4 - 1、图 4 - 4。

表 4 - 1　1978 年 8 月 4—5 日针刺各步骤痛反应观察

痛感	进针时				快速捻转时		快速起针时	
	快速刺入		行进推时					
	针数	%	针数	%	针数	%	针数	%
安全无痛感	318	91.1	169	47.5	206	76.0	245	90.1
微痛感	19	8.9	172	48.3	62	24.0	25	9.9
痛感	—	—	11	3.1	—	—	—	—
其他感觉	—	—	4	1.1	—	—	—	—
总计	337	100.0	356	100.0	268	100.0	270	100.0

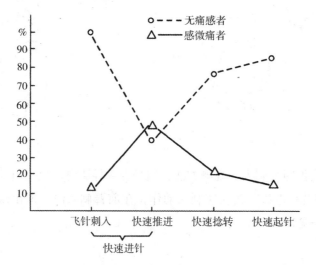

图 4 - 4　1978 年 8 月 4—5 日两次针刺各步骤痛反应观察图

针距头皮 10～20cm，是否能刺准确，于 1978 年 7 月 27 日抽查了 34 对足运感区的间距（准确间距 2cm），其中 2cm 者 17 个，占 50%；1.95～2.1cm 者 12 个，占 35.3%；1.8～2.2cm 者 5 个，占 14.7%。与标准间距仅差 0.1cm 以内者共 85.3%，说明熟练掌握后，是可以基本刺准的。

2. 快速推进 快速推进即在飞针刺入头皮下或肌层后，再沿刺激区，不捻转，快速将针推到一定深度，65% 仅用约 0.2 秒即完成。通过两种方法进行了推针速度计算：①肌电图观测：用丹麦 4 导肌电图仪，电压 5mV，时基 50 毫秒，选同芯针电极，在前臂先刺入皮下后，仿快速推进动作，推针时即出现峰值约 15mV，宽约 230 毫秒巨波群，见图 4－5。②秒表测试：1978 年 9 月 29 日共测试 323 针次，其中约 0.2 秒者 210 个，占 5.0%，0.3～1 秒者 58 个，占 17.9%，1.5～4 秒者 34 个，占 10.6%，失败者 21 个，占 6.5%（因针尖过深、过浅或头皮过硬，在推进时使针体弯曲推不进去者为失败）。

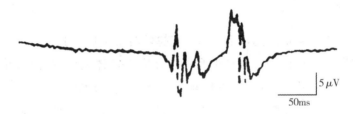

$5\mu V$

$50ms$

图 4－5 快速推进肌电图

推针有两种方法：

（1）单手推进法：飞针刺入头皮下或肌层后，一手拇、食指尖部捏住针柄下半部（或将中指扶靠针体末端）沿刺激区方向往进推，见图 4－6、图 4－7。

（2）双手推进法：即持针的拇、食指尖部捏住针柄下半部（或中指紧贴于针体），另一手拇、食指尖部轻轻捏住针体近头皮处（防止针体在推进过程中弯曲），然后持针的手往进推，见图 4－8。

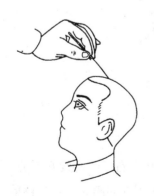
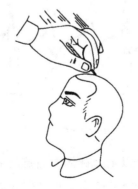
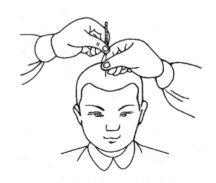

图 4－6 单手推进法（一）　　图 4－7 单手推进法（二）　　图 4－8 双手推进法

快速推针 1978 年 8 月 4—5 日共观察了 356 针次，其中完全无痛感者 169 针次，占 47.5%；微痛者 172 针次，占 48.3%；痛感较明显者 11 针次，占 3.0%；其他感觉者 4 针次，占 1.1%。

不捻转推进法对多数患者可以使用，但少数病例因头皮较硬或针刺部位有瘢痕等，不捻转不易推进，这时不应死搬硬套，可选捻转推进法。

捻转或不捻转推进法往推进时（由于针的角度不对，刺入过深或过浅，针尖达颅骨或头皮内），一般患者若有痛感或有抵抗感，应停止推进，将针往外拔，然后改变角度再推。

快速进针法优点：①临床疗效好。在临床实践中，快速进针法取得了满意的疗效。为了观察快速进针法的疗效，曾专门组织快速进针组（进针后不捻转，仅留针 30 分钟），结果多种症状均可出现疗效，一些顽症也可出现疗效，证明仅快速进针即有明显治疗效果。②受患者欢迎。快速进针，由于进针时间短、患者恐惧心理小，更主要的是患者痛苦小，部分针次或患者无任何痛苦，由而深受广大患者欢迎。③受同道赞扬。针灸专家彭静山赋诗："头针海内闻名久，今日相逢在贵州，三快神奇手法妙，愿君更上一层楼。"

（二）行针

1. 捻转法　此法要求快速捻转不提插，在捻转时要求肩、肘、腕关节和拇指固定，以达到固定针体的目的，在固定针体的前提下，食指呈半屈曲状，用食指第一节的桡侧面与拇指第一节的掌侧面捏住针柄。然后以食指指掌关节不断伸屈，使针体快速旋转，见图 4 - 9。

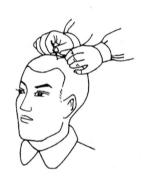

图 4 - 9　捻转法

一般每分钟捻针 200 次左右，最快者只需 148 毫秒即能捻转一次，即每分钟捻转 405 次。用丹麦 4 导肌电图仪，进行捻转速度计算，具体方法如下：选 3cm 长之同芯针电极，插入右合谷穴，深 1.5cm，电压 500mV，时基 100 毫秒。然后右手捻针，结果发现有 4mV，148 毫秒之巨波群，即每分钟 405 次，见图 4 - 10。

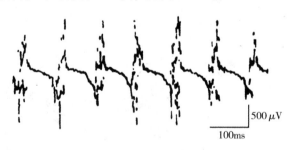

$500 \mu V$

$100ms$

图 4 - 10　捻转法肌电图

快速捻转，一般频率 200 次/分以上，针体左右旋转各两转左右，约持续 0.5 分钟。一般捻针后能出现针感者，症状多在 5 ~ 10 分钟内减轻或消失，因此间隔 5 ~ 10 分再重复捻转，用同样的方法再捻两次，即可起针。用这种快速捻转运针方法，于 1978 年 8 月 4—5 日观测 268 次，其中完全无痛感者 206 针次，占 76.0%；仅有微痛者 62 针次，占 24.0%。

快速运针，由于捻转速度快，对患者有较强的刺激，所以有些病例通过捻转可提高疗效。

【典型病例】

右侧颈动脉系统闭塞性疾患

姜某，男，54 岁，山西省运城市张良村。

主诉：左侧肢体不遂 5 天。

病史：患者于 1977 年 10 月 17 日下午接受手术时突然说话不清，流口水，左侧肢体活动不利，逐渐加重。在当地医院用补阳还五汤及脉通等治疗无明显改善，于 1977 年 10 月 22 日来诊。

既往史：健康。

查体：神志清楚，理解力及反应能力正常，说话咬字不清。双目紧闭时左眼力弱，双侧示齿时左侧力弱。左上肢前举 120°，左手伸 140°（中指仅能伸 90°），屈指时指尖距掌心 1cm，无握力（右手握力 30kg）。左下肢可活动在正常范围，但偏瘫步态明显。左深反射亢进，霍夫曼征阳性。左侧痛觉正常。血压 160/100mmHg。

诊断：高血压脑动脉硬化并右侧颈动脉系统闭塞性疾患，左侧偏瘫及不全运动性失语。

治疗：选右侧运动区及足运感区。

在治疗前用丹麦 4 导肌电图仪行肌电观察。电压 200mV，时基 10 毫秒，选 3cm 长之同芯针电极。

插入顺序：①左屈指浅肌运动点。②右屈指浅肌运动点。

观测顺序：①针刺前双手紧握。左手无握力而且握不住，左手指尖距掌心 1cm，此时左侧导联基本无肌电发放。而右手握力 30kg，右导联肌电发放明显。右屈指浅肌运动点峰值高达 1000μV，见图 4－11。②针刺右运动区及足运感区。第 1 次捻转后，左手握力增加到 8kg，此时左屈指浅肌运动点肌电发放明显，峰值高达 1000μV，见图 4－12。③第 2 次捻针后，左手握力增加到 10kg，此时双手屈时左屈指浅肌运动点肌电发放明显，峰值高达 1300μV，见图 4－13。④第 3 次捻针后，左手握力增加到 14kg，此时左屈指浅肌运动点的肌电发放单位又增加，见图 4－14。

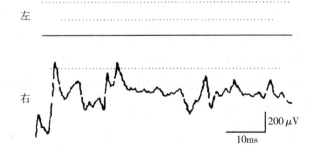

图 4－11　针刺前肌电图

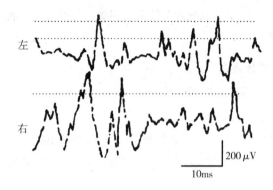

图 4-12　第 1 次捻转后肌电图

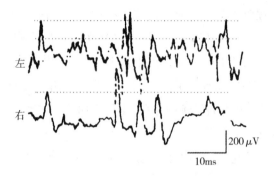

图 4-13　第 2 次捻转后肌电图

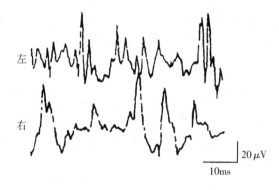

图 4-14　第 3 次捻转后肌电图

　　按：经过数十年的临床运用，充分肯定了针刺捻转能提高一些病症疗效，电动捻转机（头针捻转机等）对脑血管疾病引起的瘫痪等症状，也有一定疗效。

　　2. 留针法　少数患者在针刺入后，症状和体征即有明显减轻或消失，对此类患者进针后可不捻转，仅留针30分钟左右。

【典型病例】

梅尼埃病

吴某，男，40岁，山西省稷山县委会。

主诉：眩晕、呕吐 1 天。

病史：患者晨起时发现在左侧卧位时头不能转动，往右转约 90°时周围的人和物都旋转，随即倒下。因此不能起床及翻身，于 1972 年 3 月 18 日来诊。

查体：头往右转时眩晕明显，眼前人及物体旋转。水平性眼球震颤。

治疗：选双侧晕听区，将针刺进后，患者眼发亮，头往右侧转动时已不眩晕，留针 30 分钟起针。第 2 天针刺后，能站立行走，恢复正常。

按：对个别病例，可能因捻转或留针时间长，刺激量过大，引起一些反应。如一 34 岁外籍男患者因头痛于 1992 年 7 月 8 日来诊。查体神经系统阴性。选双侧足运感区及感觉区下 2/5，进针后捻针 1 次针，10 分钟后再捻 1 次，30 分钟后起针。次日患者自诉昨天针刺后头痛减轻，但下午头痛加重，全身无力。检查神经系统正常。进针后不捻转仅留针 10 分钟起针，起针后头痛消失，当天下午感觉很好，以后每天仅留针 10 分钟，患者一直无头痛。

3. 埋针法　少数患者在针刺后，症状和体征虽然明显减轻或消失，但治疗当天下午或第二天，症状和体征又出现或加重。此类患者的特殊现象，可能和刺激量不足有关，应采用了埋针法进行观察。即将针刺入后，用快速捻转法间断性捻转 3 次后，留针 5 小时至 3 天，一些病例能收到良好效果。准备埋针时，针刺前应将进针处的头发剪掉或剃光，严格消毒后再刺入，保留时间较长者，进针的位置应考虑到患者睡觉等活动时不受影响。

【典型病例】

例 1. 右侧颈动脉系统闭塞性疾患

姜某，男，54 岁。

因左侧不全瘫痪，左手无握力。1977 年 10 月 22 日第一次针刺右侧运动区及足运感区。第一次捻针后，左手握力增加到 8kg，第二次捻针后增加到 12kg，第三次捻针后增加到 14kg，起针后 5 小时左手握力下降到零。

1977 年 10 月 24 日针前左手握力 7kg，第一次捻针后增加到 10kg，第二次捻针后增加到 12kg，第三次捻针后增加到 14kg，起针后 5 小时左握力下降到 8kg。

起针 5 小时后握力下降的现象，可能和刺激量不足有关，于是，下一次针刺时捻 3 次后，保留 5 小时再捻 1 次后起针，再观察握力变化。

1977 年 10 月 25 日左手握力 8kg，针右运动区及足运感区，第一次捻针后，左手握力 10kg。第二次捻针后左手握力增加到 12kg。第三次捻针后左握力增加到 13kg，持续留针 5 小时，再捻针 1 次后起针，此时左握力不仅没有下降，反而由 13kg 增加到 17kg。

1977 年 11 月 1 日左首握力 13kg，针右运动区及足运感区。第一次捻针后左握力增加到 17kg。第二次捻针后增加到 19kg。第 3 次捻针后仍为 19kg，留针 5 小时再捻针 1 次，此时左握力由 19kg 增加到 21kg。

1977 年 11 月 4 日左手握力 19kg，针右运动区及足运感区。第一次捻针后左握力仍为 19kg，第二次捻针后增加到 21kg。第三次捻针后仍为 21kg。保留 5 小时再捻针 1 次后起针，此时左握力不仅没有下降，反而增加到23kg。

选用两种不同刺激方法后的握力变化，见图4-15。

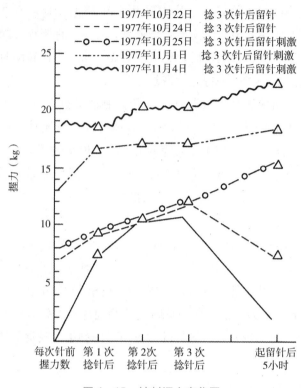

图4-15 针刺握力变化图

例2. 颈椎病

师某，男，58岁，山西省运城地区棉麻公司。

主诉：左上肢麻木9个月，右上肢痛4个月余。

病史：患者于1977年8月某日无明显诱因左上肢麻木，但程度较轻，后来逐渐加重。1978年元月右上肢在前后摆动及外展时均痛。平时几分钟发作一次。右侧卧位时右臂痛，左侧卧位后左臂麻木，因此彻底不能安睡。先后综合治疗病情不仅没有减轻，反而加重。近期不能骑自行车，走路时双臂痛麻不敢摆动，1978年4月6日来诊。

查体：神志清楚，言语正常，脑神经正常。左上肢外侧有一条痛觉减退带，宽约0.5cm。三角肌和锁骨外侧痛明显。右上肢活动受限，前屈时痛明显，手不能从口袋里掏出东西。睡在躺椅上臂抬不起来。走路时头微低。双肘关节半屈曲状，双上肢不能摆动。颈椎X线片：颈3~7椎体前缘唇样骨赘明显。

诊断：颈椎病。

治疗：选双侧足感区，每天针1次。

1978年4月6日下午4时第一次针刺，刺后双上肢麻痛感消失，起针后约2小时又开始麻痛。

1978 年 4 月 7 日第二次治疗，针刺后双上肢麻痛感消失，但起针后 2 小时左右又开始麻痛。

1978 年 4 月 11 日第三次治疗，情况同前两次。

1978 年 4 月 12 日第四次治疗，进针后 7 分钟双上肢麻痛感消失，活动灵活，持续留针 6 小时半。24 小时后双上肢未见麻痛。

1978 年 4 月 14 日第五次治疗，埋针 26 小时，右上肢正常，左肘以下仅有微麻感。

两种刺激方法体征消失时间，见图 4-16。

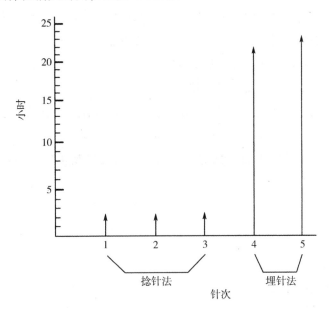

图 4-16　两种刺激方法体征消失时间

（三）起针

起针法，即是一手持棉球对准针孔附近，另一手的中指或无名指沿着针柄快速往下滑，见图 4-17（因头针病例多数患者系长头发，这样能压住针柄周围的头发），拇指和食指，或拇指、食指、中指捏住针柄快速往外拔出，将针取出的方法，见图 4-18。

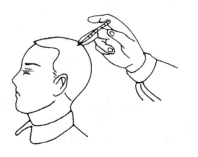

图 4-17　起针法（一）

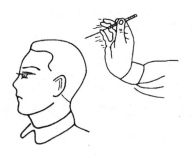

图 4-18　起针法（二）

1978 年 8 月 4—5 日共观察 270 针次，其中完全无痛感者 245 针次，占 90.1%；仅微痛者 25 针次，占 9.9%。

起针后约有 1/4 的针眼出血。根据出血的速度和出血量的多少，可分微出血和明显出血两种。①微出血：一般在起针后 2 ~ 3 秒钟内，针眼出血约豆粒大，此种出血仅用棉球压迫 2 ~ 4 秒钟即可；②明显出血：一般起针后 2 ~ 3 秒钟，针眼出血超过黄豆大或成片状，少数可往其他部位流动。此种出血需用棉球压迫针眼 20 ~ 40 秒钟，个别出血可长达 1 分钟左右才能止住。

根据出血部位的不同，起针时的出血可分四种：①进针孔出血：此类较多见。②针尖处出血：初学者在针刺时可在针尖处穿出头皮，起针后如有出血也可在此孔流出，此时应在该处按压止血。③起针后在针体通过的中间部位出血：起针后在针体通过的中间部位的血肿形成。有时在进针孔出血，按压后又在针体通过的中间部位形成小血肿，此时还应在血肿上部按压止血。④多孔出血：同时扎几个针，如针孔相互串通（针刺运动区感觉区上 2/5 同时又针足运感区），起第一个针或第二个针后无出血，在起第三个针后，不仅进针孔出血，而且其他两个进针孔也出血，此时应同时按压止血。

按压时应用干棉球或较干的酒精棉球，因用太湿的酒精棉球压迫后酒精可沿针孔入内，引起疼痛。

第二节　针刺后的反应

一、普通感传

（一）感传的种类

针刺后患者常出现热、麻、抽等感觉。其中 80% 以上的人出现热感。部分患者原来有感觉异常如麻、凉、抽、痛等，在针刺过程中这些异常感觉可减轻或消失。也有部分患者虽然无针感，但也能收到较满意的疗效。

（二）感传的范围及形状

1. 在对侧肢体出现者占多数。

2. 在同侧肢体出现者仅少数。

3. 个别人在全身出现。

4. 有片状等，可局限在一个关节或一块肌肉。

（三）感传出现的时间及消失的时间

1. 感传出现时间　几秒钟到 3 分钟出现感传者多见。个别人起针后几小时才出现感传。

2. 感传持续时间　①持续 3 ~ 10 分钟即可开始减退或消失。

②个别人可持续几小时甚至两天。

二、带状感传

1. 性质　可有热、麻、抽、蚁走感等。

2. 宽度　0.5～4cm 宽，个别患者在某个部位可扩散成片状。在一定的范围内，刺激量和持续时间有关系。

3. 带状特征　带状感传的宽窄不相等。

4. 起始部位　感传起始部位不同，分别可以在针刺的部位、颈后、肢体的近端或中间开始。

5. 循行方向　多数感传从近端往远处走向，个别人从肢体远端往近端走向，或从中间开始往近、远两端走向。

6. 刺激部位与循行范围　感传可在对侧或同侧肢体出现。少数患者因刺激部位不同，可在相应的大脑皮质所支配的部位出现。

7. 循行部位与疾病关系　健侧与病侧肢体均可出现带状感传，但是病侧较健侧肢体出现较多，说明感传出现与病理损害后神经功能状态也有一定关系。

8. 感传的出现与刺激方法　一般用针刺，针柄、笔杆或手指压迫局部，艾卷灸等，均可出现带状感传，但是因刺激物的不同，可有性质的改变。

9. 带状感传常伴有感觉异常带　持续刺激 0.5～2 分钟，可能沿感传出现感觉异常带，如痛觉减退带、痛觉过敏带或多种感觉障碍带。一般感觉异常带比感传带范围大，多数在刺激停止后几分钟内感觉恢复正常。个别人可持续 24 小时。

10. 感传循行的特征　感传可沿古代描记的体表线循行，有些局限在一个肢体范围，也有些沿神经皮节分布的范围循行。

11. 阻断性　多数可用普鲁卡因、盐水、压迫等方法使感传阻断，但也有个别患者用各种办法都不能阻断。

12. 感传的循行速度　感传最快者 45cm/s，最慢者 2.2cm/s，平均 10.6cm/s。

13. 感传消失的时间　感传在刺激停止后数分钟完全消失。

14. 感传消失的特征　多数感传先从远端开始消失，近端最后消失，少数患者可全程同时消失。

三、不自主运动反应

（一）肢体不自主运动反应

1. 肢体不自主地抬起　刺激时，患肢不自主地往起抬，个别人的上肢可以高举过头。

2. 肢体不自主的乱动　刺激时患侧肢体不自主地乱动。

3. 肢体过度的伸展　刺激时，原来瘫痪的手可不自主地伸展，个别人可超过生理范围。

4. 不自主地站立、行走　刺激时，原来瘫痪的患者，不自主地站立和行走。

5. 不自主地抽动 刺激时，患肢出现不自主地抽动，似局灶性癫痫发作。

（二）内脏不自主运动反应

1. 咳嗽反应 刺激时患者可有连续地不自主地咳嗽。

2. 胃肠蠕动 刺激时，个别患者有明显的胃肠蠕动。

四、面部或肢体出汗

少数病例针刺时在对侧（个别在同侧）面部或手心出汗，最明显者可有汗珠往下滴。

五、体征明显恢复

约有 10% 的瘫痪病例，首次针刺后肢体瘫痪等体征有好转。

六、体征暂时性加重

个别病例在针刺时体征有加重现象。有的病例起针后在数分钟内即恢复，有的病例可持续数小时后才恢复。在恢复后体征常比原来有进步。

【典型病例】

例 1. 针刺后肢体酸困难受、力弱、发热

张某，男，72 岁，山西省运城县饮食合作小组。

主诉：右侧肢体不遂 18 天。

病史：患者 18 天前无特殊诱因，突然右侧肢体不遂，不伴有昏迷。查体：神志清楚，言语正常，右鼻唇沟微浅，伸舌偏右。右上肢全瘫，右手指不能伸屈，右下肢系残肢（膝以上）也完全瘫痪。针刺左侧运动区上 3/5 及足运感区 3 次后，右侧肢体不仅能活动（在正常范围），而且肌力尚可。右手仍麻木。

1978 年 1 月 15 日针刺左侧运动区上 3/5 及感觉区中 2/5。进针后患者感右肩发热，3 分钟时通过右上肢至手。5 分钟时右下肢发热，右上肢及手酸困、力弱，持续 10 小时。次日感到轻快。每天观察 1 次，3 次相同。18 日上午检查手已不麻木，握力双手各 28kg。巴利征阴性。又针刺左侧感觉区中 2/5、运动区上 3/5 及足运感区，进针留针观察。2 分钟后右肩发热，5 分钟后右手指尖发热、酸困。测其双手握力，左手 28kg，右手 18kg。起针 5 分钟后，右手指热减弱，10 分钟时右手微热。活动时较针刺时灵活，再测握力。右手已恢复到 26kg。

例 2. 针刺时腿痛明显加重

宗某，男，20 岁，山西省运城地区棉科所知识青年。

主诉：左腿疼痛 6 个月。

病史：患者于 6 个月前无特殊诱因发生腰痛，继而左腿后外侧痛，先后用中药及体针治疗，无不良反应，于 1978 年 1 月 16 日来诊。查体弯腰时腰及左腿痛，咳嗽及抬腿试验

均阳性。腘窝压痛阳性。

诊断：左侧坐骨神经痛。

治疗：选右运动区上 2/5 及足运感区。进针 2 分钟时，左下肢痛加重。起针后 2 小时痛加重感消失。此后左下肢痛明显好转。至 2 月 18 日共针 5 次，每次针刺反应同前，但针后均有进步。

七、晕针

在针刺过程中，如患者突然连连呵欠，面色改变，往往是晕针的先兆。如发生晕针，则面色苍白、胸闷、心慌、头晕、眼花、恶心、出汗、四肢发冷等。

预防：对初诊患者，应常规询问晕针史。对体弱、紧张、饥饿、过劳等患者，应减轻刺激量。

处理：晕针一般多为晕厥现象，是脑部暂时性缺血所致。处理时应迅速起针，使患者平卧，饮些热水，或用热毛巾敷其头部，一般数分钟后即可恢复正常。

对于有晕针史或针刺时发生晕针的病例，不是停止或中断治疗，而是采用脱晕法后继续针刺治疗，达到预期的效果。

脱晕法有减少刺激量和刺激量先小后大两种。

（一）减少刺激量

对捻针后出现晕针的病例，在下次治疗时可采用留针法。这样可防止了晕针，且能获得了一定的治疗效果。

【典型病例】

侯某，女，53 岁，山西省运城县南松坞村。

主诉：左侧肢体不遂 11 天。

病史：患者于 1978 年 7 月 14 日摘南瓜时突然头痛、左侧肢体麻木、活动不利。被他人扶回后左下肢已完全不能动。中西药治疗无明显改善，于 1978 年 7 月 25 日来诊。

查体：神志清楚，言语正常，坐时往后倾倒，人扶走路时左脚不能抬起。左上肢力弱，端碗等精细动作困难。深反射亢进。

诊断：右侧大脑前动脉血栓形成。

治疗：选右运动区上 3/5 及足运感区治疗。快速将针刺入后，患者无不良反应，过数分钟后捻 1 次针。捻针后患者感到头晕、眼黑、心烦、四肢发凉。急起针，数分钟后，逐渐恢复。第二天来诊时又快速刺入，不捻针，仅留 30 分钟起针，没有发生晕针现象，此时左下肢肌力有所恢复，端碗等动作已灵活有力。左下肢有力，能独步行走。针刺 12 次后左侧偏瘫基本痊愈。

（二）刺激量先小后大

对晕针者，可先给较小的刺激量，以后逐步加大，以使其既防止晕针，又逐步适应针刺治疗。临床实践中多为由不留针→留针→捻针。

【典型病例】

谢某，男，53 岁，河北省商业局。

主诉：右侧肢体不遂，左侧肢体麻木伴头晕 5 年。

病史：患者于 1971 年 12 月 10 日乘火车途中突然头晕，右侧肢体活动不利，行走困难。左侧肢体麻木，说话不流利。先后用中西药治疗无效，1978 年 8 月 26 日来诊。

查体：神志清楚，说话不灵活。指鼻、对指试验右侧不准。走路时往右侧偏斜，常扶拐前行。左侧痛觉减退。

诊断：脑动脉硬化并小脑后下动脉血栓形成。

治疗：选双侧平衡区。1978 年 8 月 26 日第一次治疗，将针刺进，捻 1 次后，约 10 分钟，发现患者面色苍白，大汗淋漓。患者感到眼黑、心烦，急起针后平卧休息。半小时后晕针现象完全消失，体征无特殊变化。第二天快速刺入双侧平衡区，未留针即起针，无不良反应。第三次治疗时，留针 30 分钟，也无不良反应。第四次治疗时，开始捻针，并留针两小时，不仅无晕针出现，而且患肢活动灵活，独步行走时步态较稳。

八、针刺时、针刺后的不良反应

头针是比较安全的，绝大多数人无不良反应。仅有个别人在针刺时、针刺后引起不良反应，如在针刺时出现局部疼痛、牙痛、头部发痒等，针刺后出现心慌、气短、全身难受、发热等。这些症状多在起针后数秒钟、数分钟即可消失。只有水肿等个别症状可延续数日，但多不需要特殊处理。个别患者疗效不佳反应又明显者，可暂时停止治疗。

【典型病例】

例 1. 针刺双侧足运感区及感觉区上 2/5 时引起头顶部发痒

崔某，女，46 岁，河南洛阳孙旗屯村。

主诉：周身关节疼痛 9 个月，针刺时头顶部发痒 6 天。

病史：患者 9 个月以前无特殊原因左上肢麻木，周身关节痛。1978 年 9 月 12 日来诊。

查体：神志清楚，言语正常，神经系统无阳性体征，各关节无变形，头部不发痒。

治疗：选双侧足运感区及感觉区上 2/5。

将针刺进后，头顶中央有痒感，很快往两侧扩散达顶骨结节，前至眉间，后连顶枕缝。感觉似虫爬一样。起针 1 小时痒感消失。以后每天针刺均有痒感，共观察 6 次。

例 2. 针刺感觉区下 2/5 引起同侧后牙痛

康某，女，37 岁，某部队随军家属。

主诉：失眠 3 年余，针刺感觉区下 2/5 引起同侧后牙痛半小时。

病史：患者 3 年前失眠。近来头痛，选双侧感觉区上 2/5 及下 2/5 治疗。在左侧感觉区下 2/5 针刺后，患者感到从进针处往下，通过耳前下到后牙，阵发性抽痛，特别是头往左转时疼痛明显，半小时后仍痛。将针退至皮下，沿肌层往进推，左牙痛消失。

例 3. 针刺运动区、足运感区引起对侧耳鸣

刘某，男，68 岁，运城市西里庄村。

因左侧肢体不遂 1 年余，1978 年 10 月 13 日针刺右侧运动区上 3/5 和足运感区，进针后右耳鸣，似刮风一样，持续 20 分钟停止。

例 4. 针刺左侧运动区上 2/5 引起右下肢水肿

刘某，男，68 岁，运城市西里庄村。

主诉：左侧肢体不遂 1 年余，针刺治疗后右下肢水肿 1 天。

病史：患者于 1977 年 5 月 3 日劳动时左侧偏瘫，当时不伴有昏迷，1978 年 9 月 9 日来诊。

查体：神经清楚，言语正常，左鼻唇沟浅，伸舌偏左。左上肢抬高平肩，左手能屈不能伸。左下肢力弱，偏瘫步态明显，行走时右脚尖蹭地。

诊断：脑血栓形成左侧偏瘫（慢性期）。

治疗：针刺右侧足运感区及运动区上 3/5。针刺 5 次后，左手伸展正常，左下肢有力，行走灵活。第六次加刺左侧运动区上 2/5（因观测针刺现象），次日晨患者发现右下肢水肿。

查体：右胫前及脚背有可凹性水肿。

例 5. 针刺双侧足运感区及运动区上 2/5 引起全身水肿

黄某，女，18 岁，山西运城市曹允村。

主诉：双下肢瘫痪 16 年余。

病史：患者 16 年前因高烧后双下肢瘫痪，以后肌肉萎缩明显，不能站立及行走，1978 年 6 月 17 日来诊。

查体：双下肢瘫痪，不能站立、行走，靠双手扶凳帮助移行。双下肢短小，肌肉萎缩明显，双腓肠肌最粗处 24cm。全身无水肿，皮肤发凉，痛觉存在。

诊断：小儿麻痹后遗症。

治疗：针刺双侧足运感区及运动区上 2/5。每天针刺 1 次。第一次针刺后双下肢有胀感。第三次针刺后双下肢有轻度水肿。第六次针刺后，双下肢水肿明显，压之有凹陷，双脚麻木，行走时有热胀感。心律齐，每分钟 72 次，各瓣膜无杂音。肾区无叩痛。无尿频、尿急、尿痛现象，尿常规检查正常。针刺 10 次后水肿仍同前。休息观察 8 天，双胫前可凹性水肿完全消失。再次针刺 3 次后，又出现双眼皮、面部及双胫前可凹性水肿。心肺正常，血压 120/80mmHg，无尿频尿急现象。血、尿常规检查正常。

例 6. 针刺双侧感觉区引起全身发热伴体温升高

冯某，男，25 岁，山西省运城盐化三厂。

主诉：头晕数年伴记忆力下降。

病史：患者 4 岁时头部受伤后，常头晕，记忆力下降。先后用中西药治疗无明显好转，于 1978 年 8 月 8 日来诊。

查体：神志清楚，言语正常，神经系统无阳性体征。

治疗：针刺双侧感觉区上 2/5、下 2/5。第一次针刺后，次晨感到全身发热、难受、无力酸困，但鼻通气、不流涕。共针 5 次，都有上述感觉。在针刺前测体温 37.1℃（腋下），血常规及嗜酸细胞正常。第六次针刺后，于下午 3 时仍感全身发热、酸困无力。复查体温 37.5℃（腋下），但血常规及嗜酸细胞正常。

九、意外情况的预防和处理

1. 弯针　弯针是针刺时针体在患者体内、外发生折弯。头针因方法特殊，有时针体在体外折弯，此时应起针，换针刺入。

2. 滞针　针刺后捻不动或起针时拔不出来，叫滞针。多由局部肌肉紧张或痉挛缠住针体造成。发现滞针时，可轻微捻动几下，即可起针。

十、疗程

瘫痪等慢性病，一般 10 ~ 12 次为 1 个疗程（每周 5 ~ 6 次），间隔 3 ~ 7 天，行第 2 个疗程。

十一、其他刺激方法

1. 梅花针（或称七星针）叩击法　针具及叩击部位消毒后，一手持住针柄的一端，食指压在针柄上，借手腕的力量，在需要刺激的部位进行叩打。一般在需要的刺激区范围反复叩击，直至皮肤潮红及充血为止。

2. 灸法　灸法常使用艾条灸。选好刺激区，剪掉局部的头发后，用艾条距头皮 1.5cm 处进行温灸，距离可适当调节，以局部有热感为宜。一般灸 20 ~ 30 分钟，多用于较虚弱的患者。

3. 按摩法　选好刺激区后，用拇指在刺激区内反复按揉的方法叫做按摩法。在无针、灸条件时，可首选该法。

以上三种刺激方法均有一定疗效。

第三节　针感出现的规律

在头针的实践中，部分病例针刺后不捻转，留针 30 分钟，就可使临床症状消失或减轻。在治疗过程中，部分病例肢体上有不同的针感出现。

一、观察对象

对脑血栓形成及后遗症，脑出血及后遗症、脑动脉硬化并供血不足等 8 种疾病患者共 203 人进行了观察。所选的患者均为神志清楚，反应能力正常者。凡有针感的病例都统计在内。

二、观察方法

1. 观察进针后针感出现的情况　在各刺激区，分别将针刺入后，观察针感出现的范围、持续时间等。在6个不同的刺激区，分别进行刺激，进针后均能出现热、麻、抽等针感，详见表4-2。

表4-2　在各刺激区进针后针感出现情况观察

刺激区	人次数	针感出现侧		针感性质						针感出现时间	针感持续时间
		对侧	同侧	热	麻	抽	凉	蚁走感	麻消失或减轻		
左感觉区中2/5	33	29	4	32	1	0	0	1	0	0~30秒	1~5分钟，个别持续1小时半
右感觉区中2/5	26	26	0	25	0	1	0	0	1	0~2分钟	3~10分钟
感觉区上1/5	29	25	4	21	0	0	3	0	5	0~8分钟	1~30分钟
足运感区	26	（双10）14	2	12	6	1	0	30	6	0~5分钟	1~21分钟
运动区中2/5	70	58	12	45	20	2	5	7	0	0~10分钟	1~50分钟
运动区上1/5	19	14	5	5	8	7	0	4	0	0~3分钟	5~13分钟
总数	203	（双10）166	27	140	35	11	8	42	12	一般0~6分钟，少数7~10分钟	多数1~30分钟，个别持续1小时半

注解：①针刺后在对侧出现者占81.0%；热感占65%；②针刺后同时出现两种针感者，分别统计在两项。

2. 观察进针后采用不同的手法刺激对针感出现的影响　为了研究进针后，采用不同的手法刺激对针感的影响，临床选择6个病例，分别观察了进针、捻针（2转）、提插（1次）、手指弹针柄（1次）后，针感出现、停止时间及循行的范围。发现各种手法刺激后均能出现针感，所不同的只是在部位上个别人可有差异。

【典型病例】

捻针后针感位置变动

吴某，男，69岁，山西省稷山县刘堡村。

原患脑动脉硬化症并脑供血不足，头针治疗后恢复正常。

1972年8月12日针刺左感觉区上2/5（在中线旁1cm处进针）。

进针后从头中央开始沿中线往后通过背正中下达长强穴，宽约0.5cm，有发热感，持续2分钟停止。然后再持续捻针1分半钟，头突然晕一下，在右上肢外侧下缘从腋后缘起直下传到手腕处，宽约0.5cm，有麻木感，持续4分钟停止。

进针后针感的持续时间均较其他刺激方法长，详见表4-3。

表4-3 采用不同手法刺激针感出现对比　　　　　　1972年6月4日

姓名	籍贯	病名	病程	主要体征	手法	出现时间	停止时间	针感范围及性质
陈某	万荣县光华村	帕金森病	4个月	左肢震颤	进针后	4分钟	37分钟	左手左腿热
					转两转	12分钟	7分钟	左手左腿热
					提插一次	2分钟	24分钟	左手左腿热
					弹针柄一次	5分钟半	19分钟	左手左腿热
李某	万荣县蒲剧团	脑血栓	3年	左侧轻偏瘫	进针后	3分钟	39分钟	左手心、左腿热
					转两转	5分钟	2分钟	胸前、背后、左下肢热
					提插一次	7分钟	29分钟	胸前、背后、左下肢热
					弹针柄一次	2分钟	8分钟	胸前、背后、左下肢热
乔某	运城县东社	脑血栓	4年	左侧轻偏瘫	进针后	30秒	34分钟	左上、下肢热
					转两转	7分钟	13分钟	左下肢热
					提插一次	2分钟半	29分钟	左下肢热
					弹针柄一次	40秒	21分钟	左下肢热
梁某	绛县3606工厂	脑血栓	10个月	左侧偏瘫	进针后	3分钟	29分钟	右上下肢热、脑热
					转两转	2分钟半	11分钟	右上下肢热
					提插一次	2分钟	7分钟	右上下肢热、脑热
					弹针柄一次	2分钟	8分钟	右上下肢热
局某	包头市第23中学	脑血栓	5个月	左侧轻瘫	进针后	2分钟	34分钟	胸背热、左下肢热、双手指抽动
					转两转	10秒	7分钟	胸背热、右下肢热
					提插一次	1分钟半	6分钟	胸背热、左下肢热
					弹针柄一次	40秒	8分钟	胸背热、左下肢热、双手指抽动3次
郭某	夏县朱村	帕金森病	5年	四肢震颤	进针后	4分钟	16分钟	右下肢热
					转两转	1分钟	9分钟	右下肢热
					提插一次	2分钟20秒	8分钟	右下肢热
					弹针柄一次	2分钟	8分钟	右下肢热

除郭某刺双舞蹈震颤控制区上1/2外，其余均刺体征对侧的运动区上2/5。

3. 观察进针、持续捻转和针感持续时间的关系　共选患者5例，分别观察进针、持续捻转2秒钟、20~30分钟后针感出现和持续的时间。发现5例患者进针后全部出现针感，而且捻针后又能重新使针感出现，但捻针时针感时间多比进针后针感持续的时间短，一般针感持续在30分钟以内。从持续捻针20~30分钟观察针感的持续时间表明，针感的持续时间并不因持续捻针的时间延长而延长，均在持续捻转过程中停止，详见表4-4。

表 4 - 4　进针和捻针后针感出现、停止时间及范围统计　　　1992 年 5 月 4 日

姓名	病名	进针后			捻针 2 秒钟			捻针 20~30 分钟		
		出现时间	停止时间	范围	出现时间	停止时间	范围	出现时间	停止时间	范围
姚某	脑血栓	5 分钟	45 分钟	左上下肢热	4 分钟	12 分钟	左上下肢热	5 分钟	18 分钟	左上下肢热
乔某	脑血栓	30 秒	54 分钟	左上下肢热	1 分钟	10 分钟	左腿热	2 分钟	28 分钟	左上下肢热
薛某	脑血栓	15 分钟	52 分钟	右上下肢热	2 分钟	10 分钟	右上肢热	0	0	
郭某	帕金森	2 分钟	48 分钟	右下肢热	2 分钟	20 分钟	右下肢热	8 分钟	17 分钟	双下肢热
薛某	脑血栓	1 分钟	52 分钟	左上下肢麻热	2 分钟	30 分钟	左上下肢热	14 分钟	14 分钟	左上肢发热

4. 观察进针后无针感的病例，再持续捻转 30 分钟后能否出现针感　选脑血管疾病患者 15 例，均为进针后留针 30 分钟无针感出现者，而后再持续捻针 30 分钟，观察针感出现情况，结果 15 例均无针感出现。

体针治疗时一般强调通过捻转提插使之得气的方法，因此常强调行针的手法。

在头针的临床实践中，针刺后即能出现针感，说明进针本身就可以得气。

对进针后出现针感者，分别再采用捻转、提插、手指弹针柄三种手法刺激，说明在进针后能出现针感者，采用不同的手法刺激，多数可以使针感重新出现。

进针后出现针感者，待其消失后，再持续捻转 20~30 分钟，发现在开始捻转后重新出现的针感，均在持续捻转过程中停止。这说明针感持续时间，并不因为持续捻转而继续延长。

对于进针后 30 分钟以内未出现针感的病例，持续捻转 30 分钟，无一例出现针感。说明行针对针感的影响只存在于进针后有针感的病例中，而不存在于无针感的病例之中。

第四节　针刺热感者的体温变化

一、观察针刺出现热感的病例在发热局部温度的变化

在头针治疗时出现针感者，80% 以上的病例有热感。为了观察在针刺时主观有热感的病例，是否在发热的部位温度也升高。1974 年 8 月选取 16 个病例用半导体温度计测试针刺前、针刺过程中及针刺后机体发热部位的温度变化。

针刺时出现热感者 7 例。在发热的部位，同时均有温度升高，最高者增加 2.4℃。针刺时出现抽麻等反应者 4 例，仅有 1 例升高 1.6℃，2 例无变化，1 例微偏低。观察 5 例针刺后无针感者，在针刺中均无温度变化，见表 4 - 5。

表 4 - 5　针刺前后出现不同针感时机体温度变化

针刺时患肢出现热感			针刺时患肢出现麻抽感			针刺时患肢无感觉		
编号	针刺前	针刺中	针刺后	编号	针刺前	针刺中	针刺后	编号	针刺前	针刺中	针刺后
1	4.3	5.0	4.0	3	3.0	3.0	3.0	8	4.0	4.0	4.0
2	3.0	4.0	3.0	4	3.0	2.8	2.2	9	4.0	4.0	4.0
5	3.0	5.4	4.2	6	2.4	3.2	2.0	10	4.6	4.6	4.6
11	5.2	5.6	6.0	7	4.6	6.0	4.6	15	5.0	5.0	5.0
12	3.8	4.8						16	4.6	4.6	4.6
13	3.6	5.1	4.0								
14	4.2	5.3	5.0								

注：温度系机体 - 部位和室温差度数。

【典型病例】

彭某，男，34 岁，黑龙江省克东县民政科。

脑血栓形成右侧轻瘫及麻木 7 个月，1974 年 12 月 3 日来诊。头针治疗后基本痊愈。在针刺左运动区及感觉区上 3/5 时，右手心常发热。

1974 年 12 月 24 日针刺时，右手心又有热感。在针前后用半导体温度机测试温度差。①针前双手心为 6.8℃。②针刺时右手心发热，此时右手心变成 8.8℃，左手心仍为 6.8℃。③起针后 1 小时，自觉右手心发热消退，再测右手心已变成 4.5℃，左手心为 5℃。

例 2. 白某，男，34 岁。

右侧偏瘫 1 年余，于 1974 年 8 月 5 日头针治疗前后观察温度的变化。

针前右足心 3.6℃。针刺左侧足运感区：①留针 12 分钟，患者觉右足心微热，此时右足心 4.6℃。②留针 35 分钟时，右足心 4.6℃仍发热。③留针 48 分钟，患者觉右腿也发热，此时，已变成了 5.1℃。④留针 1 小时半，患者觉右脚心热感消失，此时测温度，又变成了 4.4℃。留针 2 小时，右下肢热感已基本消退，此时，温度变成了 4℃。

二、观察针刺后全身出现热感者体温的变化

个别病例，在埋针的过程中出现全身性发热，这时体温可有明显的升高，待起针后，除本人感觉热消退外，体温也恢复正常。

【典型病例】

蔡某，男，37 岁。

头痛近两年，常局限在两颞侧，有时在前额或后枕部，痛时伴有烦躁，视力逐步下降，左 0.4、右 0.5，头针治疗后，头痛有所好转。

查体：伸舌偏右，视盘无水肿。

针刺后采用埋针法，持续 8 小时后，患者感全身发热，似感冒，这时测体温 38℃（腋

下），当时，患者害怕，让起针。起针 10 分钟后体温恢复正常。先后针刺 4 次，均出现同类现象。每次发热后全身出汗。

按语：本组观察到，针刺时出现全身性与局部发热的同时，伴有体温或某一部位的温度升高。发热感消退后，温度也随之恢复正常。这一现象说明，针刺时患者主观有热感者，机体及局部的温度也常有升高。

头针除运用针刺外，在头针刺激区也可运用其他刺激方法治疗疾病。

1. 刺激区注射药物治疗　在运动区、言语 1、2、3 区、精神情感区等，注射乙酰谷酰胺 250mg 及呋喃硫胺 20mg（共 7mL），分别将其注射在头皮下，并在 6 小时后热敷，以助药液吸收，每日或隔日 1 次，治疗脑发育不全 50 例，其中获得显著疗效者 37 例，显效率占 74.0%；有效 7 例，有效率占 14.0%；总有效率为 88.0%。证明在刺激区注射药物治疗脑源性病症是有效的。

2. 刺激区按摩治疗　按摩双侧生殖区、肠区等治疗功能性子宫出血、子宫脱垂、月经不调、痛经、神经系统疾病患者 136 例，痊愈 88 例，占 64.7%；有效 46 例，占 33.9%；无效 2 例，占 1.4%。并提出按摩时在刺激区内找痛敏区和反应物，在其范围内按压效果更佳。

第五章　临床经验

第一节　神经系统疾病

一、脑血管疾病

脑血管疾病是危害人类健康和生命的常见病。针刺运动区、足运感区、感觉区等，获得显著疗效和基本痊愈的病例，约占70%。同时还有见效快、经济、简便、安全之优点。因此头针应是治疗脑血管疾病的最佳方法之一。

脑血管疾病属于多发病，除了有很高的死亡率以外，生存者常遗留瘫痪等，是一个严重危害人类健康的疾病。

脑血管疾病的防治，我国已有悠久的历史和丰富的经验。早在春秋战国时期《黄帝内经》就有用中药和针灸治疗脑血管疾病的方法。目前在西医方面，也有多种药物及方法治疗脑血管疾病。

据统计，采用中药、西药、针灸（传统）等治疗，仅有1/3～1/4患者能获基本痊愈或生活自理。由此可见，积极防治脑血管疾病对于人类健康有重要意义。

头针治疗脑血管疾病已近50年的历史，从1970年头针开始运用到临床时即用来治疗脑血管疾病。以后在中国城乡医疗机构中，头针成了治疗脑血管疾病的常用方法之一。1990年收集到国内外医学杂志和会议交流的466篇头针论文，除论文之间病例重复、统计标准不统一，以及没有疗效分析的论文不能统计外，能统计的32332例患者中，脑血管疾病就有20923例，占总数的64.71%。20923例脑血管疾病中，基本治愈者7637例，占36.50%；显效者7117例，占34.01%；有效者5196例，占24.83%。

从统计的32332例患者中，采用头针治疗的有64.71%是脑血管疾病，说明应用头针治疗脑血管疾病最多。在20923例脑血管疾病患者中，总有效者19950例，总有效率为95.34%，证明头针是脑血管疾病有效的治疗方法。统计疗效中发现，除基本治愈率达36.50%以外，还有34.01%的病例可获得显著疗效，据此证明头针治疗脑血管疾病显效率高。除此之外，很多篇论文中都强调了头针对脑血管疾病有见效快之优点。普遍认为，头针经济、简便、安全。据此证明头针是治疗脑血管疾病的最佳方法之一。

（一）脑血栓形成（脑梗死）

脑血管壁发生病理改变是脑血栓形成的重要条件之一，以动脉粥样硬化多见，其他如血液凝固性增加及血流减慢也是形成的原因。多数患者发病缓慢，也有急骤者。部分患者有前驱症状，如头痛、头晕等。由于血栓形成的部位不同，临床症状各异。如：大脑中动脉皮层支血栓形成，出现对侧偏瘫，多为上肢较重或完全偏瘫；下肢先开始恢复，或仅下肢恢复，上肢仍有完全或不全瘫痪。大脑前动脉血栓形成，出现对侧下肢瘫痪，或对侧偏瘫以下肢为重，或完全偏瘫后上肢先开始恢复，或上肢恢复后留有下肢不全瘫痪。大脑中动脉皮层支血栓形成，因血栓的分支不同，也可出现不同的临床症状，如失语、感觉异常、失用等。多数无意识障碍。

另外，血栓形成后出现的临床症状和体征的严重程度，与血栓形成动脉的大小及程度不成比例。如颈内动脉起始部完全闭塞后，临床症状及体征可以很轻，或仅有手的部分功能障碍；而大脑中动脉的皮层支血栓形成后，可出现上肢完全瘫痪。这一现象可能和侧支循环代偿功能有关。个别人瘫痪明显，而颈动脉造影发现不了未充盈的血管。

1. 选区　选体征对侧运动区、感觉区、足运感区等。

2. 治疗　经确诊，待病情稳定后，应早期治疗。疗效与病程有明显关系。病程短者效果相对较好，少数病程较长者也有一定的进步。

3. 疗效　血栓的部位和疗效有一定关系，大脑中动脉和前动脉的分支血栓形成疗效较好，深支或大动脉干血栓形成疗效较差。

另外，疗效和皮层功能及侧支循环代偿功能有一定关系。

有些病例的前驱症状持续时间较长，如能早期发现，及时治疗，可能对预防疾病的恶化有一定作用。

在466篇论文组中，脑血管疾病患者20923例，其中脑血栓形成患者6663例，仅占脑血管疾病总数的31.85%。这是因为明确诊断者仅6663例，在没有明确诊断的12项体征组中，还有很多是脑血栓形成的病例，目前只能根据明确诊断的6663例来分析。

在6663例中，基本治愈者2524例，占37.88%；显著效果者2145例，占32.19%；好转者1733例，占26.00%；无效者259例，占3.80%；恶化者2例，占0.03%。这证明头针对脑血栓形成有较好的治疗效果。

与疗效有关的因素：

（1）病程与疗效：在1971年（13.14）［括号内数字为466篇论文的序号］发现头针治疗脑血栓形成的疗效与病程有明显关系，即病程短者疗效相对较好。观察500例脑血栓形成的疗效与病程的关系，将3个月以内的304例分成一组，3个月以上的196例分成另一组。3个月以内的304例中基本治愈的145例，占47.80%；3个月以上的196例中基本治愈45例，占23.00%。经统计学处理，对两组基本治愈率进行了比较，$t = 4.147$，$P < 0.001$，差异非常显著。说明病程短者比病程长者基本治愈率相对较高。在广泛的临床实践中，很多人都有这方面的体会。

如崔氏（347）等体会到运用头针治疗脑血管疾病，"特别是脑血栓形成的患者，接受头针治疗越早，效果越好，治愈率就越高"。

有些人对病程短疗效好的原因进行了探讨，如靳氏（328）对20例脑血栓患者，在

2～12 小时内实行头针治疗，取得满意疗效。他认为脑血栓形成后，脑血管周围的细胞处于缺血和缺氧状态，脑细胞尚未坏死，细胞的活性处于可逆状态，这时予以针刺头部运动区，则能使病灶周围的脑血管扩张，加速侧支循环的建立，改善脑细胞的营养状态，促进脑组织的功能恢复，是疗效显著的原因。

（2）血栓的部位与疗效：1971 年（13.14）发现头针治疗脑血栓形成的疗效与血栓的部位有明显关系，即皮层支血栓形成比深支或大动脉干血栓形成疗效相对较好。这在广泛的实践中得到了证明。如大连铁路医院（158）用头针治疗脑血栓形成 91 例，其中发生在大脑中动脉皮层支者共 68 例，治愈 45 例，占 66.17%；显效 15 例，占 22.10%；好转 1 例，无效 1 例。而发生在中动脉深支者 23 例，治愈 7 例，占 30.43%；显效 7 例，占 30.43%；有效 8 例，占 34.78%；无效 1 例。这说明病变在皮层支者疗效明显好于深支者。

靳氏（328）发现血栓形成的部位与疗效有明显关系，即血栓形成的部位愈近于皮质表面，则疗效愈显著。他先后选择了 20 例患者，临床以单瘫为主，并经 CT 扫描证实是皮层支血栓形成。发病时间在 2～12 小时之间，选病灶侧运动区，快速刺入及捻转。痊愈 9 例，占 45.00%；显效 10 例，占 50.00%；有效 1 例，占 5%。疗效之所以好的原因，是大脑皮层距离头皮较近，针刺运动区反射性影响大脑皮层表面的血管，改善脑动脉的弹性，使其紧张度降低，血管扩张，血流量增加，促进脑部的血液循环，提高脑组织的氧分压，改善病灶周围细胞的营养，促进脑组织的修复。

（3）肢体瘫痪的程度与疗效：1971 年（13.14）观察到头针治疗脑血栓形成肢体瘫痪的程度与疗效有密切关系，即不全瘫痪者较完全瘫痪者疗效相对较好。经广泛的临床实践，进一步证明了上述论点。如唐山钢厂医院（92）体会到，头针治疗脑血栓形成的患者效果较好，轻症的患者疗效更显著。

山东医学院附属中医院（52）观察了脑血栓形成引起肢体瘫痪的程度与基本治愈率的关系。共观察 70 例患者，其中上肢瘫痪者 65 例，下肢瘫痪者 67 例。上肢瘫痪 65 例，基本治愈者 12 例，占 18.5%；其中，轻度瘫痪者 17 例，基本治愈 10 例，占 58.8%；中度瘫痪者 25 例，基本治愈 2 例，占 8%；重度瘫痪者 23 例，无 1 例基本治愈。下肢瘫痪者 67 例，基本治愈 17 例，占 25.4%。其中，轻度瘫痪者 33 例，基本治愈 14 例，占 42.3%；中度瘫痪者 14 例，无 1 例治愈；重度瘫痪者 20 例，基本治愈 3 例，占 15.4%。分别经统计学处理，上、下肢轻瘫者比中度和重度瘫痪者有非常显著的差别，证明肢体瘫痪程度轻者，基本治愈率相对较高。

（4）头针与见效时间：头针（13.14）治疗脑血栓形成见效快，部分病例有立竿见影的效果，在临床实践中，很多人都证明了这一点。如海南人民医院（102）应用头针治疗脑血栓形成 20 例，其中基本治愈 10 例，占 50%；显效 8 例，占 40%；有效 2 例，占 10%。其中基本治愈和显效者 18 例，占 90%。本组病历疗效好，而且有见效快之特点。20 例中有 11 例在第一次头针治疗后即收到显著效果，这说明头针对脑血栓的治疗有相等的价值，可作为一种重要的治疗手段，应用于临床。

【典型病例】

例1. 右侧偏瘫

尹某，女，50岁，山西省稷山县城关人。

主诉：右侧偏瘫40天。

病史：患者1970年11月30日晨起后，发现右侧肢体活动障碍，右手不能持物，右下肢不能立行，先后用中西药治疗无进步，于1971年1月12日来诊。

查体：神志清楚，言语正常，右上肢能微抬，右手屈伸困难；右下肢能微抬，屈伸困难，不能立行。深反射亢进。病理征阴性。心脏三尖瓣区有三级以上收缩期杂音。血 KT（+++）。

诊断：梅毒性脑动脉内膜炎并血栓形成右侧偏瘫。

选区：左侧运动区上3/5。

疗效：进针后捻1次针，患者感到右侧上下肢有一股热流达手指及足趾。捻针3分钟后，热流增强，病肢舒畅。起针后右上肢能抬高正常，下肢能活动在正常范围，而且能独自行走。

例2. 进行性加重型脑血栓形成，右侧不全偏瘫及失语

王某，男，63岁，山西省运城市东郭乡东郭大队第4队人。

主诉：右侧偏瘫3天。

病史：患者于3天前午睡起后感右手麻木，很快活动受限，到下午即不会写字、不能打算盘。经两天对症治疗，不仅无进步，反而逐渐加重，于1978年9月11日来诊。

查体：神志清楚，咬字不真，伸舌偏右。右上肢能抬平肩，右手能伸100°，屈指时食指距掌心2cm，拇、食二指不能捏合。右手握力9kg（左手握力30kg），右手持笔困难，写字时，右拇、食、中指将笔夹住，写时手腕不会动，仅靠肘关节来回活动使笔在纸上移动，因此写的字不成样子，见图5-1。

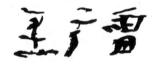

图5-1 治疗前写的字样

肱二头肌反射亢进，霍夫曼征阴性。右下肢力弱，偏瘫步态。血压正常。

诊断：脑动脉硬化并左侧大脑中动脉血栓形成，右侧不全瘫痪及不全运动性失语。

选区：选左侧运动区及足运感区，每天1次。

疗效：第1次针刺后，不仅控制了病情的发展，而且体征有明显好转。右手立刻能伸屈正常，握力变成16kg。右手拇、食二指可以捏合，右上肢抬至160°。说话咬字真。第5次针后基本恢复正常，右上肢抬高正常，手伸屈灵活，拇、食二指捏合有力，右手握力20kg。右手写字时，不仅有正确的持笔姿势，而且能用正确的写字方法写出比较好的字，见图5-2。第6次针后说话咬字真，右上肢肌力正常，右握力30kg。右下肢肌力正常。

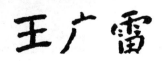

图5-2 针5次后写的字样

例 3. 脑血栓形成后遗右侧不全偏瘫

刘某，女，57 岁，山西省运城市后仓巷人。

主诉：右侧偏瘫 1 年半。

病史：患者于 1977 年 2 月 2 日晨起后，发现右上肢不能动，下肢因力弱不能行走，当时有短暂昏迷。后经中西医治疗右侧偏瘫逐渐好转，但仍未痊愈，于 1978 年 9 月 4 日来诊。

查体：神志清楚，说话欠灵活。右鼻唇沟浅，伸舌微偏右。右上肢力弱，右手握力 8kg（左手握力 20kg）。右手能屈正常，伸 160°，手指不能分开，右拇、食指捏合困难，因此持笔不稳，写字时手不由自己支配，见图 5-3。右下肢力弱，扶拐前行时偏瘫步态明显。

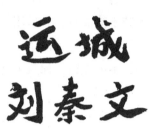

图 5-3 针前写的字

诊断：脑血栓形成后遗右侧不全偏瘫。

选区：左运动区及足运感区，每天 1 次。

疗效：第 1 次针后，右手能伸展正常。第 2 次针后，手指能分开。右下肢有力，能独立行走 100m。第 6 次针后，坐在小凳上能自己起来。第 8 次针后，右手伸屈、五指分开等动作有力、灵活，右手握力 13kg，右手持笔有力，而且写字较前好转，见图 5-4。

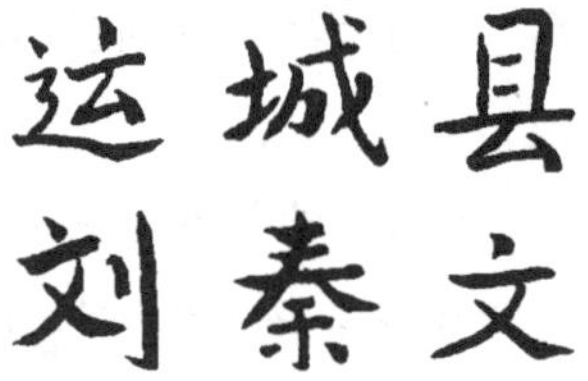

例 4. 脑动脉硬化下肢活动困难

图 5-4 针 8 次后写的字

徐某，男，90 岁，加拿大人。双下肢瘫痪 10 年，经头针治疗后，又能自己站立独立行走。见图 5-5、图 5-6。

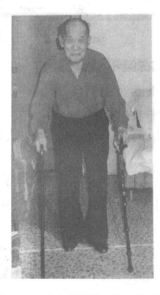

图 5-5 治疗前需扶双拐才能站立

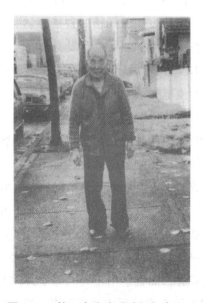

图 5-6 第 8 次治疗后独立行走灵活

例5. 脑血栓形成左侧偏瘫

女，斯里兰卡人，患者左侧偏瘫，头针5次治愈。见图5-7~图5-12。

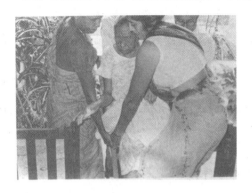

图5-7　二人抬来求诊，治疗前左侧偏瘫

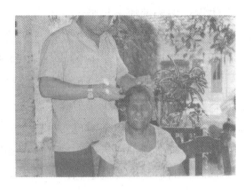

图5-8　头针治疗

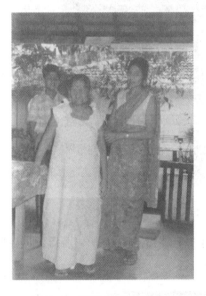

图5-9　首次治疗后能站立

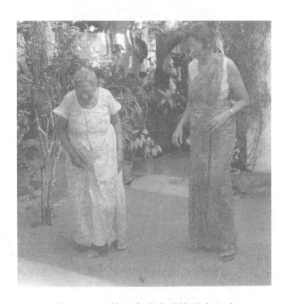

图5-10　第2次治疗后能独步行走

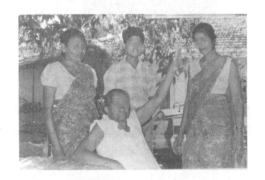

图5-11　第4次治疗后，左上肢抬高正常，左手能伸直

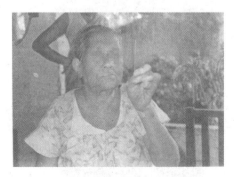

图5-12　第5次治疗后，左手能持针

例6. 脑血栓左侧偏瘫

患者，男，沙特阿拉伯人。

主诉：左侧偏瘫一年半。

病史：患者于1991年10月某日突然出现左侧偏瘫，不伴有昏迷，先后在本国多方治疗，均未见明显疗效，于1993年3月21日来诊。

查体：神志清楚，言语正常。左侧鼻唇沟浅，伸舌偏左。左上肢能抬高平肩，左手半屈状，不能伸展手指，肌张力高，霍夫曼征阳性（左）。左下肢活动障碍，踝关节以下活动受限，行走时偏瘫步态明显。见图5-13。

诊断：脑血栓形成后遗左侧不全偏瘫。

选区：右运动区及足运感区，每天1次。见图5-14。

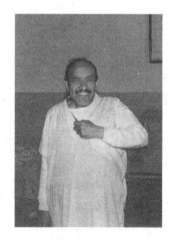

图5-13　治疗前左上肢抬不起，行走困难

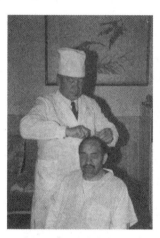

图5-14　头针治疗

疗效：头针治疗数次后即出现疗效。治疗22次后左上肢抬高正常，左手指伸屈正常，左下肢有力，行走时步态灵活。见图5-15，图5-16。

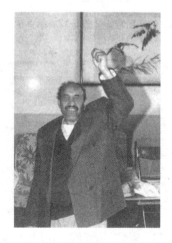

图5-15　治疗22次后，左上肢能抬起

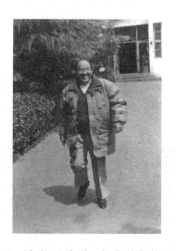

图5-16　治疗22次后，行走时步态灵活有力

例 7. 脑血栓形成右侧偏瘫

患者，男，沙特阿拉伯人。

因患脑血栓形成右侧偏瘫 3 年，于 1992 年 9 月某日前来运城头针研究所治疗。见图 5 － 17，图 5 － 18。

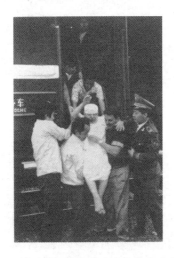

图 5 － 17　患者到运城下火车被多人搀扶

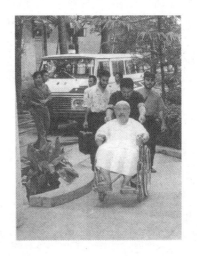

图 5 － 18　下火车后被轮椅推往医院

检查：右下肢活动障碍，膝关节伸屈困难，不能站立和行走。右上肢抬不起，手不能伸直，握力很差。先后用头针治疗 5 次后，患者即能独自站立，右手能伸正常，见图 5 － 19、图 5 － 20。

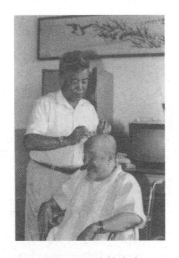

图 5 － 19　头针治疗

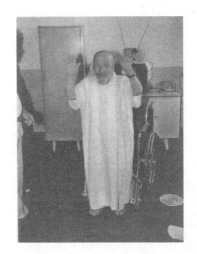

图 5 － 20　第 5 次治疗后，独立站立，
　　　　　　双上肢能抬正常

例 8. 脑血栓形成

患者，女，斯里兰卡人。

因脑血栓形成右侧偏瘫一年半。右上肢抬不起，行走困难。头针治疗 5 次后，右上肢基本活动正常，能独立行走。见图 5 － 21 ～ 图 5 － 24。

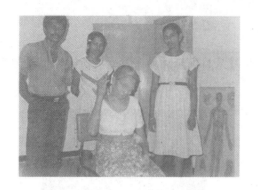

图 5 – 21　治疗前右上肢抬不起来

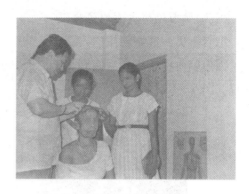

图 5 – 22　头针治疗

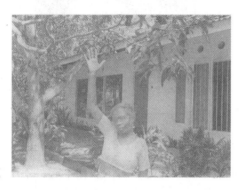

图 5 – 23　第 5 次治疗后，右上肢能抬高

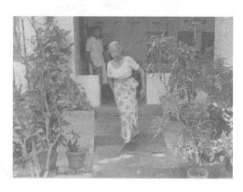

图 5 – 24　第 5 次治疗后能独立行走

例 9. 脑血栓形成右侧偏瘫

患者，男，斯里兰卡人。

因脑血栓形成右侧偏瘫 8 个月。右上肢抬不起，经头针治疗 10 次后，右上肢抬高正常，见图 5 – 25 ~ 图 5 – 27。

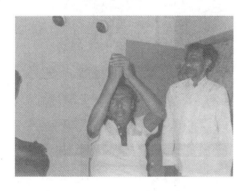

图 5 – 25　右上肢抬不起

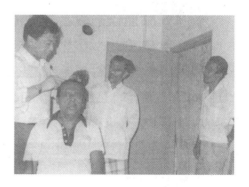

图 5 – 26　头针治疗

例 10. 椎 – 基底动脉血栓形成，四肢活动障碍

患者，男，美国纽约市人。

因患椎 – 基底动脉血栓形成，四肢活动障碍一年半，于 1996 年 7 月求诊。

检查：神志清楚，说话咬字不真。双手力弱，共济运动障碍，对指试验不准，不能扣衣扣等。双下肢不能站立和行走，见图 5 – 28。首次治疗后，患者即能单独站立，见图 5 – 29。每天治疗 1 次，共治 5 次后，患者明显好转，不仅站立较稳，而且能独立行走，见图 5 – 30。

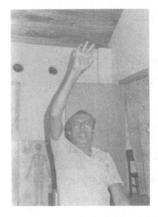

图 5 – 27　治疗 10 次后，右上肢能抬起

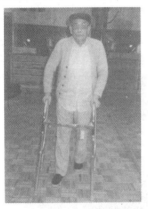

图 5 – 28　扶步行器行走

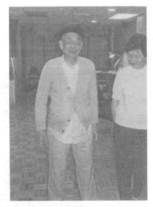

图 5 – 29　第 1 次治疗后能站立

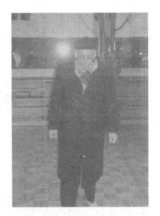

图 5 – 30　治疗 5 次后行走灵活有力

例 11. 脑血栓形成右侧偏瘫

患者，女，埃及人。

因脑血栓形成右侧偏瘫，经头针治疗 8 次后，能独立行走，右上肢能抬高正常，见图 5 – 31、图 5 – 32。

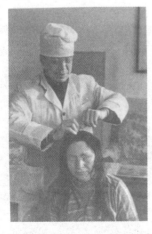

图 5 – 31　右侧偏瘫患者头针治疗

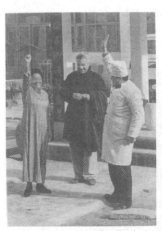

图 5 – 32　头针治疗 8 次后，能独立行走，右上肢可抬高

例 12. 脑血栓形成右侧偏瘫

张某，女，53 岁，山西省运城市盐湖区西张乡西底张村人。

主诉：右侧偏瘫 4 天。

病史：患者于 4 天前凌晨 2—3 点钟无明显原因突然出现抽风。抽搐先从右下肢开始，继而扩展到右上肢。发作时头偏向右侧抽搐。但神志清楚，持续数分钟停止。于 1 小时后再次发作，症状同前，伴口吐白沫、眼球上翻、尿失禁。昏迷（或深睡）约 11 小时后清醒。发现右上肢不能活动（完全），右下肢也活动障碍。在当地治疗无进步，于 1985 年 4 月 9 日来诊（此时正值全国第 50 期头针学习班期间）。

查体：神志清楚，言语正常。伸舌偏右，右侧鼻唇沟变浅。右手指完全瘫痪。右肘关节，腕关节、肩关节不能活动，上肢完全瘫痪（图 5–33）。霍夫曼征阳性（右）。右下肢能抬高 70°，膝关节伸屈正常，右踝关节和脚趾活动困难，行走时右脚尖蹭地，不能下蹲。

临床诊断：脑血栓形成（左侧大脑中动脉），右侧偏瘫。

治疗：选左侧运动区上 3/5 及足运感区，每天 1 次（图 5–34）。

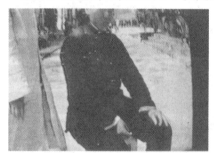
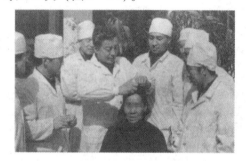

图 5–33　治疗前右手瘫痪　　　　　图 5–34　头针学习班的学员学习给患者治疗

首次进针后，患肢即有松快感。治疗后右前臂能内收，右上肢能抬高平乳房。第 5 次治疗后，患者右下肢恢复正常，行走有力、自如。右上肢能活动在正常范围，右手也能伸屈，但力弱，精细动作仍困难。第 6 次治疗后，右手的精细动作恢复，能持刀切菜、做衣服等（图 5–35，图 5–36）。

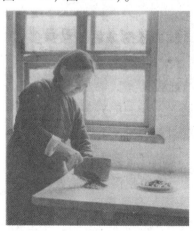
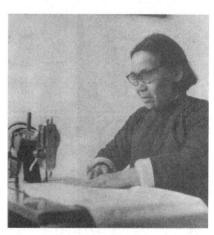

图 5–35　第 6 次治疗后，患者用右手持刀切菜　　　图 5–36　第 6 次治疗后用双手做衣服

按：当时在头针学习班里，学员们目睹了单纯用头针的运动区、足运感区仅6次（天）就完全治愈了患者的右侧偏瘫。大家都感到惊奇，也有的学员提出了远期疗效的问题。为了认真回答学员们的疑虑，2007年5月9日，患者头针治愈22年之后，亲自乘车随访。患者看见我们，一眼就认出了，急忙上前用她那只曾瘫痪过的右手紧紧握住了笔者的手，激动地流出了热泪，她曾右手完全瘫痪，经头针治愈22年后，现在不仅能活动，而且灵活有力。言谈中患者对治病前后的些细节记忆犹新。经详细检查，右上肢抬高正常，手指伸屈灵活有力。双膝关节在4～5年前因患骨质增生，膝关节疼痛，行走不便（图5-37～图5-39）。

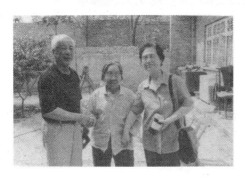

图5-37 2007年5月9日，患者与医生亲切握手

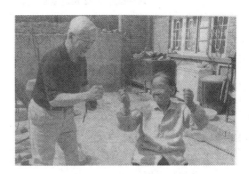

图5-38 患者双手活动灵活有力

例13. 脑血栓形成右上肢瘫痪

樊某，女，80岁。

因患脑血栓形成，右上肢不能抬，右手指完全瘫痪。当日即开始头针治疗。首次治疗后，右上肢即能抬平肩，右手指能微屈。第3次治疗后，右上肢及手指活动正常，并且可以使用筷子。第五次治疗后，右手精细动作完全恢复，能做针线活，见图5-40。

例14. 脑血栓形成右侧偏瘫

贾某，女，山西省稷山县人。

主诉：脑血栓形成4天，2005年8月求治。

患者因冠状动脉供血不足，到西安某医院诊治。

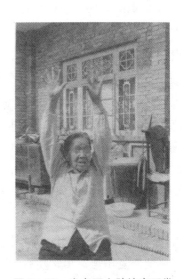

图5-39 患者双上肢抬高正常

行冠状动脉造影确诊冠状动脉病变后放支架治疗。术后24小时发现股动脉穿刺处有明显出血。患者心跳加快，血压下降，经输血等紧急处理，病情稳定。但在第三天早晨患者突然右侧肢体不能活动。用CT急查左侧额、顶、颞区有大片状低密度阴影，证实为脑血栓形成。因病情危急，医院研究治疗方案。受患者家属特邀，前往西安治疗偏瘫。首次治疗后，右侧肢体即有好转。每天治疗1次，共针9次后右侧肢体活动基本正常。

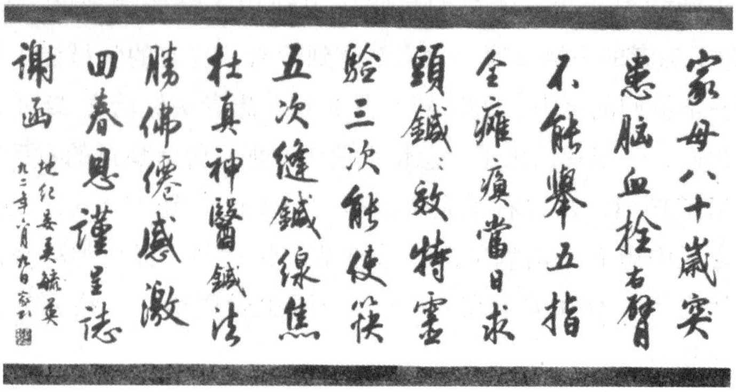

图 5-40 感谢信

（二）脑出血

脑实质内的血管破裂出血称脑出血。

脑出血又称出血性脑卒中或脑溢血。中医称风中脏腑。脑出血是脑血管疾病中较常见的一种，仅次于脑血栓形成。

脑出血以 50 岁左右高血压患者发病最多，多数在高血压与动脉硬化的基础上，血压进一步骤升所致，通常在情绪激动，过度兴奋，过度用力或精神紧张时发病。

1. 脑出血的分类 根据出血部位不同，脑出血可分内囊出血（基底节区）、皮层支出血两种。

内囊出血：急骤起病，昏迷程度较深，持续时间较长，患者常比较危重。可有典型的偏瘫、偏身感觉障碍及偏盲的"三偏"综合征。

皮层支出血：一般发病较急，多数可有昏迷，但是程度较浅，持续时间较短。因出血的部位不同，而瘫痪的肢体和程度也不同。如在大脑中动脉皮层支出血，可出现上肢单瘫或偏瘫后上肢较重。有些也可出现皮层刺激症状，如癫痫发作等。

2. 选区 脑出血选体征对侧运动区、感觉区、足运感区等。

3. 治疗 患者在昏迷期应常规急救治疗。待昏迷清醒，病情稳定后，可开始头针治疗。

头针对脑出血的疗效是可观的。对恢复期和后遗症患者，大约有 20% 可使体征和症状消失，完全恢复正常；30% 左右的患者，可有显著疗效。

4. 疗效 头针的疗效与脑出血的部位有一定关系。一般内囊出血的疗效比较差，部分患者在短时间内看不出效果。仅有少数病例经治疗可获显著进步。

皮层支出血的效果较好，有些患者进步很快。仅针 1 次或几次后就可以独步行走或基本痊愈。

头针治疗脑出血引起的偏瘫、麻木、失语等症的原理是复杂的，其中一条重要原因是通过头针治疗，可使脑内的出血吸收加快，促使体征恢复。

在 466 篇论文组脑血管疾病 20923 例中，只有脑出血 1659 例，占的比例很少，其原因是 1659 例是作者明确诊断的，在 12 项未确诊的体征组中，也有一部分可能是脑出血。

在 1659 例脑出血患者中，基本治愈 397 例，占 23.93%；显著效果的 576 例，占 34.72%；好转的 579 例，占 34.90%；无效的 105 例，占 6.33%；恶化的 1 例，占 0.06%；死亡的 1 例，占 0.06%。这证明头针不仅可以治疗脑出血，而且还有较好的治疗效果。

与疗效有关的因素：

（1）病程与疗效：头针对脑出血的疗效与病程有明显关系。头针问世后即开始应用头针治疗脑出血，并提出在昏迷清醒、病情稳定后，即开始头针治疗（13、14）。以后在 38 年的临床实践中，进一步证明了脑出血患者在病情稳定后，早期采用头针治疗，可获得较满意的疗效。如车氏（471）等强调，对脑出血患者应尽早采用头针治疗，并提出对急性脑出血头针治疗的选择，以临床分析病灶出血静止、生命指征稳定为标准，并提出 6 条适应证及 6 条禁忌证。

（2）出血的部位与疗效：脑出血分内囊出血和皮层支出血。在 1971 年观察到（13、14）头针的疗效与脑出血的部位有关，即内囊出血效果比较差，皮层支出血效果相对较好。皮层支出血的患者有些进步很快，仅针刺一次或几次就可站起来走路或基本治愈。38 年来在广泛临床实践中，进一步证明了上述观点。如：大连铁路医院内科（158）用头针治疗，皮层支出血者 8 例全部治愈；而深支（内囊）出血 66 例中，治愈 14 例（占 21.2%），显效 16 例（占 24.2%），好转 32 例（占 48.5%），无效 4 例（占 6.1%）。这说明皮层支出血比内囊出血疗效好。

（3）头针与见效时间：头针对脑出血中的一些病例见效较快，1971 年 6 月头针治疗一例发病已 24 小时的脑出血患者，当时已从昏迷清醒，右上肢完全偏瘫，右下肢抬高 10cm，脑脊液为血色。针刺左侧运动区及左侧足运感区后，患者立刻能站立及走路。在 38 年临床实践中被很多人证明了这一点，如我国台湾的陈康、刘西太（152）用头针治疗 23 例脑出血，全部恢复健康。其中，对右侧偏瘫、麻木、痛觉、触觉消失了两个月的患者（65 岁），针刺左侧运动区、感觉区，第一次治疗后，患者立刻就能伸屈胳膊、腿，并能站起来走路。第四次治疗后，完全恢复了正常。

【典型病例】

例 1. 脑出血后遗失用症

徐某，男，41 岁，广东花都区人。现在广州市某街道小食堂服务。

患者于 1962 年突然昏倒，不省人事，伴右侧肢体偏瘫。经治疗逐渐好转，遗右侧无力及右手失用。查右侧肢体力弱，但下肢可以走路，上肢可活动在正常范围，握力微差。右手不能解扣子，拿不起钢笔等。1992 年在广州针左侧运用区后，右手马上能解扣子、拿钢笔，而且将五分的硬币放在地上，也能轻松地拾起。

例 2. 脑出血

王某，男，54 岁，山西省稷山县西社乡东庄村。

患者于 1971 年春天，在劳动时突然昏倒，不省人事一天来诊。昏迷 24 小时开始清醒。检查神志清楚，运动性失语，右上肢全瘫，右下肢抬高10cm。脑脊液血色。

针刺左侧运动区。第1次后，右下肢可以抬高、伸屈正常，且能站立20秒。第二次针后，下肢力大，能自己走4m远。针29次后走路基本正常，上肢基本活动在正常范围，言语基本恢复。出院后随访两个月，患者能从事一般体力劳动。

例3. 脑出血后右侧偏瘫伴颅压升高

李某，女，34岁，山西省万荣县坑西村人。

主诉：右侧偏瘫19天。

病史：患者平时易头痛、恶心。于1979年4月1日晨起叠被子时，突然感到脑子迷糊，约20分钟后完全昏迷，持续1小时后清醒，发现右侧肢体完全偏瘫。5天后入院。腰穿颅压320mmH$_2$O，脑脊液黄色。镜检红细胞785个/mm^3。先后静脉点滴低分子右旋糖酐17次无进步，于1979年4月19日就诊。

查体：神志清楚，言语正常，脑神经正常。右手伸屈正常，握力4kg（左手握力34kg），霍夫曼征阴性。右上肢抬高平剑突，右下肢完全瘫痪。肌张力升高，膝反射亢进，巴宾斯基征阴性。右半身温痛及皮层感觉均正常。心律齐，每分钟70次，各瓣膜无杂音。肺部无啰音。血压100/70mmHg。

眼底：双侧视盘充血。边界模糊不清，呈放射状，左侧较著，高出视网膜3~4D。静脉扩张迂曲，动脉尚正常，A：V＝1：2，未见动静脉交叉压迫现象，无出血及渗出，黄斑中心反射区清晰可见。

左侧颈动脉造影：颈内动脉、大脑中动脉、大脑前动脉显影良好。

肌电图检查：用丹麦4导肌电图仪，选同芯针电极，时基20毫秒，电压500μV，分别测双侧屈指浅肌、三角肌、股内肌、胫前肌。导联左侧为①，右侧为②。

双侧屈指浅肌运动点：双手用力屈时，左侧峰值高达3000μV，右侧仅为2500μV（图5-41）。

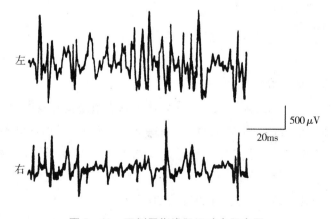

图5-41 双侧屈指浅肌运动点肌电图

双侧三角肌运动点：双上肢外展时，左侧峰值达 3200μV，右侧峰值仅为 150μV（图 5 -42）。

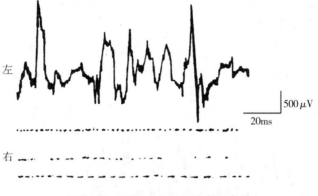

图 5 - 42　双侧三角肌运动点肌电图

双侧股内肌运动点：双膝关节用力伸直时，左侧峰值 3200μV，右侧无肌电发放（图 5 -43）。

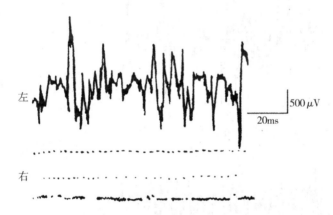

图 5 - 43　双侧股内肌运动点肌电图

双侧胫前肌运动点：双脚用力背屈，左侧峰值高达 2700μV，右侧无肌电发放（图 5 -44）。

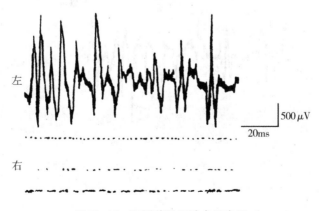

图 5 - 44　双侧前肌运动点肌电图

选区：左侧运动区上 3/5 及足运感区，每天 1 次。

疗效观察：针 6 次后明显好转，右上肢抬高正常，右手握力 26kg，右下肢能活动在正常范围，能独步行走 4～5 步。针 15 次后，右手肌力恢复正常，握力 32kg。右下肢各关节均能活动，但踝关节及脚趾肌力仍差。

肌电复查：（条件同上）右屈指浅肌运动点峰值高达 3200μV；右侧三角肌峰值 3000μV，右股内肌峰值达 2800μV；右胫前肌峰值达 2600μV（仅运动神经元少）。见图 5－45～图 5－48。

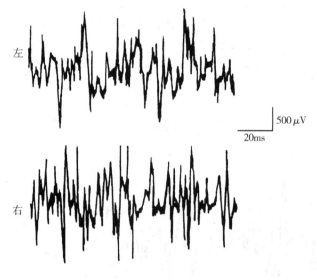

图 5－45　肌电图复查（双侧屈脂浅肌）

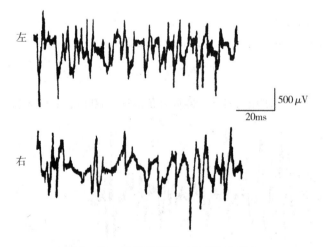

图 5－46　肌电图复查（双侧三角肌）

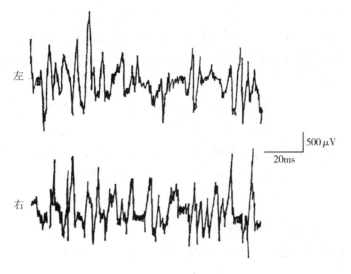

图 5 - 47　肌电图复查（双侧股内股）

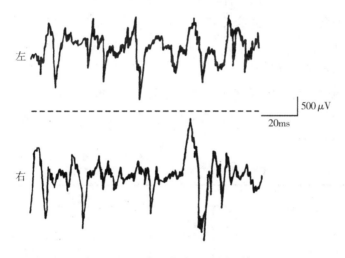

图 5 - 48　肌电图复查（双侧胫前肌）

此时右侧视盘边缘清楚，左侧仍不清，高出 2D。腰穿颅压 230mmH$_2$O，脑脊液无色透明，镜检无红细胞，蛋白 10mg%。

（三）脑栓塞

脑栓塞是异常物体（固体、液体、气体）沿血液循环进入脑动脉或供应脑的颈部动脉，造成血流阻塞而产生的脑梗死。风湿性心脏病伴二尖瓣狭窄者易发生脑栓塞。发病年龄以中青年居多。起病急骤，大多无任何前驱症状。起病后常于数秒钟或很短时间内症状发展到高峰。个别患者可在数天内呈阶梯式进行性恶化。栓塞多发生在脑底动脉环前半部的分布区，因而临床为面瘫、上肢单瘫、偏瘫、失语、局灶性抽风等颈内动脉系统病变的表现。

1. 选区　选取体征对侧运动区、感觉区、足运感区等。

2. 治疗 心功能不全患者应对症处理，待病情稳定后，再头针治疗。

3. 疗效 头针治疗脑栓塞，其疗效比脑血栓形成较差，约有 1/3 患者可获基本痊愈，1/3 患者获显著进步。部分患者治疗 5~8 次后才能出现疗效，少数病例治疗 1 次后即可出现明显疗效。疗效与栓塞部位和病程有关。病程短者基本治愈率相对较高。

在 466 篇论文组中，明确诊断为脑栓塞的仅有少部分，多数病例统计在其他体征中（如中风、偏瘫、失语等）。在 466 篇论文组中，其中有 33 篇论文观察了脑栓塞的疗效。总病例为 304 例，其中基本治愈 90 例，占 29.60%；显著效果 85 例，占 27.96%；有效 94 例，占 30.92%；无效 33 例，占 10.85%；死亡 2 例，占 0.65%。

【典型病例】

曲某，男，46 岁，山西省稷山县人。

主诉：右侧偏瘫两天来诊。下午感右手发麻，很快右侧瘫痪。当时无昏迷，大小便正常，言语清晰。

检查：神志清楚，言语正常，右侧鼻唇沟浅，伸舌偏右。右上下肢完全瘫痪。曾患风湿性心脏病二尖瓣狭窄，施行过手术。

诊断：脑栓塞。

选区：左侧运动区，每天 1 次。

疗效：头针 60 次后，患者右侧肢体恢复正常，右手握力 30kg，生活能自理。

按语：466 篇论文组中，多数病例没有明确诊断，仅为中风、脑血管意外、偏瘫、脑源性瘫等，详见表 5-1。

表 5-1　头针治疗脑血管疾病统计表

病名	总例数	疗效					
		治愈	显效	有效	无效	恶化	死亡
脑血栓形成	6663	2524	2145	1733	259	2	0
脑栓塞	150	54	42	39	13	0	2
脑出血	1659	397	576	579	105	0	1
偏瘫	4100	1649	1581	718	152	0	0
脑源性（偏）瘫	3526	1318	977	1037	194	0	0
中风	1095	230	504	314	47	0	0
脑血管意外	2405	931	800	535	139	0	0
顶颞线治偏瘫	106	18	63	23	2	0	0
透头穴治中风	238	56	130	40	12	0	0
脑供应不足	311	142	126	42	1	0	0
脑脉管炎	66	47	14	3	2	0	0
脑血管痉挛	95	58	28	4	5	0	0
脑动脉硬化	47	7	11	26	3	0	0

病名	总例数	疗效					
		治愈	显效	有效	无效	恶化	死亡
脑软化	4	0	2	2	0	0	0
脑血管病精神障碍	101	27	27	30	17	0	0
肢体感觉异常	129	31	44	49	5	0	0
失语	151	108	19	15	9	0	0
球麻痹	51	31	16	4	0	0	0
假性球麻痹	26	9	12	3	2	0	0
总计	20923	7637	7117	5196	967	3	3

从表 5-1 中可知,"中风""脑血管意外""偏瘫""脑源性(偏)瘫"等,运用头针治疗后,疗效仍然是显著的。

另外,针刺顶颞前斜线,各透头穴治疗中风组,都获得了与针刺运动区等刺激区基本一致的治疗效果,进一步证明了头针的运动区等刺激区对脑血管疾病有良好的效果,不管是顶颞前斜线还是透头穴,实际上刺的都是运动区等刺激区。

顶颞前斜线治中风偏瘫。

顶颞前斜线是头针标准化方案的一条线,即是前顶穴至悬厘穴连线。

刘氏(355)运用顶颞前斜线治疗中风偏瘫 106 例,取得满意效果。106 例中分缺血性和出血性两种疾病。缺血性 79 例,其中治愈 17 例,占 21.52%;显效 49 例,占 62.03%;进步 13 例,占 16.46%,出血性 27 例,其中治愈 1 例,占 3.70%;显效 14 例,占 51.85%;进步 10 例,占 37.04%;无效 2 例,占 7.40%。

他在体会中写道:"它是在传统的针刺疗法的基础上与现代医学大脑皮层的功能定位理论结合起来,在头皮相应的投射区进行针刺治疗的一种新方法。"并认为:"在治疗过程中,术者必须掌握针刺选区。"他还体会到,对"病在左取之右,病在右取之左"原理的临床验证,是根据《灵枢·经筋》"足少阳之筋……上额角,交巅上……上过右角,并跷脉而行,左络于右,故伤左角,右足不用,命曰维筋相交"的论述。此理论与大脑皮层对侧肢体交叉支配的生理功能相吻合。参照上述理论,取穴以患肢对侧顶颞前斜线为主。顶颞前斜线,全线分三等份:上 1/3 治疗对侧下肢功能障碍;中 1/3 治疗对侧上肢功能障碍;下 1/3 治疗对侧面部疾患,如中枢性面瘫,运动性失语。

(四)球麻痹(延髓性麻痹)

脑部病损时,可有延髓损害,出现语言障碍、吞咽困难等。困延髓的形状似球型,所以也称球麻痹。

1. 分类 根据病损的部位及临床所见,球麻痹可分两种:

(1)真性球麻痹:病变在延髓,多为一侧损害,常见于椎-基底动脉血栓形成或供血不足。发病时有构音困难、吞咽障碍、咽反射消失等。大脑皮层功能障碍不明显。

（2）假性球麻痹：病变在层质延髓束，为两侧损害。常见于颈内动脉系统血栓形成。有两次以上脑血栓形成的病史，而且分别在不同侧。出现语言困难、吞咽障碍、呛食、流涎、软腭运动受限，咽反射保存，掌颌反射和吸吮反射阳性；大脑皮层功能障碍明显，可出现强哭、强笑。

2. 治疗 真性球麻痹和假性球麻痹，运用头针治疗时，选区不一样。

（1）真性球麻痹：因病变在延髓，常选双侧平衡区为主，配制狂区。

（2）假性球麻痹：因病变在大脑皮层或皮层下，损害皮质延髓束，常选双侧运动区下2/5，可配双侧平衡区及其他区。

3. 疗效 466篇论文组中，报道用头针治疗"球麻痹"的有3篇文章（167、199、204）。共观察51例，其中基本治愈31例，占60.78%；显效16例，占31.37%；有效4例，占7.84%。

在466篇论文组中，脑血管疾病20923例，其中明确诊断为脑血栓形成、脑栓塞、脑出血8472例，仅占20923例的40.49%。有59.51%病例没有明确诊断。在未明确诊断的8项中偏瘫、脑源性（偏）瘫、中风、脑血管意外共11126例，占总数的53.17%。见表5-2、表5-3、图5-49。

表5-2　466篇论文组中血栓、栓塞、出血疗效统计表

病名	总例数	基本治愈		显效		有效		无效		恶化		死亡	
		数	%	数	%	数	%	数	%	数	%	数	%
脑血栓	6663	2524	37.88	2145	32.19	1733	26.00	259	3.88	2	0.3	0	0
脑栓塞	150	54	36.00	42	28.00	39	25.23	13	6.33	0	0	2	1.3
脑出血	1659	397	23.93	576	34.71	579	34.90	105	6.32	1	0.06	1	0.06
总计	8472	2975	35.11	2763	32.61	2351	27.75	377	4.44	3	0.03	3	0.03

表5-3　466篇论文组中偏瘫、脑源性瘫、中风、脑血管意外统计表

病名	总例数	基本治愈		显效		有效		无效	
		数	%	数	%	数	%	数	%
偏瘫	4100	1649	40.21	1581	38.56	718	17.51	152	3.70
脑源性瘫	3526	1318	37.37	977	27.70	1037	29.41	194	5.50
中风	1095	230	21.00	504	46.02	314	28.67	47	4.29
脑血管意外	2405	931	38.71	800	33.26	535	22.24	139	5.77
总计	11126	4128	37.10	3862	34.71	2604	23.40	532	4.78

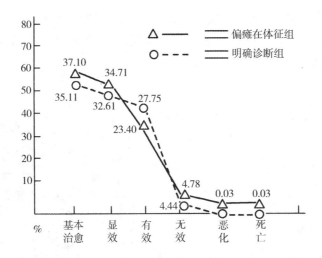

图 5 - 49 体征组与明确诊断组疗效曲线图

从表 5 - 2、表 5 - 3 中可知，明确诊断组 8472 例，其中基本治愈 2975 例，占 35.44%；显效 2763 例，占 32.61%；有效 2351 例，占 27.75%；无效 377 例，占 4.44%；恶化 3 例，占 0.03%；死亡 3 例，占 0.03%。未明确诊断及体征组 11126 例，其中基本治愈 4128 例，占 37.10%；显效 3862 例，占 34.71%；有效 2604 例，占 23.40%，无效 532 例，占 4.78%。分析对比，两组基本治愈率和有效率无明显差异。

上述资料说明，对于脑血管疾病来说，不管临床上能否明确诊断，只要能明确体征，采用头针治疗都能收到良好效果。这一点对于在农村及基层医疗单位运用头针治疗脑血管疾病非常重要。

二、颅脑损伤

颅脑损伤是一种常见的外伤，约占全身各部位损伤总数的 20%。

临床上分开放性和闭合性颅脑损伤。开放性颅脑损伤系指头皮、颅骨、硬脑膜都破裂，软脑膜和脑组织与外界直接或间接相通。如果头皮、颅骨、硬脑膜三者中，至少有一种是完整的，脑与外界不相沟通，这种损伤称为闭合性颅脑损伤。

外界暴力造成脑的器质性损伤称脑挫裂伤。脑挫裂伤在受伤的当时多出现昏迷，小儿可无昏迷。可出现不同程度的局限性体征，如偏瘫、麻木、失语等。脑挫裂伤为脑器质性损伤，现代医学认为这种损伤是不可恢复的。

1. 选区 根据体征分别选对侧运动区、感觉区、足运感区等。

2. 治疗 急性期应行外科抢救，待病情稳定，神志清醒后，可行头针治疗偏瘫、麻木、失语等症。根据西医学脑细胞不可再生的理论，针刺头部对脑挫裂伤（部分脑细胞坏死）引起的偏瘫、麻木、失语等症，就应无明显治疗作用。但是，头针的运动区、感觉区等，经实践证明，对脑挫裂伤引起的偏瘫、麻木、失语等，不仅有效，而且见效快，基本治愈率相对较高。特别是对小儿脑挫裂伤引起的偏瘫，疗效尤其独特。

3. 疗效 在 466 篇论文组中，有 35 篇论文论述了头针治疗颅脑损伤患者 540 例，其中基本痊愈 199 例，占 36.85%；显著效果 129 例，占 23.88%；有效 177 例，占 32.77；无效 35 例，占 6.48%。

【典型病例】

例 1. 脑挫裂伤、右侧偏瘫、运动性失语

孔某，男，24 岁，山西省河津市南午芹村人。

主诉：头颅外伤 11 天。

于 11 天前左额颞部受伤，当即昏迷，抢救 7 天后清醒，见图 5-50。

伤后 11 天检查：神志清楚，问话时能理解其意，但不能用语言表达。右侧鼻唇沟浅。右上肢全瘫，右霍夫曼征阳性。右下肢伸屈正常，抬高 80°，不能站立。左侧肢体活动正常。

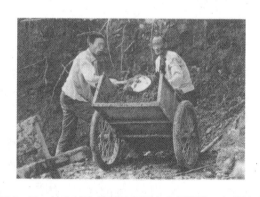

图 5-50 脑损伤后抢救

选区：左侧运动区及足运感区，每天针 1 次。

疗效：共针 19 次，痊愈出院。

1972 年 7 月到 2006 年 3 月随访，患者一直很健康，精神及智力正常，说话流利，无头痛、头晕现象，四肢活动灵活，肌力正常，经常参加重体力劳动，见图 5-51、图 5-52。

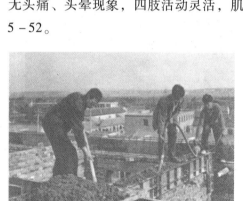

图 5-51 1985 年随访非常健康，一切正常   图 5-52 被头针治愈后于 1991 年 3 月随访，仍很健康

例 2. 脑挫裂伤左（右）侧偏瘫

裴某，男，10 个月，山西省河津市小梁乡塞上村人。

主诉：颅脑损伤左侧肢体不能活动 3 天。

病史：患儿于 1983 年 6 月 29 日头部着地摔伤，当即昏迷约半小时后清醒，发现其左侧肢体完全不能活动，于 1983 年 7 月 1 日来诊。

查体：神志清楚，左侧鼻唇沟浅，患儿在主动运动时如持物等，总是右手伸展抓物，

而左上肢和手一点也不动。在哭闹时，仅右侧肢体乱动，而左侧肢体一点也不动，见图5－53、图5－54。上述现象证明患儿左侧肢体完全瘫痪。

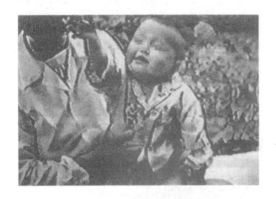

图5－53　左侧上肢不能动

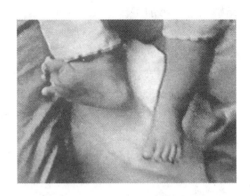

图5－54　左下肢不能动

诊断：脑挫裂伤左侧肢体完全偏瘫。

治疗：选右侧运动区及足运感区，每天针刺1次。见图5－55。第二次治疗后，患儿左侧肢体已能主动活动在正常范围，但平时少动和不灵活。第八次治疗后，左侧肢体活动完全恢复了正常，见图5－56。

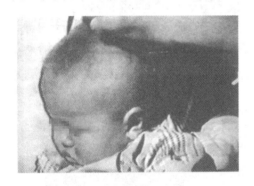

图5－55　针刺右侧运动区治疗

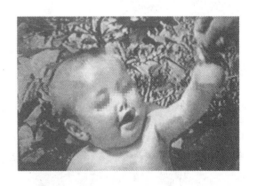

图5－56　第8次治疗后，左侧肢体已能正常活动

治愈后患儿一直都正常。后于1985年1月，又不慎头部着地摔伤，事后发现右侧肢体不能活动，检查在平时右侧肢体完全不动，仅左侧肢体主动活动。在哭闹时也是左侧肢体乱动，右侧肢体一点儿也不动。诊断为脑挫裂伤右侧肢体完全偏瘫。见图5－57。针刺左侧运动区及足运感区，每天1次。首次治疗后右侧肢体就开始活动。治疗10次右侧肢体不仅能活动在正常范围，而且灵活有

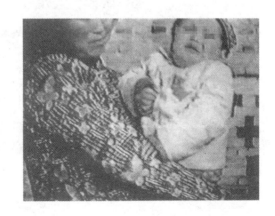

图5－57　1985年1月脑挫裂伤后，
右侧肢体不能活动

力。病愈后，随访到 2007 年 5 月，观察头针的远期疗效。分别在 1 年、5 年随访都很健康（图 5 - 58，图 5 - 59）。2007 年 5 月 15 日 26 岁随访时，身高约 175cm，身体非常健壮，已结婚生子，参加工作（图 5 - 60 ~ 图 5 - 64）。

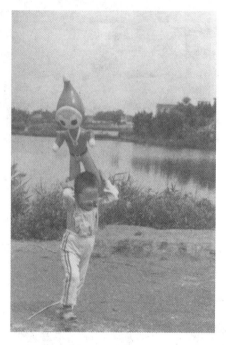

图 5 - 58　1985 年随访裴某完全正常

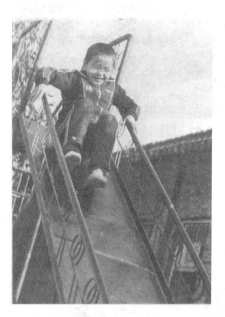

图 5 - 59　1990 年随访裴某非常健康

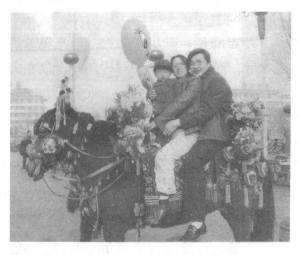

图 5 - 60　裴某与其爱人和儿子的合影

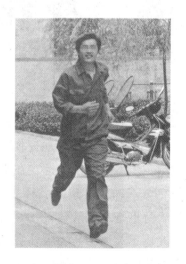

图 5 - 61　跑步

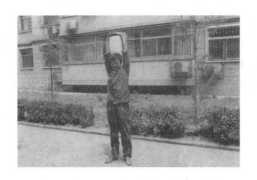

图 5-62 四肢活动正常

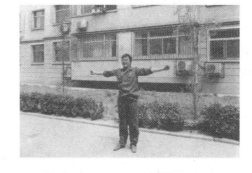

图 5-63 四肢活动正常

例 3. 脑挫裂伤右侧偏瘫

李某，男，2 岁，山西省运城市盐湖区西城办李店铺村人。

主诉：头部摔伤，右侧肢体不能活动 3 天。

病史：患儿于 1985 年 3 月 14 日下午从坑上掉下，当即啼哭，然后入睡，醒后发现右侧肢体不能活动，于 1985 年 3 月 16 日来诊。

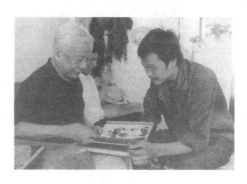

图 5-64 2007 年 5 月 15 日随访裴某

查体：神志清楚，患儿左侧肢体总是随意活动，灵活自如，而右侧肢体一点也不动，仅在大哭时右下肢能微动（图 5-65，图 5-66）。据此表现，证明患儿右侧肢体完全瘫痪。

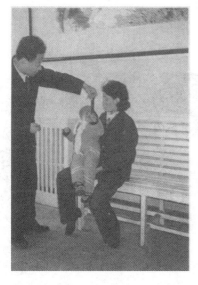

图 5-65 右侧偏瘫，右上肢不能抬起，
右手不能主动持物

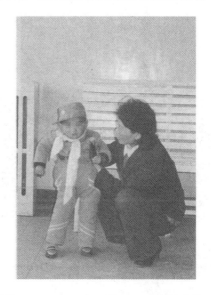

图 5-66 1985 年 3 月 14 日，颅脑损伤，
右侧偏瘫，不能站立和行走

诊断：脑挫裂伤右侧偏瘫。

治疗：选左侧运动区上 3/5 及足运感区（图 5-67）。每天针刺 1 次。第一次治疗后，患儿的右侧肢体即开始活动，治疗 13 次后，右侧肢体完全恢复了正常（图 5-68）。随访观察头针的远期疗效，1 年后和 5 年后患儿都健康良好（图 5-69，图 5-70）。2007 年 5 月 9 日随访（图 5-71），患者身体健康（图 5-72，1997 年 2 月与同学合影），并成为一名巡警（图 5-73，图 5-74）。

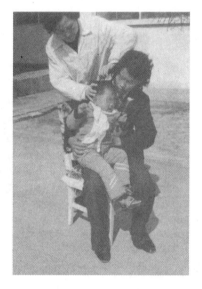

图 5-67　头针左侧运动区治疗

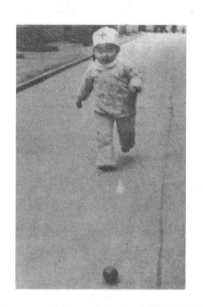

图 5-68　治愈后，右侧肢体活动灵活有力

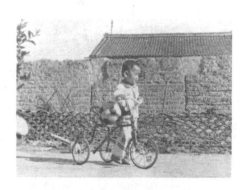

图 5-69　头针治愈 1 年后能骑小车

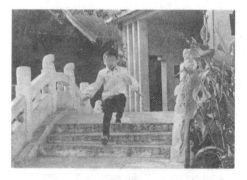

图 5-70　1990 年 10 月随访

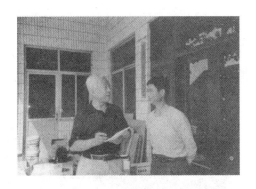

图 5 - 71 李某父亲谈儿子的健康状况

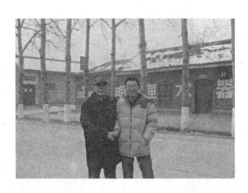

图 5 - 72 2008 年 2 月 5 日随访一切正常

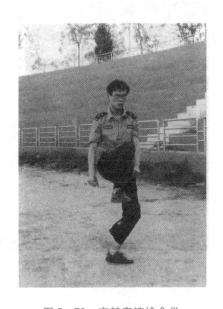

图 5 - 73 李某表演擒拿拳

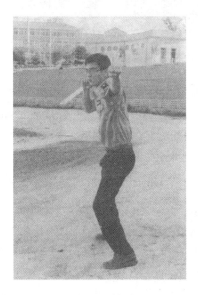

图 5 - 74 李某表演擒拿拳

例 4. 脑挫裂伤左侧偏瘫

曲某，男，1 岁半，山西省运城市盐湖区西城办曲头村人。

主诉：颅脑损伤左侧肢体不能活动 2 天。

病史：两天前患儿摔伤头部，当即出现左侧肢体不能活动，于 1985 年 9 月 7 日来诊。

查体：神志清楚，言语正常。左侧鼻唇沟变浅。平时仅右侧肢体活动，而左侧肢体完全不动，在哭闹时左侧肢体也不动。检查肌张力比较低，肌力为"0"级。用手将左侧肢体抬高，放手后即很快落地，这些表现为左侧肢体完全瘫痪（图 5 - 75）。

诊断：脑挫裂伤左侧偏瘫。

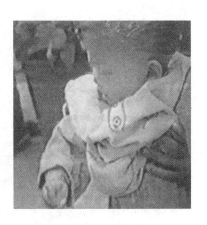

图 5 - 75 病后左侧偏瘫，
仅用右手抓东西，左手不动

治疗：选右侧动动区上3/5及足运感区，每天针刺1次（图5－76）。第一次治疗左侧肢体已能微动。7次治疗后，左侧肢体活动已完全恢复了正常（图5－77）。

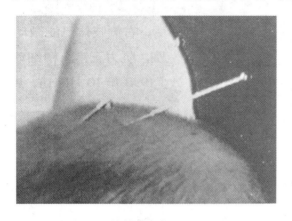

图5－76　针刺右运动区及足运感区

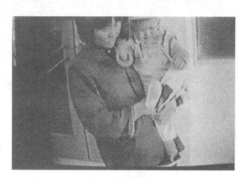

图5－77　第7次治疗后，左侧肢体活动正常

随访观察远期疗效。1990年随访，患儿健康活泼（图5－78）。2007年5月9日随访，其母亲和哥哥称，24岁的曲某已长大成人，外出打工。

例5. 脑挫裂伤右侧偏瘫

樊某，男，6岁，山西省运城市人。

主诉：头部受伤右侧肢体不能活动3天。

病史：患儿于1985年10月3日，头部摔伤，当即昏迷约半小时，醒后右侧肢体不能活动，于1985年10月6日来诊。

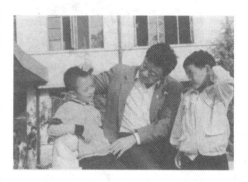

图5－78　1990年10月随访

查体：神志清楚，言语流利。右侧鼻唇沟浅。右上肢完全瘫痪，肌力为"0"级。肌张力低下，霍夫曼征阳性（右）。右下肢完全瘫痪，巴宾斯基征阳性（右），见图5－79、图5－80。

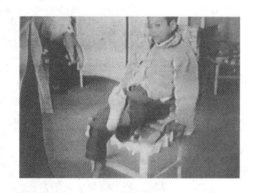

图5－79　樊某病后右侧偏瘫，仅左侧肢体能活动

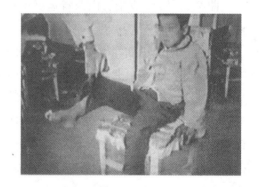

图5－80　病后右侧偏瘫

诊断：脑挫裂伤右侧偏瘫（完全）。

治疗：选左侧运动区上 3/5 及足运感区，每天针刺 1 次。

第一次治疗后，右侧肢体已能微动。治疗 12 次后，右侧肢体已能活动在正常范围，肌力正常。精细动作灵活，持针准确。痊愈随访观察远期疗效。1990 年 10 月随访，患儿非常健康（图 5-81）。

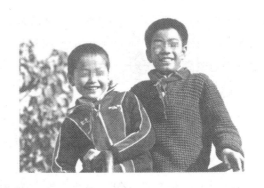

图 5-81 1990 年 10 月随访，樊某（左）非常健康

三、颅内炎症

颅内炎症包括各种脑炎、脑膜炎。

脑炎、脑膜炎多数起病较急。常有高热、昏迷，有些可伴有抽风。脑脊液有炎性改变可进一步确诊。一般患者，经内科常规处理后，病情逐渐好转。部分患者因脑实质损害，留有肢体瘫痪、麻木、失语、视力障碍等。

1. 选区 选取体征对侧运动区、感觉区、足运感区、视区等。

2. 治疗 急性期有高热、昏迷等，应行内科常规治疗。待病情稳定、神志清醒后，留有瘫痪、麻木、失语、失明等，可用头针治疗。疗效差异性较大，仅有部分患者可获基本痊愈。有些病例在短时间内看不出效果，这可能和脑实质病理损害的程度及范围有关。

3. 疗效 在 466 篇论文组中，70 篇论文论述了脑炎、脑膜炎共 9 种病。总病例 1255 例，详见表 5-4。

表 5-4 头针治疗颅内炎症统计表

病名	总例数	基本治愈	显效	有效	无效	恶化	死亡
脑炎	902	171	171	455	100	3	2
病毒性脑炎	105	31	27	31	16	0	0
乙脑	141	66	14	48	13	0	0
中毒性脑炎	58	31	2	18	7	0	0
结核性脑膜炎	22	4	4	10	4	0	0
化脓性脑炎	10	2	2	4	2	0	0
脑干炎	5	3	0	1	1	0	0
散发性脑炎	11	5	4	1	1	0	0
狂犬病疫苗后脑炎	1	1	0	0	0	0	0
总计	1255	314	224	568	144	3	2

从表 5-4 中可知，1255 例患者基本治愈 314 例，占 25.01%；总有效 1106 例，占 88.13%。在 9 种颅内炎症中，脑炎组 902 例，基本治愈 171 例，占 18.95%；乙脑 141

例，基本治愈 66 例，占 46.80%；中毒性脑炎 58 例，基本治愈 31 例，占 53.44%。乙脑和中毒性脑炎的治愈分别为脑炎治愈率的 2.46 倍和 2.82 倍，说明乙脑和中毒性脑炎基本治愈率相对较高。

【典型病例】

例 1. 脑炎恢复期

潘某，女，2 岁，山西省万荣县宝井乡龙井村人。

主诉：高热、昏迷半个月。

病史：1971 年 3 月下旬，患儿突然高热 40℃，伴昏迷、抽风。经半个月治疗，神志清楚，但发现双目失明、完全运动性失语及四肢瘫痪。于 1971 年 4 月 5 日来诊。

查体：神志清楚、双侧瞳孔散大。完全失语。四肢瘫痪，颈软（图 5-82）。

选区：双侧运动区、视区等。每天 1 次。

疗效：针 5 次后眼睛能看见东西，瘫痪的肢体开始恢复；针 20 次后四肢能活动在正常范围，自己能站立，逐渐恢复正常。

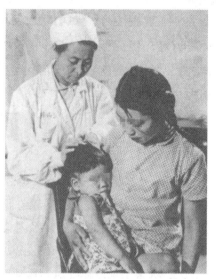

图 5-82　1971 年 4 月 5 日，潘某四肢瘫痪，失明、失语

1972 年 7 月到 1991 年 3 月随访，患儿精神、智力正常，说话流利，面部表情、双侧视力及四肢均正常，健康（图 5-83，图 5-84）。

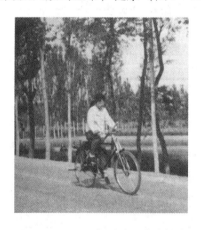

图 5-83　1985 年随访，非常健康

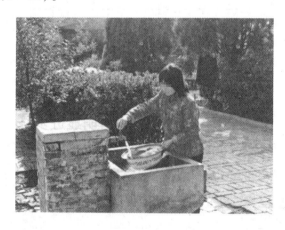

图 5-84　1991 年 3 月随访，健康成长，一切正常

例 2. 结核性脑膜炎后遗右侧偏瘫

张某，男，4 岁，山西省运城市城区棉织厂职工家属。

主诉：左侧偏瘫 3 年余。

病史：患儿于 1975 年元月某日高热（T40℃）、呕吐，但无昏迷，腰穿后诊为结核性脑膜炎。对症治疗后逐渐好转。约 10 天后，右侧肢体不自主地抽动，为时短暂，发作频繁，约数分钟 1 次。当晚右侧肢体活动不灵。经治疗 10 天后抽风被控制，但右侧偏瘫未恢复。曾体针、口服西药月余无效。于 1978 年 6 月 8 日来诊。

查体：神志清楚，言语正常。右上肢全瘫，肌张力升高。右下肢力弱，不能站立及行走，脚趾屈曲不能伸，人扶迈不开步。

选区：左侧运动区上 3/5，足运感区。每天针 1 次。

疗效：针 1 次后，人扶行走时右腿能迈开步。针 3 次后右手能伸展，而且可以拿东西。针 4 次后能独步行走，右手能摸到头部。

例 3. 中毒性脑病

杨某，女，4 岁，山西省运城市界滩村。

主诉：中毒性痢疾后四肢瘫痪 26 天。

病史：患儿于 1978 年 9 月 1 日发现脓血便，但体温仅 36.8℃，无昏迷，持续 3 天后不会说话，四肢活动也困难。13 天后脓血便消失，但颈软头抬不起来。腰软不会坐，四肢瘫痪，不会说话。1978 年 9 月 26 日来诊。

查体：面色苍白，颈软头抬不起来，腰软不能坐，四肢瘫痪不能主动运动，双手半屈状，问话不会回答。

选区：双侧运动区及足运感区，每天或隔 2 ~ 3 天针 1 次。

疗效：针 10 次后即有明显进步，颈软无力明显好转，头已能抬起来。四肢能活动在正常范围。针 15 次后会叫爸爸、妈妈、爷爷，而且能说出自己的名字。针 52 次后，说话恢复正常，四肢肌力基本正常，手的精细动作基本恢复，下肢灵活，可独步行走。

四、基底节病变

（一）舞蹈病

舞蹈病包括小舞蹈病、慢性进行性舞蹈病、半侧舞蹈病、老年性舞蹈病、妊娠舞蹈病等。小舞蹈病较常见，也是头针治疗效果比较好的一种类型。

1. 小舞蹈病 小舞蹈病又称风湿性舞蹈病、感染性舞蹈病或 Sydenham 舞蹈病，是一种多见于儿童的疾病，常为急性风湿病的一种表现。

多数患者为亚急性起病，由于基底节的病变而出现本病所特有的舞蹈样动作。早期症状常不明显，不易被发现，表现为儿童比平时不安宁，容易激动，注意力分散，学习成绩退步，肢体动作笨拙，书写字迹歪斜，手中所持物体经常失落和步态不稳等。这时父母和教师常可误认为病儿有神经质或顽皮所致。症状日益加重，过一定时期后即出现舞蹈样动作。这是一种极快的、不规则的、跳动式的和无意义的不自主运动。常起于一肢，逐渐扩及一侧，再蔓延至对侧。侵犯面肌时即表现不自主的挤眉弄眼等。少数病例可伴有轻度偏瘫或精神失常。

（1）选区：舞蹈震颤控制区为主。一侧症状针对侧，双侧症状针两侧，每天 1 次。

（2）疗效：个别病例针 1 次后就有明显效果，一般针 6 ~ 7 次才能看出明显进步。小儿舞蹈病比其他类型舞蹈病疗效相对较好。如伴有血沉增快者，有些在症状消失前后可恢复正常。

【典型病例】

例 1. 小舞蹈病

文某，女，15 岁，山西省稷山县修善乡修善村人。

主诉：四肢不自主乱动 40 天。

病史：患者 1971 年 2 月 22 日在上地劳动时被发现手不断伸直而且外展，当时家属认为可能是练基本功（舞蹈），以后发现患者在锄地时，有时将禾苗锄掉，且病情逐渐加重，出现挤眉弄眼，四肢不自主乱动。最后睡不安稳，不能坐立行走，一切需要他人照管。1971 年 4 月 5 日家人送来就诊。

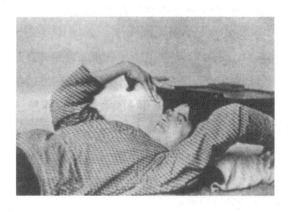

图 5 - 85　1971 年 4 月 5 日，四肢乱动，挤眉弄眼

查体：挤眉弄眼，因四肢不自主乱动不能静坐。睡在床上扭腰歪髋，来回翻滚，人不在身边照顾即能掉下床（图 5 - 85）。

选区：双侧舞蹈震颤控制区，每天 1 次。

疗效：共针 16 次，四肢活动停止，面部表情正常。针 24 次后，生活能自理，于 1971 年 5 月 20 日痊愈出院。

1972 年 7 月、1991 年和 2007 年 5 月分别进行了随访。患者精神正常，经常参加劳动（图 5 - 85 ~ 图 5 - 88）。

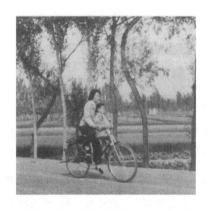

图 5 - 86　1985 年随访，一切正常

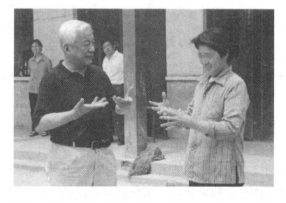

图 5 - 87　2007 年 5 月 15 日随访文某，四肢灵活自如

例 2. 小舞蹈病伴血沉加快

李某，女，21 岁，山西省万荣县西丁王村人。

主诉：四肢不自主乱动 25 天。

病史：患者于 1978 年 5 月下旬发现双膝关节痛，程度较重，行走困难。数日后在割麦时左手抓不住麦，左侧肢体开始乱动。约 20 天后右侧肢体也开始不自主乱动。因四肢乱动明显，所以睡后被子盖不住。不会用筷子、不会穿衣服，生活完全需要照顾。药物治疗效果不著，于 1978 年 6 月 28 日来诊。

查体：神志清楚，说话快而不协调。挤眉弄眼，四肢不自主乱动，不能静坐。肌张力低下，病理征阴性。心律齐，每分钟 84 次。各瓣膜无杂音。血沉 31mm/h。WBC10.7 × 10^9/L，N73%。

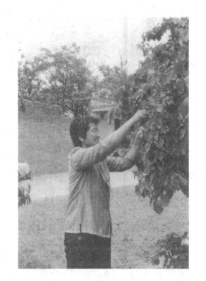

图 5-88　2007 年 5 月 15 日，文某经常参加劳动

选区：双侧舞蹈震颤控制区，每天 1 次。

疗效：第一次针后，四肢不自主运动减轻。针 3 次后，不自主运动明显减轻。针 4 次后，右侧肢体不自主动运基本消失。自己能梳头、穿衣服、吃饭。血沉 5mm/h。WBC6 × 10^9/L，N73%。共针 19 次，症状完全消失。

2. 半身舞蹈病　半身舞蹈病为局限于一侧上下肢的不自主舞蹈样运动。它可以是风湿性舞蹈病，慢性进行性舞蹈病的一部分；亦可以是基底节发生血管性损害的结果。患者多见于中年或老年。

（1）选区：体征对侧舞蹈震颤控制区，每天 1 次。

（2）治疗：个别人针 1 次后，能使症状减轻。少数病例经一段治疗后，可恢复正常。

【典型病例】

例 1. 右半身舞蹈病

王某，男，58 岁，山西省运城市王家营村人。

主诉：右侧肢体不自主运动 3 天。

病史：患者于 1978 的 8 月 19 日晨起后，端便盆时发现右手来回摆动，拿不住便盆。后逐渐出现右侧肢体不自主运动，于 1978 年 8 月 21 日来诊。

查体：神志清楚，言语正常。右侧鼻唇沟微浅。双上肢肌力正常，握力各 28kg。双下肢肌力尚可，步态不灵活。病理征阴性。

静坐时右前臂不自主地内收、外旋。有时手指突然微屈，每分钟 26 次左右。右膝关节不时内收，幅度约 10cm。血压 168/80mmHg。心律齐，每分钟 82 次。各瓣膜无杂音。心电图正常。

选区：左舞蹈震颤控制区，每天 1 次。

疗效：第一次针后，回家时即感右侧肢体不自主运动减轻。当晚仅感觉右侧肢体动，但是客观上已看不出来。第二天早晨不自主运动感也消失。以后每天针 1 次，共治疗 10 天仍正常。

例 2. **右半身舞蹈病伴右侧轻度偏瘫**

杨某，女，71 岁，山西省临猗县老堡村人。

主诉：右侧肢体力弱伴不自主运动四个半月。

病史：患者于 1978 年 11 月某日感右手无力，拿东西不稳，以后右腿走路不灵活，后于 1979 年 2 月 15 日开始，右侧肢体不自主地乱动，不能控制。1979 年 4 月 6 日来诊。

查体：血压 180/80mmHg，心率 80 次/分。

神志清楚，静坐时右侧肢体不自主乱动。双上肢活动在正常范围，右侧肢体力弱，霍夫曼征阴性。

诊断：右半身舞蹈病。

选区：左侧舞蹈震颤控制区，左运动区上 3/5，左侧足运感区，每天 1 次。

疗效：针 5 次后，右侧肢体不自主乱动明显减轻，仅微动。针 15 次后右上肢不自主运动已消失。仅右脚有微动。能自己独步行走。针 21 次右侧肢体不自主运动完全消失。

3. 慢性进行性舞蹈病　　慢性进行性舞蹈病是基底节和大脑皮层变性的一种遗传性疾病，其特征为慢性进行性舞蹈样动作和痴呆。

本病为罕见疾病。可于 20 ~ 50 岁间起病。常发生于 25 ~ 40 岁间的成年人。

病理解剖发现，尾核及壳核受损最严重。

最主要的症状为舞蹈样动作及痴呆。起病后，症状不断发展，最初可只出现行动笨拙和不安，并可间歇性出现轻度的耸肩、手指的抽动和扮"鬼脸"等不自主动作。随后，舞蹈样动作日益严重，可侵犯面肌、躯干及四肢。

（1）选区：双侧舞蹈震颤控制区，每天 1 次。

（2）治疗：此病不能治愈。其中仅有部分病例能使症状减轻。

【典型病例】

韩某，男，49 岁，辽宁省阜新市人。

主诉：四肢不自主乱动 2 年余。

病史：患者 2 年前无明显诱因在拿东西时过快，如端碗、放碗等较其他人快，被他人发现异常，但是家属及本人不认为是病。持续半年后，取东西时手拿不稳，伴有挤眉弄眼。一年后双下肢也不自主乱动，行走时不稳。在此期间，先后用中西药及体针治疗，不仅未见效而且逐渐加重。

查体：神志清楚，说话时较快，情感易激动。挤眉弄眼不停，四肢不自主乱动，不能控制。走路时摇晃不停，步态不稳。由于四肢乱动严重，入睡时被子盖不住，不是掉在地下就是挑到头上，脚常露在外面。因四肢乱动，脚突然碰到床上。穿衣服困难，特别是穿背心，常需 4 ~ 5 次才能穿上。双手扣不住扣子。吃饭时手不能拿筷子夹菜，手拿馍吃时咬一口就放下，吃完后再拿起来咬一口，如不放下因手乱动就会把馍掉到地上。吃包子时因手乱动，包子还未放到嘴里，馅就撒满地。早上端尿盆还未走出病房门，尿就洒了。平时拿东西时需 3～4 次才能拿住。常在还未到目的地时又不自主地做其他动作，而且常在拿东西前就动两次。写字困难。

选区：选双侧舞蹈震颤控制区，每天 1 次。

疗效：针刺 5 次后，四肢不自主乱动有所减慢，睡觉时被子已能盖住。针 20 次后四肢不自主乱动明显减慢，在静止时能控制住四肢已不乱动。买饭时一次端回。吃饭时一手拿馍一手夹菜能连续吃完饭。打水时一个手能将一小桶水提回。手写字时明显好转。

（二）震颤麻痹

震颤麻痹又称帕金森病，是发生于中年以上的中枢神经系统变性疾病。主要病变在黑质和纹状体。震颤、肌强直及运动减少是本病主要的临床特征。

1. 震颤 震颤常为首发症状。起病时有些可仅在精神紧张后出现轻微震颤，待精神紧张消除后，震颤即消失。这种情况有些可持续一段时间，此期间有时可被误诊为神经管能症。继续发展，震颤即在静止时出现，随意运动时减轻或暂时消失。至晚期即变为经常性，随意运动中亦不减轻或休止。情绪激动可使震颤加重，在睡眠或麻醉中震颤则完全停止。

2. 行动迟缓、运动减少 行动迟缓、运动减少，肌张力升高、平衡及反射等运动障碍。早期仅有书写等精细动作困难。常出现"慌张步态""面具脸"，到晚期则完全不能行走。

在临床实践中观察到少数病例是在睡觉后或头针治疗后，可有 2～3 小时的运动障碍缓解期，即运动基本恢复正常。这一现象对进一步探讨该病的发病原理有一定意义。

【典型病例】

例 1. 帕金森病

刘某，女，22 岁，山西省运城市盐湖区翟曹村人。

主诉：四肢活动不灵 6 年。

病史：1971 年 5 月某日，患者在地里劳动时，直立后觉右脚后跟短，着地困难。持续 8 个月后出现全身无力，活动不灵活。病情逐渐加重，于 1978 年 3 月 2 日来诊。

患者从发病到现在，每晨起床后，全身很松快，四肢活动灵活，能梳头、洗脸，做一般劳动。行走时步态正常，双臂能来回摆动，持续两个小时后活动不灵活。在病情加重时缓解持续时间缩短。目前晨起后，正常状态仅能持续约半小时。如午睡起床后，也可有短时间的松快感。此现象仅出现在睡觉后。但中午或晚上睡不着，起来时即无松快感。精神不愉快时，四肢不灵活程度加重。与月经、吃饭等无关。

查体：神志清楚，言语欠流利。头歪向左侧，四肢活动不灵活，行走时右脚抬不高，两手分开，头偏向左侧。双手不能做精细动作，解扣子困难。四肢及颈部有明显的齿轮样肌张力升高。双目紧闭时有震颤。

例2. 帕金森病

张某，男，42岁，武汉钢铁公司烧结厂职工。

主诉：四肢震颤2年余。

病史：患者两年半以前感到头晕，颈部发硬，失眠，走路时不稳，感觉摇晃明显。当时周围人看不出来，但是自己有感觉。当地诊断为神经官能症，用镇静药及谷氨酸等治疗无效。持续半年后，走路步子变小，动作缓慢，左腿有轻微震颤。1974年8月双手出现震颤，诊断为帕金森病，用安坦1mg，每日3次。第一次服药后半小时感头晕、眼花及胃口难受伴呕吐，停药后眼花等症状减轻，服药后又加重，连服9天因反应明显，效果不佳而停药。时隔3个月症状轻微好转。后又服左旋多巴治疗，开始先服半片，后逐渐增加到2片半，日3次，连服半年。在服药期间，症状轻微减轻，某日突然四肢不能动，脚无力，连被子都踢不动，后于1976年6月5日来诊。

查体：神志清楚，面部反应不灵活，流口水，头部位置固定。四肢在静坐时震颤。行走时前冲步态明显，突然停不住。转弯困难。四肢肌张力呈齿轮样升高。

治疗：选双侧舞蹈震颤控制区。

第一次针后患者颈部灵活，脑子清楚。行走时腰能伸直，步子大而且灵活，还可拐弯。此情况持续3小时，往后又加重，基本同前。共针30次，每次针后都同前。埋针结果基本同前。但是患者有两个体会：捻针技术好，疗效相对好。另外情绪和疗效也有明显关系。如在针刺时心情愉快则疗效好，不愉快则疗效差。如一次在针刺时，突然接到家信一封，看后因激动，起针后即无效。

3. 肌张力升高 锥体外系的肌张力升高，可分铅管样及齿轮样两样。铅管样肌张力升高，是在关节做被动伸屈时，升高的肌张力始终保持一致，而感有均匀的阻力。齿轮样肌张力升高，是在被动伸屈肢体时，可感到在均匀的阻力上出现断续的停顿，如齿轮在转动一样。

少数病例可伴有感觉障碍。

如由脑动脉硬化、一氧化碳中毒、颅脑损伤等病引起上述症状时，为帕金森病。

选区：舞蹈震颤控制区为主，每天1次。

疗效：一侧症状针对侧，两侧症状针双侧。对单纯行动迟缓、运动减少者应刺双侧运动区。伴有感觉障碍者应加对侧感觉区。头针不能完全治愈此病，仅有部分病例能减轻，少数病例可使症状消失。

【典型病例】

例1. 帕金森病

姚某，男，70岁，山西省稷山县城关乡马村人。

主诉：右侧肢体震颤8年余。

病史：8年前患者开始右侧肢体出现震颤，后来逐渐加重，腰伸不直，行走困难，于

1971 年 2 月 8 日来诊。

查体：神志清楚，腰伸不直，自己不能独步行走及站立。右侧肢体震颤明显，吃饭时因右手震颤拿不住筷子。肌张力齿轮样升高。

选区：左侧舞蹈震颤控制区，每天 1 次。

疗效：针 4 次后右下肢力大，自己能伸直腰独步行走，右手能持筷子吃饭。

随访：停针 6 个月，患者仍能独步行走 7km。

例 2. 单侧震颤

王某，男，65 岁，山西省运城市大渠乡羊驮寺人。

主诉：右手震颤 3 个月余。

病史：患者于 1978 年 4 月发现在紧张时右手震颤，但主动拿东西时则正常，以后逐渐加重。近两个月来，在静坐或走路时右手均震颤，主动运动或写字时震颤停止。先后用体针治疗两个月无进步，1978 年 9 月 19 日来诊。

查体：血压 130/80mmHg。心率 80 次/分。神志清楚，言语正常。面部表情不灵活，双目紧闭时眼皮有震颤，静坐时右前臂和手不断震颤。走路时，背微弯向前，双上肢不摆动，右前臂和手不断震颤，但前冲步态不明显。双上肢齿轮样肌张力升高，右上肢较明显。心律齐，各瓣膜无杂音。肺清无啰音。胆固醇 144mg%；β-脂蛋白 330mg%；甘油三酯 117mg%。

肌电观察：用丹麦 4 导肌电图仪，选 3cm 长之同芯针电极，分别插入。第一导联：右桡侧伸腕短肌；第二导联：右第一骨间肌；第三导联：左桡侧伸腕短肌；第四导联：左第一骨间肌。电压 200μV，时基 50 毫秒。

静坐时右前臂不断震颤，此时，右桡侧伸腕短肌群放电位明显，峰值高达 1200μV，其他导联无特殊（图 5-89）。

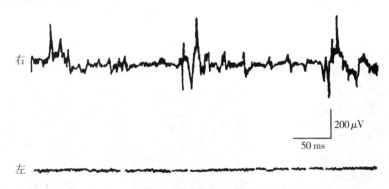

图 5-89 静坐时右前臂肌电图

选区：选左舞蹈震颤控制区，每天 1 次。

疗效：第 1 次针后明显好转。针 3 次后基本不震颤。复查肌电（条件完全同前），静坐时右前臂和手不震颤，右桡侧伸腕短肌群放电位明显减少，峰值仅有 100μV（图 5-90）。

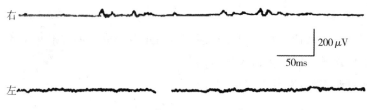

图 5 – 90　第一次针后肌电图

针 6 次后手震颤已消失。复查肌电（条件同上），双侧无群放电位出现（图 5 – 91）。

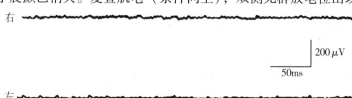

图 5 – 91　针 6 次后肌电图

例 3. 四肢活动不灵

女，美国加利福尼亚州人。

患者因四肢活动不灵，写字困难 3 年，先后在美国用多种方法治疗无效，于 1990 年专程来运城头针研究所治疗。

查体：神志清楚，四肢活动不灵活，写字困难（图 5 – 92），肌张力齿轮样升高。经头针治疗 3 次后出现疗效。连续治疗 1 个月后四肢活动明显好转，写字已基本正常（图 5 – 93 ~图 5 – 96）。

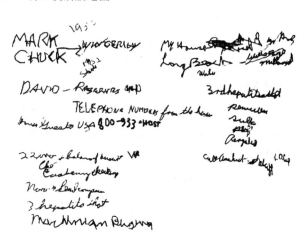

图 5 – 92　头针治疗前随笔记录稿（治疗前写字困难）

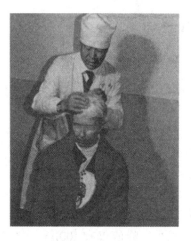

图 5 – 93　头针治疗

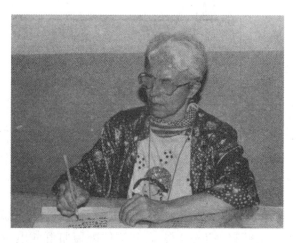

图 5 – 94　治疗 8 次持笔写字

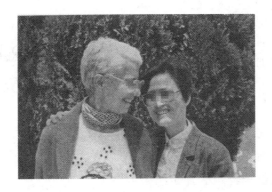

图 5-95　治疗 1 个月后基本痊愈，心情愉快

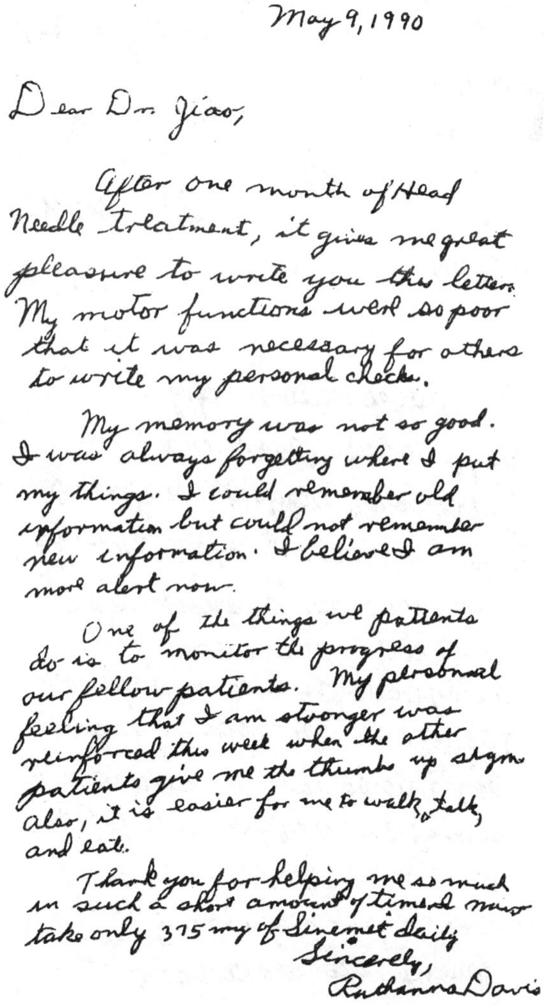

May 9, 1990

Dear Dr. Jiao,

After one month of Head Needle treatment, it gives me great pleasure to write you this letter. My motor functions were so poor that it was necessary for others to write my personal checks.

My memory was not so good. I was always forgetting where I put my things. I could remember old information but could not remember new information. I believe I am more alert now.

One of the things we patients do is to monitor the progress of our fellow patients. My personal feeling that I am stronger was reinforced this week when the other patients give me the thumbs up sign. Also, it is easier for me to walk, talk, and eat.

Thank you for helping me so much in such a short amount of time. I now take only 375 mg of Sinemet daily.

Sincerely,
Ruthanna Davis

图 5-96　治疗 1 个月后写的字

例 4. 单侧震颤

男，65 岁，吉尔吉斯斯坦人。

主诉：左侧肢体震颤8年。

病史：患者于8年前无特殊原因开始左侧肢体震颤，在紧张时加重，先后用多种方法治疗无明显进步，于1992年6月11日来诊。

查体：神志清楚，在静坐时，左手持续震颤、左下肢活动欠灵活，肌张力齿轮样升高。主动运动时左手震颤减轻，左手写字困难（图5－97）。

诊断：帕金森病。

选区：右侧舞蹈震颤控制区。每天1次。

疗效：第二次治疗后即出现了疗效，左手震颤次数减少，持续时间短。治疗10次后，左下肢有力，走路灵活，左手震颤消失，写字基本正常（图5－98）。

图5－99，图5－100为1993年6月24日患者亲笔书写。

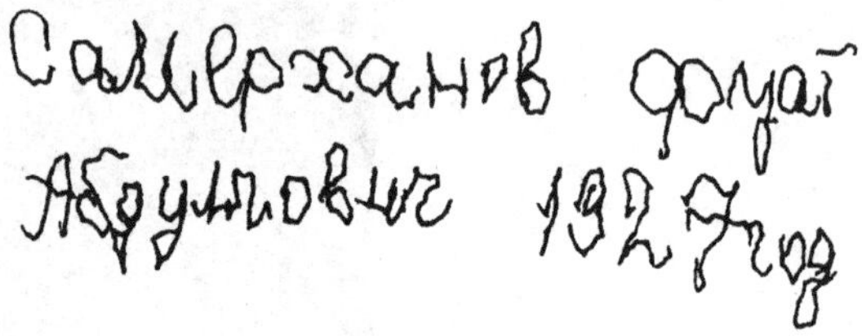

图5－97　治疗前写字样

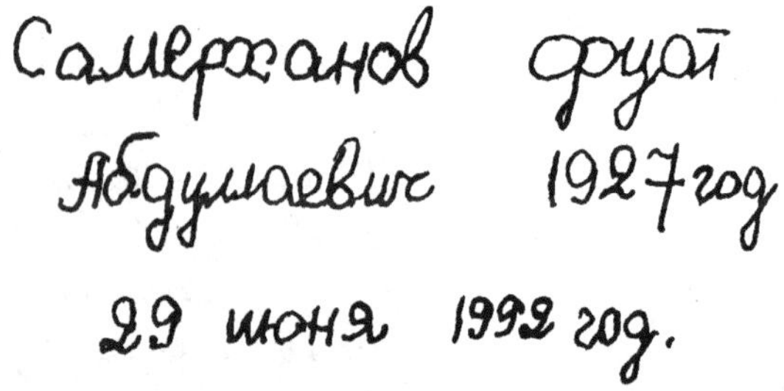

图5－98　治疗后写字样

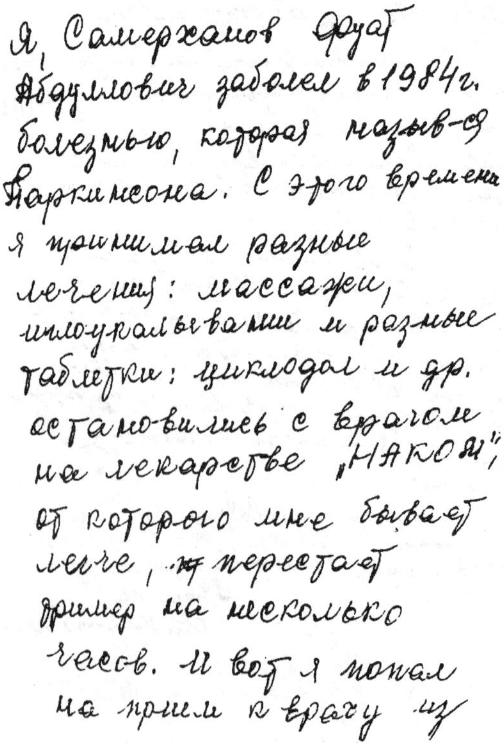

图5－99　治疗后写字样

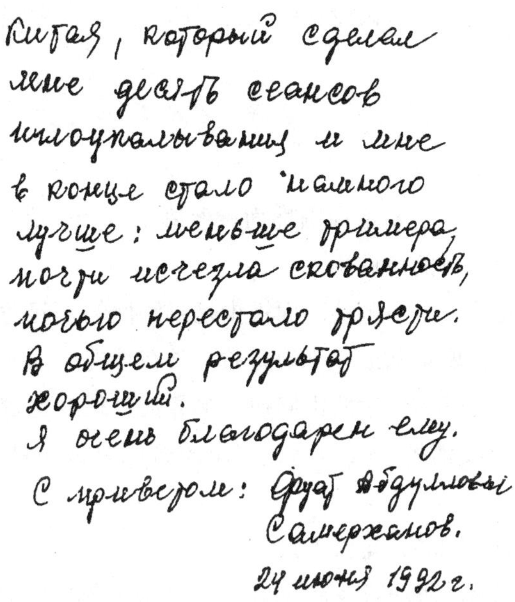

Китая, который сделал
мне десять сеансов
иглоукалывания и мне
в конце стало намного
лучше: меньше тримера,
почти исчезла скованность,
ночью перестало трясти.
В общем результат
хороший.
Я очень благодарен ему.
С приветом: Фуат Абдулловы
Самерханов.
24 июня 1992 г.

图 5 – 100　治疗后写字样

(三) 扭转痉挛

扭转痉挛又名变形性肌张力障碍，扭转性肌张力障碍等。在临床上以肌张力障碍和四肢、躯干甚至全身的剧烈而不随意扭转为特征。在临床上分原因不明的原发性扭转痉挛和症状性扭转痉挛，后者常见于感染、血管疾病、中毒（药物等）、肿瘤。

本病主要的临床表现为躯干和四肢的不自主痉挛和扭转。头、颈、躯干、四肢及骨盆等奇异的扭转运动为本病所特有。

选区：双侧舞蹈震颤控制区，每天治疗 1 次。对药物中毒致扭转痉挛，部分病例能恢复正常。

【典型病例】

例 1. 氟哌啶醇致扭转痉挛

张某，男，18 岁，山西省运城地委宣传部家属（现役军人）。

主诉：全身不自主地扭转半天。

病史：该患者于两个月前因精神紧张时失眠及头痛。后在某医院确诊为神经官能症，每次服氟哌啶醇片 4mg，每日 2 次。服 3 次后感背部抽动难受，不能控制。服 4 次后出现头及肢体不自主地向左侧扭转，当即来诊（1978 年 6 月 8 日下午 6 时）。

查体：神志清楚，面部表情不正常，有强制性抽动感，头不自主地往左侧扭转约 100°，同时右上肢及躯干也往左侧扭转，每次 30 秒至 2 分钟。间隔数分钟又发作 1 次。此时患者头部不断出汗。右上肢有轻度齿轮样肌张力升高。

选区：选双侧舞蹈震颤控制区上 1/2，每天 1 次。

疗效：针 1 次后不仅扭转的程度明显减轻，而且间隔 10 几分钟才发作 1 次。次日早晨已基本正常。仅右上肢还有轻微齿轮样肌张力升高。针 2 次后完全恢复正常。

五、周围神经疾病

（一）面神经麻痹

临床上所称面神经麻痹，主要指周围性面神经麻痹（Bell 麻痹）。该病是由于茎乳突孔内面神经非化脓性炎症所致的急性病。

周围性面神经麻痹几乎总是单侧性，而极少是双侧性的。起病突然，患者往往在清晨起来时发现面部已麻痹。在麻痹前或在麻痹开始，常在耳内、乳突区有疼痛。

面神经麻痹其特点是面部表情诸肌肉麻痹。多数损害程度比较严重，面上部及下部肌肉往往同等受累，出现额纹消失，眼裂增大，眼闭合困难或不能。鼻唇沟浅，口角下垂等。在笑时口眼歪斜明显。

1. 选区 双侧运动区下 2/5，每天 1 次。

2. 治疗 发病后明确诊断即可开始头针治疗。多数病例能收到良好效果。

3. 疗效 466 篇论文组中，有 4 篇论文（83、121、460、458）论述面神经麻痹 128 例，其中基本治愈 124 例，占 96.87%；显效 3 例，占 2.34%；无效 1 例，占 0.78%。

（二）带状疱疹

带状疱疹是一种首先侵犯第一感觉神经元及其相应皮肤区域的急性传染病。

四肢及躯干的带状疱疹，最早的局部症状通常是受侵的一个或一个以上的体节的疼痛。此种疼痛的特征如灼如刺，并常伴有由这些受损神经根支配的皮肤区域的痛觉过敏。疼痛发生后的 3~4 天可在病损区内出现丘疹，然后发展成为群集在红斑基础上的疱疹。发疹也像其他症状一样，具有节段性分布。几天后疱疹退去，疱干燥而成痂，痂脱落后，在皮肤上留有小的永久性瘢痕。但是局部的疼痛可能是几星期、几个月或无限期的继续下去，患者年龄愈大，"疱疹后神经痛"也愈多发生。有时可有严重的皮肤瘙痒。

1. 选区 对侧感觉区及足运感区，每天 1 次。

2. 治疗 对疱疹和疱疹后的疼痛，有明显效果。

3. 疗效 466 篇论文组中，有两篇论文论述带状疱疹 185 例，其中基本治愈 117 例，占 63.24%；显效 47 例，占 25.40%；有效 14 例，占 7.56%；无效 7 例，占 3.78%。

从上述资料可知，总有效率 96.22%；基本治愈率和显效率 88.64%。

（三）急性感染性多发性神经根神经炎

急性感染性多发性神经根神经炎，又名急性多发性感染性神经炎及急性多发性神经根炎。

本病病因尚不十分清楚，可能和病毒感染或自体免疫性反应有关。多为急性或亚急性发病。约 80% 的患者发病前有感染症状，其中以上呼吸道感染和肠道感染最为常见。体温常在 37.5~38.5℃ 之间。白细胞可达 15×10^9 个/L。在发病后 10 天左右脑脊液蛋白细胞分离现象为其特征。即此时脑脊液的蛋白可升高到 50 ~ 500mg%，白细胞轻度升高或正常，持续 4 ~ 6 周后逐渐下降。临床上主要为四肢迅速出现弛缓性瘫痪，常自下肢开始，数日后即可扩展到四肢，双侧对称，多以近端为重。半数以上的病例有脑神经障碍，少数病例可出现呼吸肌麻痹或括约肌功能障碍。

1. 选区 双侧足运感区、运动区上 3/5 等，每天 1 次。

2. 治疗 无呼吸肌麻痹者，可早期进行治疗。病程短和无脑神经损害者疗效相对较好。以腰骶膜根神经损害为主者疗效较差。

3. 疗效 466 篇论文组中，有 6 篇论文论述了急性感染性多发性神经炎 52 例，其中基本治愈 25 例，占 48.07%；显效 11 例，占 21.15%；有效 14 例，占 26.92%；无效 2 例，占 3.84%。从上述资料可知，总有效率为 96.11%；基本治愈率和显效率 69.22%。

【典型病例】

例 1. 急性感染性多发性神经根神经炎

薛某，男，15 岁，山西省稷山县化峪镇人。

患者感冒后双下肢瘫痪 10 天来诊。检查神志清楚，脑神经正常。双上肢正常。双下肢瘫痪，不能站立及行走。

针双侧运动区上 2/5，每天 1 次。12 次后，能缓慢独步行走。16 次后，肌力基本恢复正常。

（四）坐骨神经痛

坐骨神经痛是一种常见病。它是坐骨神经通路及其分布区的疼痛综合征。大多数继发于局部病变。临床分根性和干性两种。

坐骨神经由腰 4 ~ 骶 3 神经根组成，经臀部而分布于整个下肢。因此，其疼痛位于腰部、臀部并向股后及小腿后外侧、足外侧放射。沿坐骨神经有压痛。行走、活动及牵拉坐骨神经可使疼痛加剧。直腿抬高试验阳性。可有坐骨神经的部分神经根或神经干受损的体征，如感觉及肌力减退，踝反射减低或消失。

1. 选区 对侧感觉区上 2/5 及双侧足运感区，每天 1 次。

2. 治疗 头针对部分病例可以治愈，少数病例还有见效快之特点。

3. 疗效 466 篇论文组中，有 8 篇论述了坐骨神经痛 148 例，其中基本治愈 68 例，占 45.94%；显效 42 例，占 28.37%；有效 24 例，占 16.21%；无效 14 例，占 9.45%。

六、皮层性尿频、排尿困难、尿失禁

脑动脉硬化并大脑前动脉供血不足、血栓形成或其他原因，使中央旁小叶功能障碍时，有时可引起排尿障碍。常表现为尿频、排尿困难、尿失禁。为了和泌尿系病变引起的排尿障碍相区别，特将此现象命名为"皮层性尿频""皮层性排尿困难""皮层性尿失禁"。

1. 选区 双侧足运感区，每天 1 次。

2. 治疗　头针对皮层性排尿障碍有较好的治疗效果，特别是对皮层性尿频还有见效快之特点。部分病例，经首次治疗后即可明显好转或恢复正常。头针发明38年来，在国内外，治疗此类患者效果比较理想。

3. 疗效　466篇论文组中，有1篇论文（464）论述多尿症（尿频）48例，其中基本治愈37例，占77.10%；显效8例，占16.70%；有效2例，占4.2%；无效1例，占2.1%。

【典型病例】

例1. **皮层性尿频**

王某，男，57岁，山西省临汾市侯马平阳机械厂职工。

主诉：右下肢活动不灵，伴小便频数半年余。

病史：患者于半年前无明显诱因，突然发现右下肢活动不灵，伴小便频数。白天约20分钟排尿1次，每晚小便5~6次，先后用中西药疗效不著，于1971年7月23日来诊。

查体：神志清楚，脑神经正常，双上肢肌力、肌张力正常，病理征阴性。右下肢肌力弱，偏瘫步态明显，眼底有动静脉交叉压迹。

选区：双侧足运感区，每天1次。

疗效：针7次后，每天仅排尿7~8次。右下肢肌力明显好转。

例2. **皮层性尿频**

马某，男，68岁，山西省霍州市矿务局南下庄矿人。

主诉：左侧不全瘫痪伴尿频4天。

病史：患者于1992年10月9日早晨站起时发现左腿无力，很快左半身活动障碍，行走时往左侧偏斜。左上肢抬起困难，伴小便频数。尿急现象明显，约20分钟小便一次。先后治疗无进步，于1992年10月23日来诊。

查体：神志清楚，言语正常。伸舌偏左，左上肢抬高150°，左手握力12kg。左下肢力弱，独步行走困难。霍夫曼征阳性（左）。

CT片：右基底节区腔隙性脑梗死。

诊断：脑梗死，左侧不全瘫痪皮层性尿频。

选区：右侧运动区上3/5，足运感区（双），每天1次。

疗效：首次治疗后，左上肢抬高正常，左下肢有力，行走灵活，独步上到三层楼。观察小便次数，从下午5点钟针刺治疗后，当即无尿急现象。到第二天清晨1点钟和7点各小便1次，即平均6小时排尿1次，属正常范畴。以后连续治疗3次巩固疗效。观察1个月，四肢活动及小便均正常（图5-101）。

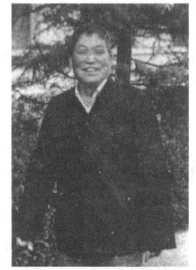

图5-101　首次治疗后独步行走，小便正常

例 3. 皮层性尿频

男，60 岁，吉尔吉斯斯坦人。

主诉：头晕、四肢无力，伴有尿频、尿急 12 年。

病史：患者于 12 年前开始出现头晕、四肢无力，当时血压较高，后来出现尿频尿急，白天小便 15 ~ 16 次，晚上小便 4 ~ 5 次，伴有尿急，有时小便在裤子上。

诊断：高血压病（Ⅲ 期）脑动脉硬化，皮层性尿频

选区：双侧血管舒缩区及足运感区，感觉区上 2/5，每天 1 次。

疗效：首次治疗后，血压 210/120mmHg。头晕明显减轻。次日晨患者来时述："昨天针刺治疗后，尿频尿急现象消失，白天仅小便 6 ~ 7 次，晚上仅小便 2 次。测血压 205/120 mmHg。第 3 次治疗后小便仍正常，血压 180/100 mmHg。连续治疗 10 次，小便一直正常，血压 180/100 mmHg。

例 4. 皮层性排尿困难

薛某，男，68 岁，山西省芮城县朱吕村人。

患者因左半身麻木 4 个月，排尿困难两天来诊。1977 年 12 月某日因上感后输液，两天后左半身麻木发凉，10 天后突然出现排尿困难，常有尿急感，但尿不出来，每次仅尿几滴。

选区：双侧足运感区，每天 1 次。

疗效：针 1 次后排尿正常，每天小便 4 ~ 5 次，观察两周排尿仍正常。

例 5. 皮层性尿失禁

陈某，女，49 岁，山西省运城地区木材公司职工。

原患高血压病，近年来常有头晕等症状，于前天开始突然小便控制不住，想小便时很快往厕所跑，有时来不及就小便到裤子里，于 1978 年 6 月 22 日来诊。

疗效：第一次针刺后，当天晚上尿急、尿失禁现象消失，排尿正常。随访 4 个月仍完全正常。

例 6. 尿崩症

女，52 岁，吉尔吉斯斯坦人。

主诉：多喝多尿 30 年余。

病史：患者于 1962 年开始多喝多尿，每天喝水 20 ~ 22kg，小便频数，20 ~ 30 分钟小便 1 次。每天尿频口渴。先后治疗无效，于 1992 年 6 月 11 日来诊（图 5 - 102）。

查体：神志清楚，述说确切，神经系统无阳性体征，无尿糖，血糖正常。不消瘦。

诊断：尿崩症。

选区：双侧足运感区及生殖区，每天

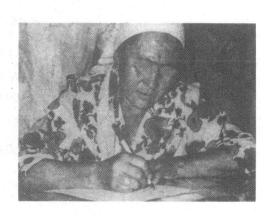

图 5 - 102　患者写病愈后的体会

1次。

疗效：首次治疗后即喝水减少。第4次治疗后，每天仅喝水6~7kg，小便次数也减少。第6次治疗后，每天喝水5kg左右，小便次数正常。

图5-103~图5-106为患者亲笔书写。

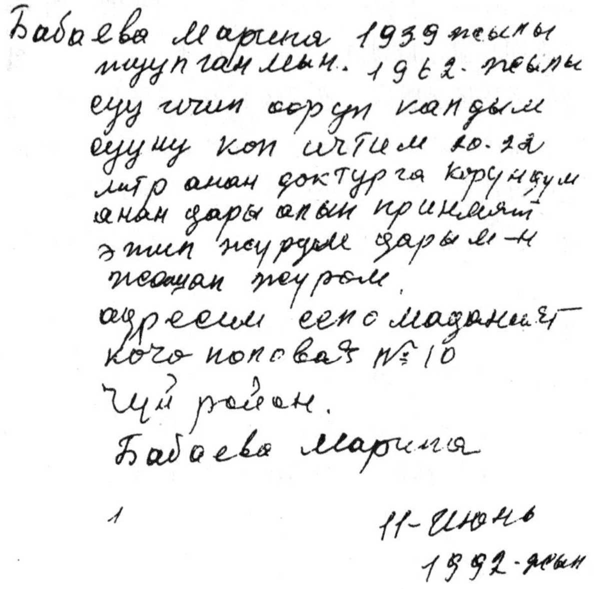

图5-103　治疗前书写情况

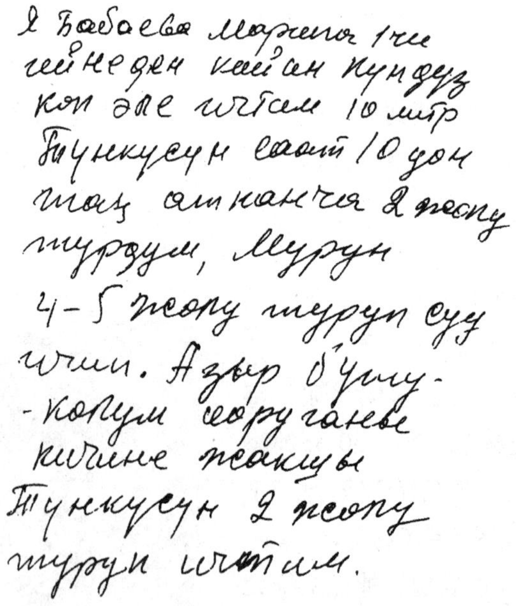

图5-104　首次治疗后书写情况

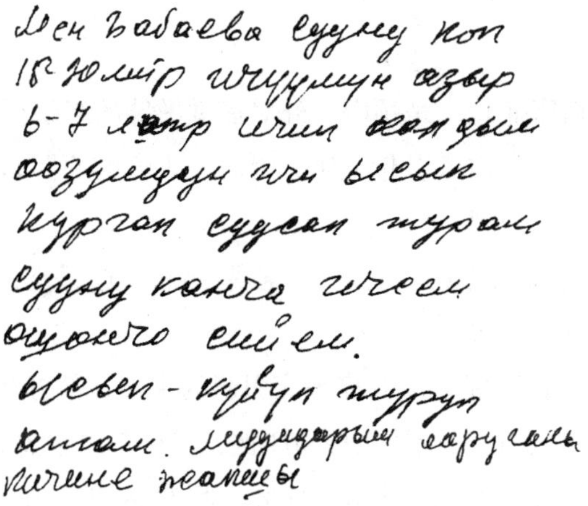

Исен Бабаева суунуу коп
15-18 литр ичуумун азыр
6-7 литр ичин калдым
оозумчуу ичи ысык
курган судсан туран
сууну канча ичсем
ошончо ешем.
Исеп - кучуп туруп
алгам. медицинские карусала
качиме жанцы

图 5 – 105　头针治疗 2 次后书写情况

Исен Бабаева Маркина 1988-де
туулгам. 1981-де уктап жатып
ойгонуп Гилим курган озум
ысык абдан еуредым. сууну
кечке коп ичтим 4 чакатай
жаным. Доктур бардым
доктор мага жардам дары
берди дары м-и жашап
калдым омурбою. Дары
жок болсо менде жашоо
жок озум курган ысык
терден жаман абанда
балам абдан первный болуп
калдым ошон учуго чейин
Эми Кытай докдурга
келип корунуп турам.
Дарылан кытай себеп болуп
келса деп ойлойм. Сууну
канча ичсем ошончо анча
ысылап. Кытай дордурдун чиркин,
алгандан суткала ешма 5-6 литр
суу ичип жатам. Эми дачы
жардам болот деп озу нуду
жирбилге, бат жора кынгам
болди жакшат.
16-гиюнь 92-жк Бабаева
Маркина
Кынки.ооьбанц

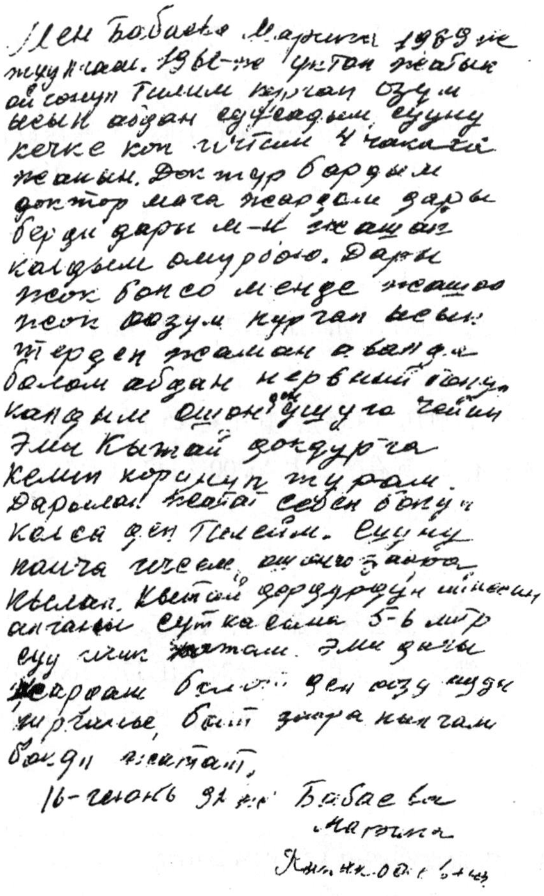

图 5 – 106　头针治疗 4 次后书写情况

七、头痛

头痛是常见的一种临床症状，是颅内、外对痛觉敏感的组织受到刺激引起头上半部的疼痛。神经系统及全身性疾病均可引起头痛。因此，头痛的原因是多种多样的。所以，对就诊患者，力求确诊，对症处理。

1. 选区 顶部痛，选双侧感觉区上 2/5；额颞部痛，选感觉区下 2/5，一侧症状选对侧，两侧症状选双侧。每天 1 次。

2. 疗效 对血管神经性头痛、偏头痛等病引起的头痛，部分病例能使症状缓解。

466 篇论文组中，有 7 篇论文论述头痛 463 例，其中基本治愈 236 例，占 50.97%；显效 65 例，占 14.03%；有效 134 例，占 28.94%；无效 28 例，占 6.04%。

八、高血压

高血压病因尚不清楚，是以动脉血压升高为特征，可伴有血管、心、脑、肾等器官病理性改变的一种全身性疾患。

测血压应在安静情况下进行，一般取坐位测右上肢。舒张压以音消为准（个别人声音持续不消失者可采取变音值，并加以注明）。现在标准为成年人凡收缩压≥140mmHg，或舒张压≥90mmHg 为高血压。

1. 选区 双侧血管舒缩区上 1/2，每天 1 次。

2. 治疗 不能完全治愈。但对各期高血压均有不同程度疗效；少数病例首次治疗后，即可出现明显疗效。

3. 疗效 观察了 50 例高血压（154），其中有 25 例经治疗后血压恢复在正常范围，称此为显效，占 50.00%；有 23 例有效，占 46.00%；2 例无效，占 4%。

【典型病例】

例 1. 高血压

邵某，男，63 岁，山西省稷山县饮食服务公司职工。

患者患高血压病 5 年，常头晕、失眠。来诊时血压 170/100mmHg。

针刺双侧血管舒缩区上 1/2，进针后不捻转，留针 30 分钟后，血压即降至 120/70mmHg，自觉头部轻快。

例 2. 顽固性高血压

某患者，男，58 岁，吉尔吉斯斯坦人（图 5-107）。

患者患高血压十几年，常在 210/140mmHg 左右。先后在本国用多种方法及药物治疗均无效。于 1993 年 4 月在比什凯克用头针治疗。治疗 4 次后血压下降到 160/100mmHg。治疗 14 次后，血压 145/85mmHg。基本恢复正常。

图 5-108～图 5-110 为血压记录和患者亲笔信。

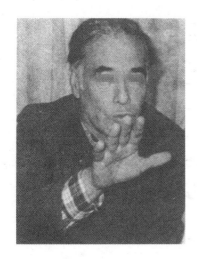

1993年4月22日	血压	200/140mmHg
1993年4月23日	血压	200/130mmHg
1993年4月24日	血压	170/120mmHg
1993年4月26日	血压	180/110mmHg
1993年4月27日	血压	160/100mmHg
1993年4月28日	血压	160/100mmHg
1993年4月29日	血压	170/90mmHg
1993年5月7日	血压	160/100mmHg
1993年5月8日	血压	160/100mmHg
1993年5月10日	血压	160/100mmHg
1993年5月11日	血压	170/100mmHg
1993年5月12日	血压	160/100mmHg
1993年5月13日	血压	170/100mmHg
1993年5月14日	血压	145/85mmHg
1993年5月15日	血压	140/100mmHg

图 5-107　患者谈他的高血压　　　　　图 5-108　连续治疗多日观察，血压一直很好

صەمقا ـ تائېروف داۋۇت 84 ياشتا، 1983 ـ يىلىرى
يېتاتىيېپ ، مۇستون قان بېسىشى ئەمرىغى بىلەن
ئاغرىپ كېلدىم ، مېشكەللىك سەھەردە روفتور نىيا
و قېمىغا تېدىم ، ھەپتىن دېبا كۆنۈر توبرىفا ئىستاندارغا
كۆرۈندۈم ، قان رەسىم چىبرپېنوۋ داۋلىنىپ ، يورە كە داۋلىنىپ
بىكۇپلا ئۇغىمسدى ، بىراق ھېشقانداغ پايدا بولماغاچ
كۈنىگە ـ كۈنگە داۋلىنىم 140/210 ئۆزگرۈتكىنى توردى
دۇرۇر ، 4 ـ ئايىلىغ 25 ـ دىن تارتىپ ھىتتا يىدى كەگگە
دوختور رچاۋ شى پا ككۈرۈنۈشتەكە لدىم.

بۇ داۋختۇ ۋلا ، بەشمەفا د كۈش ۇنكۇندە سلىشتى
با قماسلىغ ئان بسمنى تو ەغلاتتن ، بىراق ئىكىسى بەس بولايتتى
ھازىرچا دېبىسىمىم 90/170 ـ 100/140 گ بۇستى
سالامەتلىكىم يامتى بولۇپ قالدىغ ، بىشىم ئاغرىمايدۇ
يامالاھمالا نىنى توغرا يىسە ۋ ، بينا بەرتانجا كۆرۇۇس
داۋالىنىشى داۋام قىلا ، ى دېگگە مەغسىتم بار ،
بۇ دوختورلا ، زگە ـ ئوستالىغ مەنتقا رايلىتىسى بىلەن ردۇپ
تىنىگە سالامەتلىك ، ھىنى مىتكە توغۇلۇ ۋ نىلىغ دە ۋ.

تائېروف داۋۇت
1993 ـ 4 ـ 25 ـ توف

图 5-109　患者书写情况（一）

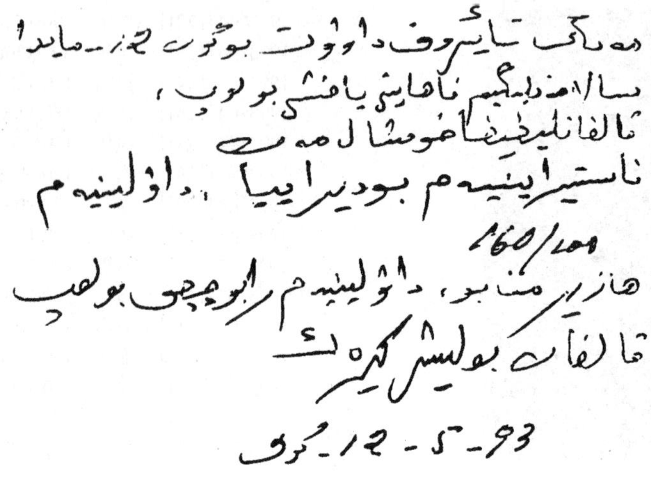

图 5－110　患者书写情况（二）

第二节　内科疾病

一、呼吸系统疾病

（一）支气管哮喘

支气管哮喘（简称哮喘）是一种常见的发作性、肺部过敏性疾病。发作一般有季节性。由于发病时细支气管平滑肌的痉挛，黏膜充血、水肿和分泌增加，患者有胸闷、气急、哮鸣、咳嗽和咳痰。有过敏性体质的患者在吸入过敏性抗原微粒或发生呼吸道感染时，均可引起发病。

支气管哮喘典型发作前，常有先兆症状，如咳嗽、胸闷或连续喷嚏等。如不及时治疗，可迅速出现哮喘。急性发作的患者有气急、哮鸣、咳嗽、多痰，听诊两肺常布满哮鸣音。

1. 选区　双侧胸腔区。每天 1 次。

2. 治疗　部分患者可使症状缓解。

3. 疗效　466 篇论文组中，有 7 篇论文论述支气管哮喘 209 例，其中基本治愈 83 例，占 39.71%；显效 93 例，占 44.49%；有效 28 例，占 13.39%；无效 5 例，占 2.39%。

【典型病例】

例 1. 支气管哮喘

王某，女，2 岁，山西省运城市北城区人。

主诉：咳伴喘 2 天。

病史：患者于两天前开始咳嗽、发烧及哮喘，用解热药后烧退，但仍喘、气短，于

1978 年 7 月 5 日来诊。

查体：神志清楚，哮喘明显，两肺哮鸣音存在。

选区：选双侧胸腔区，每天 1 次。

疗效：进针后 5 分钟哮喘减轻，30 分钟后哮喘停止，同时两肺哮鸣音也消失。以后每天针 1 次，共针 9 次，一直无复发。

例 2. 过敏性支气管哮喘

某患者，女，23 岁，斯里兰卡人。

患者患过敏性支气管哮喘 3 年。于 1989 年用头针治疗 6 次后，哮喘停止，恢复正常（图 5-111）。

（二）过敏性呼吸困难

少数患者在吸入过敏性抗原微粒后，不引起哮喘的急性发作，仅能引起呼吸困难，长者可持续数月不能恢复。

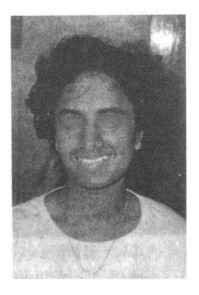

图 5-111 头针治愈哮喘

1. 选区 双侧胸腔区，每天 1 次。

2. 治疗 部分病例能使症状缓解。

【典型病例】

吴某，女，32 岁，山西省绛县人。

主诉：呼吸困难、气短 4 年余。

病史：患者疑 4 年前去大同时着凉，发生气短。以后每遇天凉、天热及来苏水等药后即发生呼吸困难及气短。常持续数月不能恢复。于 1978 年 6 月 3 日来诊。

查体：神志清楚，胸式呼吸，呼吸明显困难，两肺无哮鸣音，仅有呼吸音粗糙。

选区：选双胸腔区。

疗效：留针 3 小时后，气短明显减轻。第二天胸式呼吸消失、呼吸正常。以后每天针 1 次，持续 12 天均正常。

二、非器质性男性性功能障碍

男性性功能障碍分器质性和非器质性两种。

临床上基本可分两大类：即性反射兴奋所造成的遗精和早泄，以及性反射抑制所造成的阳痿。

遗精是指成年人不经过性交，而遗精次数频繁者。早泄是指不能完成性交过程，而在阴道外射精后立即萎软的现象。阳痿是指准备性交时阴茎不能勃起或勃起不坚，以致不能进行正常性交者。

1. 选区 双侧足运感区及生殖区，每天 1 次。

2. 治疗 多数病例可有显著效果。

【典型病例】

例 1. 遗精

刘某，男，25 岁，山西省运城市人。

主诉：遗精 6 年余。

病史：患者于 6 年前和同学们玩耍时，使阴茎勃起后遗精，以后隔 2～3 天即遗精 1 次。常在梦中性交时遗精。婚后数年仍未减轻，而且近年来有所加重。先后服六味地黄丸等治疗无效。1978 年 9 月 20 日来诊。

选区：选双侧足运感区及生殖区，每天 1 次。

疗效：分别在第 1 和第 5 次治疗后各遗精 1 次。以后连续观察 24 天，不仅无遗精，而且白天有精神。

例 2. 阳痿、早泄

张某，男，26 岁，山西省运城市电器厂职工。

主诉：阳痿、早泄半年。

病史：患者半年前因过劳后入睡时遗精两次，当时精神紧张，害怕治不好，所以常彻夜不眠，阴茎完全无法勃起，也无性欲要求。有时在性交时精液射在阴道外面。此后他更加紧张，不仅完全不能勃起，而且阴茎还有回缩现象。先后用中西药治疗 3 个月无明显进步，于 1978 年 5 月 23 日来诊。

选区：双侧足运感区及生殖区，每天 1 次。

疗效：第一次针后晚上入睡很好，而且阴茎有时勃起。针 7 次后，性交、射精均恢复正常。

例 3. 阳痿

张某，男，太原铁路局第四工程段职工。

主诉：阳痿 1 年半。

病史：患者 1976 年因胃穿孔手术后半年内无性欲要求，后来在性交时阴茎不能勃起，先后经多方治疗无效，于 1978 年 10 月 4 日来诊。

选区：选双侧足运感区及生殖区，每天 1 次。

疗效：针 5 次后夜间有时能勃起。治疗 8 次后夜间勃起次数较多，而且还有性欲要求。患者非常满意，随访 1 个月仍正常。

三、腹泻

腹泻是临床上常见的症状，系指排便次数增加，粪便稀薄或含有脓血黏液。

1. 选区　双侧足运感区及生殖区，每天 1 次。

2. 治疗　部分病例能使症状缓解。

【典型病例】

例 1. 五更泻

葛某，女，63 岁，山西省运城市西城区杜家村人。

主诉：腹痛腹泻年余。

病史：患者于 1 年前无特殊原因开始腹痛腹泻，每到天快亮时，即开始腹痛，很快想大便。便为稀粪，每天如此。同时伴有失眠，进食差，精神不好。先后用中西药治疗无效。1978 年 6 月 9 日来诊。

诊断：五更泻。

选区：选双侧足运感区及肠区，每天 1 次。

疗效：针 3 次后，天快亮时腹痛减轻，但仍腹泻。针 4 次后，腹痛腹泻已停止。继续治疗 10 天痊愈。

1978 年 6 月 29 日前后，天快亮时又间断性腹痛腹泻，以后间断治疗 1 个月，一直正常。

例 2. 脓血便

贾某，男，60 岁，山西省运城市安邑乡人。

主诉：腹胀腹泻近 4 个月。

病史：患者于 1978 年 5 月 16 日发现脓血便，每日 14~15 次。先后经中西医治疗未能控制。1978 年 9 月 26 日更严重，脓血便每日 15~16 次，夜间大便 1~2 次。1978 年 9 月 30 日来诊。

选区：选双侧足运感区及肠区，每天 1 次。

疗效：针刺前腹胀易便感明显，进针后 5 分钟腹胀明显减轻，易便感消失。第二天大便减少到 5~6 次。脓血便消失，变成黄色稀粪。第四天大便 4 次，仅有腹胀感。第五天第五次治疗，针刺后腹胀消失，日便 1 次，观察 50 天仍正常。

四、糖尿病

糖尿病是一种常见的代谢内分泌疾病。病因大多未明。基本病理生理为绝对或相对的胰岛素分泌不足所引起的糖、脂肪及蛋白质等代谢紊乱。其特征为血糖过高及糖尿。临床上出现多尿、多饮、多食、疲乏、消瘦等症状群，严重时可发生酮症酸中毒。

临床上按起病年龄可分幼年型及成年型。15 岁以前起病为幼年型。按病情轻重分轻、中、重三型。轻型：临床上无症状，血糖在 150mg% 以下，尿检查尿糖阳性。中型：介于轻型与重型之间。重型：患者起病年龄较轻，或起病已久者，消瘦等症状较明显，空腹血糖常在 250mg% 以上。

1. 选区　双侧足运感区及生殖区，每天 1 次。

2. 治疗　头针不能完全治愈糖尿病。但对多饮、多尿部分患者有一定疗效。

【典型病例】

徐某，女，53 岁，山西省运城市人。

主诉：烦渴、多饮、多尿、消瘦 5 年余。

病史：患者于 5 年前无特殊诱因开始多饮、多尿、易饥、多食，烦渴明显。每天饮水

8000～10000mL。常有尿意感，每小时小便 1～2 次，每晚小便 7～8 次。每次吃 350～400g，喝 1500mL，但是逐渐消瘦而疲乏。尿糖（＋＋＋）。先后服甲苯磺丁脲、降糖灵、六味地黄丸等药，不仅无效而且腹胀及关节痛，视物不清，入睡困难。1978 年 6 月 6 日来诊。

查体：神清，面容憔悴、消瘦、体重 48kg。脉搏 84 次/分钟，心律齐，各瓣膜无杂音。肺清无啰音。肝脾未触及。眼底右颞下有片状蜡样改变，双胫前有可凹性水肿，尿糖（＋＋＋）。

临床诊断：糖尿病。

选区：选双侧足运感区及生死区，每天 1 次。

疗效：经两次治疗后，患者有精神，能入睡。眼看东西亮了，饮水及排尿明显减少。针 7 次后精神更好，1 天仅饮水 1500mL 左右，每昼夜排尿 7 次。针 10 次后腹胀及双下肢水肿消失，易饥多食也消失。针 20 次后体重增加到 51.5kg，每天食 500g 左右，饮水仅 1500mL，但化验尿糖仍为（＋＋＋）。针 70 次后疗效巩固。针刺后排尿量变化（图 5－112）。

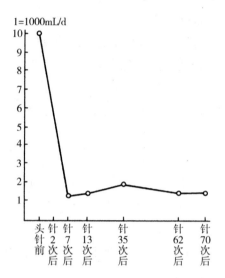

图 5－112　头针前后日排尿量变化图

第三节　外科疾病

一、骨病

颈椎骨关节肥大性脊髓病变

颈椎骨关节肥大性脊髓病变又名颈椎肥大综合征，简称颈椎病，是一种临床常见疾病。病变主要累及颈椎骨、椎间盘和周围纤维结构，伴有明显的脊神经根和脊髓变性，主要临床表现为头、颈、臂、手及前胸等部位的疼痛、并可有进行性肢体的感觉及运动功能障碍，严重者可导致四肢瘫痪。

此病多见于成人，多发于 40～60 岁之间。

颈椎 X 线的侧位片可见生理前凸消失，椎间隙变窄，椎体前后缘有唇样骨赘等改变。

1. 选区　足运感区及感觉区上 2/5。一侧症状选对侧，两侧症状选双侧，每天 1 次。

2. 治疗　部分病例可明显改善临床症状。

【典型病例】

例 1. 颈椎肥大综合征

师某，男，58 岁，山西省运城地区棉麻公司职工。

主诉：左上肢麻木9个月，右上肢痛4个月余。

病史：患者于1977年8月某日无明显诱因出现左上肢麻木，但程度较轻，后来逐渐加重。1978年元月发现右上肢在前后摆动及外展时皆痛。平时几分钟发作一次，晚上不能安睡，因右侧卧位时右臂痛、左侧卧位时左上肢麻木。在此期间曾用体针、理疗及注射丙酸睾酮无效。双下肢疼痛严重，不能走路而停止。病情逐发展，后期已不能骑自行车，行走时因双臂痛、麻木不敢动，十分痛苦。1978年4月6日来诊。

查体：神清，言语正常。左上肢外侧有一条痛觉减退带，宽约0.5cm，从第5颈椎旁斜到左肩，通过臂外侧中央绕行到前臂内侧至左拇食指。用弯针尖叩击试验，此带范围痛觉微减退。右上肢活动时三角肌和锁骨外侧痛感明显。右肘前屈时痛感明显。手不能从上衣口袋内掏出东西。睡在躺椅上，臂抬不起来。行走时头微低，双肘关节半屈状不敢摆动。颈椎X线片：颈3～7椎体前后缘有唇样骨赘。

选区：选双侧足运感区，每天1次。

疗效：第一次针后双上肢麻痛即消失，但当晚症状又出现。后经埋针疗效巩固。共治疗约50次，临床症状和体征完全消失，已上班工作。随访8个月仍正常。

二、皮肤病

（一）皮肤瘙痒症

瘙痒系一症状，而非一种特异性疾病。通常分局限型和全身型。本病主要的症状是瘙痒，一般为阵发性，每次能延长数小时。过劳、饮酒或吃辛辣的菜食，可诱发或加重瘙痒。

瘙痒的程度轻重不同。多数患者在晚间或在入睡时搔抓明显。有时痒感甚剧，不堪忍受，以至患者无论在什么环境下都要连续地和强烈地搔抓，直至患处抓破出血。患处常出现抓痕、血痂、色素沉着等。

1. 选区　双侧感觉区上2/5、双侧足运感区，每天1次。

2. 治疗　部分患者可使症状消失。

3. 疗效　466篇论文组中，有一篇（108）论述皮肤瘙痒症10例，其中治愈6例，占60%；显效1例，占10%；有效2例，占20%；无效1例，占10%。

【典型病例】

谢某，女，50岁，山西省运城市车盘乡东高玉大队人。

主诉：皮肤瘙痒2年余。

病史：患者2年前无特殊原因出现全身发痒，痒甚时彻夜不能入睡，不断搔抓，有时搔抓至皮破流血。先后用中西药治疗，有时可以减轻，但仍反复发作。1978年6月21日来诊。

查体：四肢及胸前背后均有对称性块状色素沉着及结痂。

选区：双侧足运感区及感觉区上 2/5，每天 1 次。

疗效：治疗 3 次后好转、治疗 9 次后完全恢复正常。

（二）接触性皮炎

本病由接触某种外在刺激（动物性、植物性或化学性）而发生的皮肤急性发炎，表现为红、肿、水疱，伴有各种程度的痒或烧灼感。

1. 选区 一侧病变，选对侧感觉区上 3/5 及足运感区。双侧病变，选两则感觉区上 3/5 及足运感区，每天 1 次。

2. 治疗 部分患者可使症状消失。

【典型病例】

牛某，女，53 岁，山西省清徐县大寨村人。

主诉：双手出疹红肿发痒 6 天。

病史：患者于 6 天前无明显原因，突然双手背部及面部有红色皮疹作痒，逐集聚成片状，部分已抓破，可见少量的渗出液及痂皮。因瘙痒严重，患者不断抓手背及面部。

疗效：首次针刺，第一次捻针后痒感消失，捻 3 次针后患者感全身舒适。第二天早上面部及双手背痒及红肿完全消失。后又针 3 次巩固疗效。

（三）神经性皮炎

本病是一种慢性皮炎，以局部瘙痒、皮肤增厚，皮沟加深和多角形丘疹为特征。常见者有两型，即局限型和播散型。

1. 选区 一侧病变选对侧感觉区上 3/5，足运感区。两侧病变选双侧感觉上 3/5、足运感区。每天 1 次。

2. 治疗 部分病例可使症状消失。

【典型病例】

冉某，女，46 岁，山西省运城市西陈村人。

主诉：双腕桡侧等处瘙痒及皮肤粗糙 1 年半。

病史：患者于 1977 年 3 月无特殊原因，双腕桡侧皮肤开始瘙痒，常因瘙痒致失眠。以后皮肤逐渐变粗糙，而且高出皮肤。挠破后流血。后发展到颈部、双腹股沟、双腘窝、胸前等处。目前全身发痒。先后用中西药治疗，效果不著。1978 年 7 月 12 日来诊。

查体：神志清楚，言语正常。反应能力正常。双腕部从手掌至腕上桡侧约 12cm²、双腹股沟处有 22cm×8cm、双乳房外下方约有 8cm×6cm、双腘窝有约 4cm×3cm 皮肤变粗，皮沟加深，高出皮肤。有挠破之血痂。有些部位有多角形丘疹。

选区：双侧足运感区、感觉区上 2/5，每天 1 次。

疗效：针 3 次后，全身痒感减轻。针 6 次后，全身痒感明显减轻，双腕部皮肤损害已缩小到 6cm²，其他部位也有缩小。针 31 次后，全身各处皮肤损害已基本恢复，损害处有些仅留有深褐色色素沉着，仍有些部位发痒。针 40 次后，全身痒感消失。

（四）斑秃

斑秃为一种头部局限性斑状脱发。骤然发生，严重者可呈全秃。

多数因遭受精神创伤之后发生，或因神经精神性创伤而迅速使之恶化。

初为孤立局限性圆形或椭圆形斑状脱发，直径 1～2cm 或更大，境界明显。渐渐进展，数目随之增多，毗邻者趋向融合。严重者头部毛发脱落净尽，不留一茎。表面皮肤保持正常，平滑光泽，无炎症现象。

1. 选区　双侧足运感区、感觉区上 3/5，每天 1 次。

2. 治疗　部分患者可完全恢复正常。

【典型病例】

男，14 岁，山西省稷山县高渠村人。

主诉：头发及眉毛完全脱落 7 个多月。

病史：患者于 1974 年 10 月某日下红薯窖打扫，发现一条约筷子粗的蛇，非常害怕，立即上来。几天后，用手摸头时发现有头发脱落，不几天帽子里常有很多落下的头发，很快就一块一块脱落。约 1 个月头发和眉毛完全落光。后经口服谷氨酸，并用侧柏叶洗头、生姜擦头皮等治疗，持续半年无好转，于 1975 年 8 月 21 日来诊。

查体：头发及眉毛完全脱光，头皮光秃。

选区：选双侧足运感区、感觉区，每天 1 次。有时隔天 1 次。

疗效：针 20 次后开始长出头发，但是很稀，头发不仅细而且是黄色。针 30 次后头发增多，有的已经变黑，但局限在额顶部，在双颞部鬓角及枕部尚未长出。针 80 次后，全部头发及眉毛长出，完全变黑，恢复正常。

按：466 篇论文组中，有一篇论文（437）论述脱发 67 例，其中基本治愈 47 例，占 70.14%；有效 16 例，占 23.88%；无效 4 例，占 5.97%。

第四节　五官科疾病

一、梅尼埃病及综合征

梅尼埃病及综合征，由迷路水肿、炎症、血管痉挛、出血、动脉硬化或变态反应等引起。发作时表现为突然阵发性眩晕、感觉自身及四周景物旋转。常伴有恶心、呕吐、面色苍白、眼球震颤、共济失调等。发作时可持续数小时至数天。

1. 选区　双侧晕听区，每天 1 次。

2. 治疗　梅尼埃综合征比梅尼埃病疗效好。个别病例，将针刺入后，症状即可消失。

3. 疗效　466 篇论文组中，有 18 篇论文论述了梅尼埃病及梅尼埃综合征 786 例，其中基本治愈 426 例，占 54.19%；显效 174 例，占 22.13%；有效 167 例，占 21.24%；无效 19 例，占 2.41%；从上述资料可知，总有效率为 97.59%，基本治愈和显效率为 76.32%，证明头针是治疗梅尼埃病和梅尼埃综合征是一种有效的方法。

【典型病例】

白某，女，50 岁，山西省运城市人。

主诉：发作性眩晕 5 年，近 1 年来加重。

病史：患者于 5 年前开始发作性眩晕，发作时物体旋转、心跳、出汗。频发时日数次，每次持续 20 分钟左右，最长可达 20 小时。先后用中西药治疗无效。1978 年 5 月 26 日来诊。

查体：眩晕明显，眼前物体旋转，双耳鸣伴心跳、出汗。

选区：选双侧晕听区，每天 1 次。

疗效：第二次针后眩晕消失。5 个月后发作，针 1 次后又消失。随访 5 个月仍正常。

二、头晕

头晕是一个症状，很多疾病都可引起，特别是脑部疾病，更易出现头晕。

1. 选区　双侧晕听区，每天 1 次。

2. 治疗　对于器质性病变，明确诊断除病因治疗外，同时针刺双侧晕听区。对于功能性疾病引起的头晕，不仅疗效好而且见效快。

3. 疗效　466 篇论文组中，有 7 篇论文论述头晕（眩晕）200 例，其中基本痊愈 116 例，占 58.00%；显效 63 例，占 31.50%；有效 19 例，占 9.50%；无效 2 例，占 1.00%。从上述资料可知，总有效率为 99%，基本治愈率和显效率为 89.50%。

三、神经性耳聋

病变影响耳蜗神经所产生的听力障碍，称神经性耳聋。特点是气传导和骨传导都障碍。

1. 选区　双侧晕听区，每天 1 次。

2. 治疗　部分病例能使听力明显恢复或基本痊愈。

3. 疗效　466 篇论文组中，有 4 篇论文论述神经性耳聋 84 例，其中单纯神经性耳聋 51 例，神经性耳聋伴耳鸣 33 例。单纯神经性耳聋组 51 例，其中基本治愈 28 例，占 54.90%；显效 13 例，占 25.49%；有效 4 例，占 7.8%；无效 6 例，占 11.76%。神经性耳聋伴耳鸣组 33 例，其中基本治愈 11 例，占 33.33%；显效 11 例，占 33.33%；有效 7 例，占 21.21%；无效 4 例，占 12.12%。

【典型病例】

例 1. 双侧神经性耳聋及耳鸣

王某，男，40 岁，山西省运城地区农机公司职工。

主诉：左耳聋 12 年余，右耳聋 6 年。

病史：患者 1966 年某日晨起后发现左耳鸣，听不真切。对面说话，打电话均听不清。1973 年感冒后右耳又突然听不见钟表声，对面说话也听不清。先后用中西药及体针（右听宫、耳门）等治疗无效。近 3 年来仍无进步。看电视时坐得很近也听不见。于 1978 年 9 月 19 日来诊。

查体：双耳听不见表声，对面说话听不清，双耳鸣。双侧鼓膜内陷。

选区：选双侧晕听区，每天 1 次。

疗效：针 5 次后可听到表声，打电话时左耳已能听清。针 9 次后看电视时坐在 3m 远可听见，对面谈话能听清。

例 2. 右侧神经性耳聋

兰某，女，62 岁，辽宁省丹东市人。

主诉：右耳聋 17 年。

病史：患者 1975 年某日在劳动时，突然感觉右耳闷，听力障碍，伴右侧头痛。当即在当地用多种方法治疗均无进步，反而病情逐渐加重，持续 1 年后右耳全聋。雷声和汽车鸣喇叭的声音都听不见。后来间断用多种方法治疗，无进步，于 1992 年 10 月 16 日来诊。

查体：神志清楚，言语正常，理解力正常。左耳听力正常。右耳听力消失，在右侧（堵住左耳，闭住眼睛）耳后拍手及大声喊也听不见。

诊断：突发性右侧耳聋（完全性）。

选区：双侧晕听区。每天 1 次。

疗效：首次进针后患者即感右耳似有听力。次日来测听力，在头后（堵住左耳，眼睛闭住）拍手已能听到。第二天行 2 次治疗后右侧听力明显好转，用手堵住左耳，闭住眼睛，站在右侧，用普通声音问她的名字、岁数，患者都能听清，并一一做了回答。

四、耳鸣

耳鸣是客观无声音，患者主观感到耳内有异常的声音持续或间断存在。

1. 选区　双侧晕听区，每天 1 次。

2. 治疗　对间断性耳鸣比持续性耳鸣效果好。有部分病例，首次治疗后，可使耳鸣消失。

【典型病例】

范某，女，23 岁，山西省万荣县汉薛镇人。

主诉：双耳鸣月余。

病史：患者于 1992 年 9 月上旬某日，因失眠后出现耳鸣。耳鸣持续存在，先后用药物治疗无明显进步，于 1992 年 10 月 6 日来诊。

查体：神志清楚，理解正常。双耳听力基本正常，但双侧耳鸣。耳鸣的声音似磨面机的声音，持续存在。

诊断：双耳鸣。

选区：晕听区（双），每天 1 次。

疗效：头针首次治疗后即出现了疗效。治疗 3 次后耳鸣消失。间断针刺治疗 9 次，巩固疗效（图 5 - 113）。

五、前庭神经损害

前庭神经功能是反射性调节机体平衡（包括头、眼球、躯体、肢体）。在正常情况下，我们很少感到前庭器官在活动。只有当前庭功能障碍或受到刺激时才会感觉到。

前庭神经病损的主要表现有眩晕、眼球震颤、倾倒。并可伴有恶心、呕吐等症状。

注射硫酸链霉素等可使前庭功能受损。

1. 选区 双侧晕听区，每天 1 次。

2. 治疗 部分患者可使症状消失。

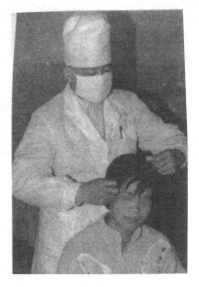

图 5 - 113 头针治愈耳鸣

【典型病例】

来某，女，51 岁，山西省运城市大渠乡王家营大队人。

主诉：注射链霉素后眩晕 5 天。

病史：该患者原患慢性支气管炎、肺气肿。近日来因咳嗽、气短、胸痛就诊。注射青链霉素，每次注射青霉素 20 万单位，链霉素 0.5g，每日 2 次。注射 3 次后，面部及全身有跳动感和难受，不愿意继续注射，而继续注射 7 天头晕明显，似酒后头晕，步态不稳，晚上需人扶才能走路。头往右转动时头晕严重。于 1978 年 6 月 4 日来诊。

查体：因头晕明显自己不能走路，被他人扶进检查室。头不能往右转动，被动转动时头晕严重。有水平性眼震，但无耳鸣。右听力正常。

选区：选双侧晕听区，每天 1 次。

疗效：第一次针后，头晕减轻。针 2 次后头晕明显减轻，能自己行走。治疗 4 次后已不头晕，能自己步行来诊。但头往右突然转动时仍有轻微头晕，水平性眼震已消失。治疗 7 次后完全恢复正常。

第五节　泌尿生殖系统疾病

一、功能性子宫出血

由于下丘脑－垂体－卵巢内分泌功能失调引起的子宫异常出血，称功能失调性子宫异常出血，简称功能性子宫出血。中医对该病早已认识，称崩漏。多发生于青春期及更年期，少数发生于生育期。

1. 选区 双侧足运感区及生殖区，每天 1 次。

2. 治疗　部分病例能基本治愈，且有见效快之特点。

3. 疗效　466 篇论文组中，有 7 篇论文论述了功能性子宫出血（含崩漏）115 例，其中治愈 87 例，占 75.65%；显效 13 例，占 11.30%；有效 11 例，占 9.56%；无效 4 例，占 3.47%。

从上述资料可知，针刺足运感区（双）、生殖区（双），每天 1 次，对功能性子宫出血有较好的治疗效果。在本组中，有中、西医的文章，西医诊断为功能性子宫出血，中医诊断为崩漏。功能性子宫出血组 54 例，其中治愈 46 例，占 85.15%；显效 4 例，占 7.40%；有效 2 例，占 3.70%；无效 2 例，占 3.70%。崩漏组 61 例，其中治愈 41 例，占 67.21%；显效 9 例，占 14.71%；有效 9 例，占 14.75%；无效 2 例，占 3.27%。两组疗效见图 5-114。

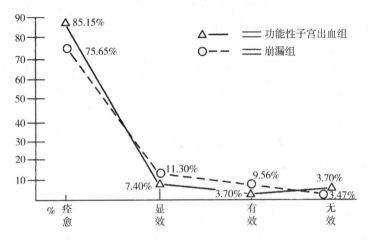

图 5-114　功能性子宫出血与崩漏疗效对比图

从图 5-114 中可知，两组的治愈率分别为 85.15% 和 75.65%，经统计学处理 $P > 0.05$，无显著差异性。

二、产后排尿异常

产后排尿异常，包括生产后小便不通或尿意频数，小便失禁。

1. 选区　生殖区（双），感觉区上 2/5（双）或足运感区（双）。

2. 治疗　部分病例有显著疗效。

3. 疗效　466 篇论文组中，有两篇论文论述产后小便不通（尿潴留）47 例，全部治愈。1 组有治疗次数和疗效统计，24 例，首次治疗 18 例治愈，占 75.00%；第二次治愈者 5 例，占 20.83%；第 3 次治愈的 1 例，占 4.16%。

第六节　其他病症

【典型病例】

例 1. 脑瘤

张某，男，36 岁，山西省襄汾县人。

该患者因头痛、失眠、记忆力减退伴四肢抽风及小便失禁 1 年，于 1970 年 10 月 25 日来诊。

查体：反应迟钝，左口角低，伸舌偏左。左侧腹壁反射、提睾反射减弱。巴宾斯基征双侧阳性。血压 140/90mmHg。脉搏 54 次/分。脑脊液正常。双侧视盘水肿。右侧颈动脉造影：侧位，大脑前动脉 2～3 段往后移位；正位，大脑前动脉 2～3 段弧形往对侧移位。根据病史和体征，结合血管造影所见，初步诊断为右额极部占位性病变。

行右侧前开颅，切除右额极部肿瘤，病理确诊为星状细胞瘤。术后伤口一期愈合，临床体征及症状消失。

后于 1971 年 5 月 3 日，因头痛、情绪高涨、小便失禁，疑为脑瘤复发而来诊。

查体：双侧视盘水肿，疑为脑瘤复发，准备再次手术治疗。但患者及家属均不同意而采用头针治疗。

选区：双侧足运感区、感觉区上 3/5，每天 1 次。

疗效：针 7 次后，头痛消失，精神恢复正常，尿失禁停止。

例 2. 脑囊虫病

孙某，男，63 岁，山西省乡宁县茅则渠煤矿工人。

主诉：头皮下有结节状物 5 年。双下肢麻木、无力、行走困难两月余。

查体：双下肢力弱，扶拐杖行走。头皮下有结节状物。

手术取出皮下结节状物，病检证实为囊虫壁。

选区：双运动区上 2/5，每天 1 次。

疗效：针 2 次后，双下肢肌力增加，独自能上下三层楼。随访半年疗效巩固。

例 3. 走路时偏斜、倾倒

（1）走路时往右侧偏斜

张某，男，48 岁，山西省运城市城区五交化公司职工。

主诉：头晕，走路往右侧偏斜 2 个月余。

病史：患者于两个月前无特殊诱因出现头晕，先后治疗进步不明显，于 3 天前头晕严重，晨起后发现走路不由自己，往右侧偏斜不能控制，有时还碰到墙上。于 1978 年 8 月 9 日来诊。

查体：神志清楚，言语正常。脑神经正常。无眼震。四肢肌力和肌张力正常。病理征阴性。眼底正常。胸透主动脉弓增宽。血胆固醇 160mg%。

选区：双侧平衡区，每天 1 次。

疗效：针 1 次后走路时偏斜减慢。针 8 次后走路偏斜现象消失。

（2）头晕、呕吐，走路时往右侧倾倒 10 年。

常某，女，59 岁，山西省太原市解放路日杂门市部工人。

主诉：行走时往右侧倾倒 10 年余，近半年来伴有眩晕及呕吐。

病史：患者 10 年前无明显诱因走路时常往右侧偏斜，自己不能控制，有时右臂碰在墙上，有时面部被擦破。先后用中西药治疗无效。近半年来更加重，走路时头突然抬起或低下，均发生喷射样呕吐，于 1976 年 12 月 15 日就诊。

查体：神志清楚，言语正常，无眼球震颤。四肢肌力、肌张力正常。头抬起、低下和旋转均眩晕明显。走路时往右偏斜，而且右腿不灵活。血压正常。

选区：右晕听区及平衡区。

治疗：第一次针后，头晕减轻，头部活动灵活，行走时往右偏斜减慢，而且下肢灵活。除此之外睡眠、吃饭均好转。治疗 3 次后，行走时已不偏斜，而且灵活，头不晕，每天无呕吐，晚上入睡好，全身舒适。后继续针 5 次巩固疗效。

例 4. 大脑发育不全

陈某，男，7 岁，上海市人。

患儿 1970 年 4 月 13 日出生，生后 6 个月不会坐，1 岁不会站，3 岁不会说话，4 岁走路不稳，平时易患其他疾病。1974 年 9 月在神经科确诊为痴呆。5 岁时还不会讲话，走路不稳，不识数，头围仅 49cm。

选区：双侧运动区、感觉区、言语二区等，隔天针刺 1 次。

疗效：间断治疗 1 年半后，有明显进步。不仅自己行走正常，而且智力明显进步，能说简单的话，对一般的事情还可以理解。

例 5. 顽固性呵欠

张某，女，32 岁，山西省临猗县王鉴乡南阳姚大队第 5 队人。

主诉：打呵欠无法自控 5 年。

病史：患者于 5 年前无特殊原因开始打呵欠，每次连续 10～20 下，每天发作 1～2 次。不分白天晚上，发作时伴流泪。有时其他人打呵欠她看见后也能诱发。近两年来发作频繁，日 4～5 次，每次持续 1 小时左右，中间不能控制，同时伴流泪。

选区：双足运感区及运动区下 2/5，每天 1 次。

治疗：针 6 次无进步。第七次开始埋针 8 小时，当天即明显减少，共埋针 3 天后呵欠完全消失。

例 6. 顽固性头痛伴发凉

孙某，男，35 岁，山西省运城市柏口窑村人。

主诉：头痛伴发凉 17 年余。

病史：患者 14 岁时头部患红癣，18 岁时治愈。此后因头痛伴发凉，常需戴帽子，晚上睡觉时将头包住仍有凉感，痛感也不能缓解。先后用中西药治疗无进步，于 1978 年 8 月 8 日来诊。

查体：仅顶部有少许头发，其他部位全是红癣愈合之瘢痕。头部有痛感。脑神经正常。

选区：双感觉区上 2/5、足运感区，每天 1 次。

疗效：针 1 次后头痛减轻，而且脑子清楚。针 4 次后，脱掉帽子头不痛不凉，而且在风地里步行 5000m 头部也无凉感。针 10 次后完全恢复正常，停止治疗。

例 7. 小儿夜尿

王某，男，9 岁，山西省稷山县肖家庄人。

主诉：夜间尿床 3 年。

病史：患儿 3 年前发现夜间尿床，冬夏四季，夜夜如此。有时每夜尿 2～3 次，先后用中药、体针等治疗未见明显效果。

选区：双侧足运感区，每天 1 次。

疗效：针 1 次夜尿停止。巩固治疗 3 次，仍正常。

例 8. 坐骨神经痛

张某，女，39 岁，山西省稷山县下弗村人。

主诉：右下肢疼痛、伴腰部难受 2 年，于 1971 年 5 月 15 日来诊。

查体：腘窝压痛点（＋），咳嗽时疼痛。

选区：左侧感觉区上 2/5，每天 1 次。

疗效：针 2 次后疼痛消失。

例 9. 幻听

李某，女，43 岁，山西省运城市人。

主诉：幻听、烦躁、睡眠不好 1 月余。

病史：该患者于 1957 年、1968 年、1969 年多次发生过精神失常。于 1972 年后主要是幻听，常觉有人和他说话，有时独自外出骂街，后住精神病院治愈。1978 年 5 月初又发病，幻听、烦躁，彻夜不眠，同月 22 日来诊。

查体：面黄肌瘦，精神紧张，否认自己有病，述整天有人骂她使其非常生气，并且不愿治疗。脉搏 124 次/分。

诊断：精神分裂症、幻听。

选区：选双侧晕听区，每天 1 次。

疗效：针 7 次后幻听明显好转，不仅声音小，而且次数减少。针 10 次后幻听完全消失。晚上入睡好，白天有精神，不仅自己来院针刺治疗，而且还能料理家务。随访半年，仍正常。

例 10. 阵发性室上性心动过速

叶某，男，军人。

发作性心慌气短、胸部憋闷已 17 年。发作时间最短 15 分钟，最长达 1 天。血压 180～200/90～120mmHg。每次发作需用西地兰等药，症状才能逐渐控制。1971 年 10 月 9 日又突然发病。当时脉搏 164 次/分，即用头针刺双侧胸腔区治疗。行针 30 秒钟，脉搏即变为 64 次/分，症状完全消除。

例 11. 风湿性心脏病伴全身水肿及尿少

高某，女，39 岁，山西省运城地区食品公司职工。

主诉：患风心病 20 余年。近 3 年来全身水肿及尿少。

病史：患者 20 年前关节疼痛严重，不能行走，伴发热。持续两年后，感心跳气短，确诊为风湿性心脏病。心跳有时每分钟 150 次。后经针灸、中西药治疗，心律控制，症状逐渐消失。1974 年因生孩子旧病复发，常易感冒，心慌气短伴水肿尿少，四肢无力，有时出现心律不齐。因水肿尿少，近 3 年来常服利尿药。每天或隔天服氢氯噻嗪 2 片，但仍尿少，白天和晚上最多尿两次。双腕关节常水肿明显，手伸屈不灵活。失眠、多梦，四肢酸困无力。近日来又出现胸前区疼痛及心律不齐，于 1978 年 5 月 23 日来诊。

查体：神志清楚，言语正常。四肢及面部水肿，双胫前有可凹性水肿。心律不齐，每分钟 90 次，心尖区有双期杂音。

选区：双侧足运感区、胸腔区，每天 1 次。

疗效：针 9 次后出现了明显的效果，胸前区疼痛及心律不齐消失，入睡好，疲乏感消失，四肢水肿消失。白天小便 3 ~ 4 次，晚上小便 1 ~ 2 次（利尿药已停服）。四肢有力，可从事一般家务劳动。至 1978 年 7 月 13 日间断治疗，一直很好，全身无水肿，小便正常，心律齐，每分钟 80 次。能从事一般家务劳动。

例 12. 慢性囊性乳腺病

杨某，女，41 岁，山西省运城市运输公司职工家属。

主诉：双乳房肿块及腰痛 1 年余。

病史：患者 1977 年 4 月某日发现右乳晕直上有一肿块，逐渐增长约鸡蛋大，伴有局部发胀、难受。先后多处诊断为乳腺肿瘤，因不能完全排除恶性肿瘤，多次劝其手术切除。患者思想压力大，不愿手术治疗。后于 1978 年 3 月又发现左乳晕上方又有一肿块，大小及位置基本和右侧相同。

查体：双乳晕直上 3cm 处有 6cm × 6cm × 4cm 之肿块。用手捏之明显，质中等硬度，肿块高低不平，但和基底部无粘连。用手平摸或按压，肿块则不明显，边缘摸不清。表面不红肿，无压痛。弯腰时腰痛明显。

选区：双感觉区上 2/5、足运感区，每天 1 次。

疗效：因腰痛选双感觉区上 2/5 及足运感区，针 2 次后，腰痛明显好转，同时双侧乳房的肿块也明显缩小。针 3 次后，双乳房的肿块基本消失。

例 13. 急性膀胱炎

杨某，女，32 岁，山西省运城市西冯村人。

主诉：小便频数伴尿痛 20 余天。

病史：患者于 20 天前无特殊原因开始有尿频尿急，伴排尿时疼痛及尿道发热，每日白天小便 20 余次，晚上小便 4 ~ 5 次，但每次量不多，有时仅有数滴。1978 年 6 月 28 日来诊。

查体：神志清楚，言语正常。神经系统无阳性体征，膀胱区有压痛。尿常规：蛋白（－），上皮（＋），白细胞（＋）、

根据病史和体征确诊为急性膀胱炎。

选区：双侧足运感区及生殖区，每天 1 次。

疗效：第一次针后排尿次数明显减少，一天小便 10 次左右，而且排尿时疼痛也减轻。针 2 次后，排尿次数更减少，一天仅排尿 8 次，而且每次尿量明显增加，排尿时仅有微痛。针 5 次后，排尿次数及尿量均正常，无尿痛现象。随访两个月正常。

例 14. 左中指感染

（该系带状感传阳性者）

王某，男，25 岁，山西省稷山县西社乡东庄村人。

主诉：左中指感染红肿疼痛 20 天。

病史：患者于 1975 年 9 月 28 日，左中指中节红肿疼痛，以后逐渐加重，于 1975 年 10 月 18 日来诊。

查体：左中指红肿，比对侧粗 2cm，不能伸屈，压痛明显。血常规：白细胞 11.15×10^9/L，中性 82%，淋巴 18%。

诊断：左中指感染。

选区：右感觉区上 2/5.

疗效：于下午 2 时 45 分钟刺右侧感觉区上 2/5 处。进针 5cm，留针 5 分钟时，患者自诉左手指疼痛明显减轻，10 分钟时感到左上肢麻木，20 分钟后检查，左手中指已完全不痛，伸屈正常，红肿微消，皱纹可见。此时左半身各种感觉都发生了明显的障碍。针刺后约半小时，第二次查血常规：白细胞计数 10.5×10^9/L；中性粒细胞 79%；淋巴细胞 21%。

未用任何药物，于 10 月 19 日（针刺的第二天）检查，左半身各种感觉仍障碍。左中指已完全不红肿，恢复正常。血常规：白细胞变成 7.9×10^9/L，中性粒细胞 70%，淋巴细胞 28%，嗜酸性粒细胞 2%。

例 15. 跟腱炎

王某，男，56 岁，山西省稷山县人。

因右足跟疼痛 2 月余来诊。

查体：右足跟因疼痛不能走路、碰硬物、手捏时甚痛。

选区：左足运感区，每天 1 次。

疗效：针 1 次后行走时已不痛。针 2 次后恢复正常。

例 16. 瘫痪伴肌萎缩

薛某，男，56 岁，山西省运城市西新庄村人。

主诉：左上肢抽痛伴手伸不直 1 年半。

病史：患者 1 年前无特殊诱因开始左上肢抽痛，以后左肘关节展不开，左手抽严重，展不开。先后治疗无效，于 1978 年 6 月 6 日来诊。

查体：血压 180/110mmHg。神志清楚，言语正常，伸舌居中。左上肢发凉，左肘关节伸不直，双骨间肌及屈指浅肌萎缩，左侧明显，左小指及无名指仅能伸 90°（图 5 - 115）。深反射亢进，霍夫曼征阴性。左手握力 4kg（右手握力 28kg），右上肢及双下肢正常。心律齐，每分钟 72 次，各瓣膜无杂音，肺清无啰音，肝脾未触及。

选区：右侧运动区及感觉区上 2/5，每天 1 次。

疗效：针 3 次后，感左手松快，左侧握力 10kg，左小指及无名指能伸展（图 5 - 116）。

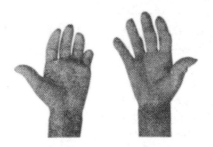
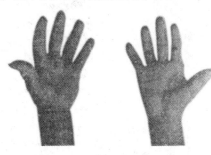

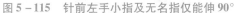

图 5 - 115　针前左手小指及无名指仅能伸 90°　　　图 5 - 116　第 3 次针后左手能完全伸直

针 20 次后，左手握力 24kg（图 5 - 117）。

例 17. 小儿麻痹

患儿，3 岁，吉尔吉斯斯坦人。

主诉：左下肢麻痹 1 年余。

病史：患儿 1991 年 4 月因高热后左下肢活动障碍。后来有所好转，但仍不能行走。于 1992 年 6 月 10 日来诊。选用左侧阳陵泉，足三里、太冲等穴，每天 1 次，连续治疗 5 次，体征无变化。1992 年 6 月 16 日改用头针治疗。

查体：搀扶行走时左膝关节不能屈，左脚尖抬不起来，独立行走时因左下肢力弱而摔倒。膝反射减弱（左）。

诊断：小儿麻痹。

选区：右侧运动区上 2/5 及足运感区。每天 1 次。

疗效：首次治疗后下肢主动运动增多。治疗 5 次后明显好转。患儿常主动活动左下肢，独立行走时膝关节能屈，脚尖也能抬起。治疗 10 次后不仅能独立上下台阶，而且可以快速行走，患儿母亲激动地用笔写下实况（图 5 - 118，图 5 - 119）。

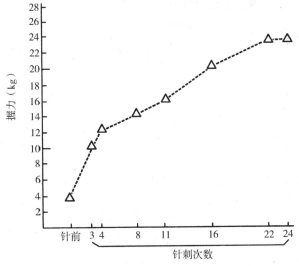
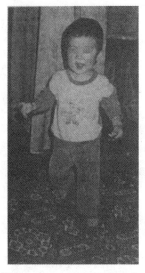

图 5 - 117　薛某针刺次数与握力增加关系　　　　　图 5 - 118　小儿快速行走

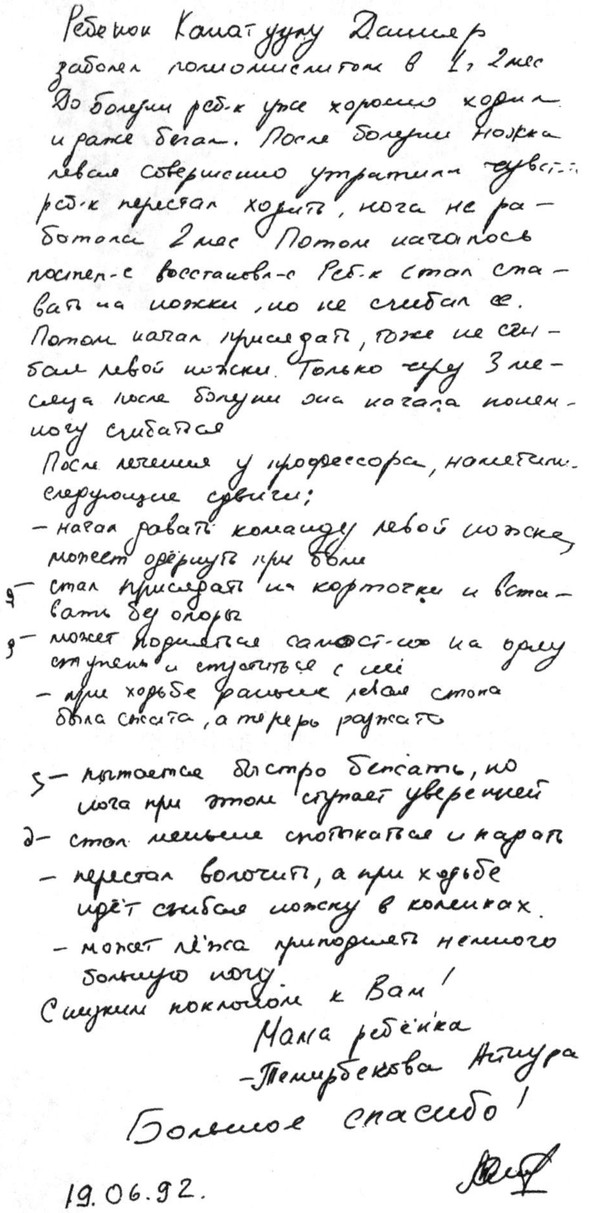

Ребенок Капаr-уулу Даниер
заболел полиомиелитом в 1, 2мес
До болезни реб-к уже хорошо ходил
и даже бегал. После болезни ножка
левая совершенно утратила чувст-
реб-к перестал ходить, нога не ра-
ботала 2 мес. Потом началось
постеп-е восстановл-е Реб-к стал вста-
вать на ножки, но не сгибал её.
Потом начал приседать, тоже не сги-
бал левой ножки. Только через 3 ме-
сяца после болезни она начала поне-
многу сгибаться
После лечения у профессора, наметились
следующие сдвиги:
- начал давать команду левой ножке,
может отдёрнуть при боли
я - стал приседать из карточки и вста-
вать без опоры
я - может подняться самост-но на одну
ступень и спуститься с неё
- при ходьбе раньше левая стопа
была спущена, а теперь держит

- пытается быстро бегать, но
нога при этом ступает увереней
я - стал меньше спотыкаться и падать
- перестал волочить, а при ходьбе
идёт сгибая ножку в коленках.
- может левая приподнять немного
большую ногу.
С глубоким поклоном к Вам!
Мама ребёнка
-Темирбекова Айнура
Большое спасибо!

19.06.92.

图 5-119　患儿母亲记录的情况

第六章 头针的疗效

一、脑源性瘫痪

781 例脑源性瘫痪患者中，有脑血栓形成及后遗症者 500 例，颅内炎症及后遗症 59 例，脑栓塞及后遗症 36 例，颅脑损伤及后遗症 132 例。患者全部应用头针治疗，未配合其他疗法。

781 例中，经治有效者 729 例，有效率为 93.3%，其中基本治愈者 227 例，基本治愈率为 29.1%（表 6-1）。

表 6-1 781 例瘫痪的疗效与病因的关系

病名	总例数	基本痊愈	显效	进步	无效	不同病因的基本痊愈率比较（统计学处理）
		例（%）	例（%）	例（%）	例（%）	
①脑血栓形成及后遗症	500	190（38.0）	123（24.6）	162（32.4）	25（5.0）	①与③④⑤⑥比较 $t \geq 3.2962$，$P < 0.001$ 差异性非常显著
②颅内炎症及后遗症	59	20（33.9）	13（22.0）	20（33.9）	6（10.2）	②与③比较 $t = 2.8148$，$P <$ 0.01 差异显著
③脑栓塞及后遗症	36	4（11.1）	11（30.6）	17（47.2）	4（11.1）	
④颅脑损伤及后遗症	54	4（7.4）	12（22.2）	33（61.1）	5（9.3）	②与④⑤比较 $t \geq 3.7323$，$P < 0.001$
⑤脑出血及后遗症	132	9（6.8）	38（28.8）	73（55.3）	12（9.1）	
⑥总计	781	227（29.1）	197（25.2）	305（39.0）	52（6.7）	②与⑥比较 $t = 0.75$，$P >$ 0.4 差异不显著

1. **病因与疗效的关系** 以基本治愈率相比较，经统计学处理可看出，脑血栓形成及后遗症的基本治愈率（38%）最高，颅内炎症及后遗症的基本治愈率（33.9%）较高，脑栓塞及后遗症、颅脑损伤的恢复期及后遗症和脑出血及后遗症的基本治愈率分别为 11.1%、7.4%、6.8%。

2. **病程与疗效的关系** 500 例脑血栓形成及后遗症的患者中，病程在 3 个月以内者 304 例，基本治愈率为 47.8%；病程在 3 个月以上者 196 例，基本治愈率为 23.0%。经统计学处理看出，二者间疗效差异非常显著（表 6-2）。

表 6 – 2　500 例脑血栓形成及后遗症的疗效与病程的关系

| 病程 | 总例数 | 基本痊愈 | 显效 | 进步 | 无效 | 不同病程的基本痊愈率比较 |
		例（%）	例（%）	例（%）	例（%）	（统计学处理）
①3 个月以内	304	145（47.8）	72（23.7）	77（25.3）	10（3.2）	①与②比较 $t = 4.147$，$P <$
②3 个月以上	196	45（23.0）	51（26.0）	85（43.4）	15（7.6）	0.001 差异非常显著
③总计	500	190（38.0）	123（24.6）	162（32.4）	25（5.0）	

二、舞蹈病

舞蹈病 20 例，年龄最小 8 岁，最大 65 岁，15 岁以下占多数。病程最长 3 年，最短 4 天，其中病程在两个月以内者 13 例。治疗次数最多 90 次，最少 1 次，平均 25 次。20 例中基本治愈 11 例，占 55%；显著效果 6 例，占 30%；有效 3 例，占 15%。病程在 2 年以内 18 例，其中治愈 11 例，占 60%；病程在 2 年以上 2 例，无 1 例治愈，仅有不同程度进步。风湿性舞蹈病 17 例中，基本治愈 11 例，占 64.7%；其他舞蹈病 3 例，无 1 例治愈，仅有不同程度进步。

三、震颤麻痹

震颤麻痹 31 例。年龄最大 70 岁，最小 40 岁。病程最长 16 年，最短 3 个月。头针治疗前均在其他医疗单位用药物治疗无效或疗效不著。头针治疗时间最长达 200 次，最短仅 1 次。有 2 例针 1 次震颤基本消失，走路较灵活。在 31 例中显著有效 14 例，有效 13 例，无效 4 例。有效率为 87.1%。多数患者在头针治疗 10 天以内可以显出效果。一些病例经治疗后，症状基本消失，生活能自理。个别病例仍有复发。

四、高血压

高血压病例 50 例，病程在 1 ~ 15 年。显著有效者 5 例，占 50%。多数病例第一次即能收到效果。每例平均仅治疗 3 次。头针降压的近期疗效是肯定的，但有些仍有复发。

五、小儿夜尿

小儿夜尿 60 例，10 岁以下 37 例，10 岁以上 23 例。病程 1 年 4 例，2 ~ 5 年 22 例，5 年以上 34 例。基本治愈 26 例，占 43.4%；显著有效 8 例，占 13.4%；有效 25 例，占 41.3%；无效 1 例，占 1.8%。总有效率为 98.3%。近期疗效是肯定的，但远期疗效有些仍不稳定。

附：有关疗效标准

1. 瘫痪的疗效标准　①基本痊愈：患者肢体功能恢复到正常范围，生活能自理。②显著有效：肢体功能有明显好转，但肢体还遗留某些功能障碍。③有效：肢体功能较治疗前有所进步。④无效：肢体功能无改善。⑤恶化：在治疗期间病情无好转，反而加重。⑥死亡：在治疗期间，不论任何原因死亡。

2. 舞蹈病和震颤麻痹疗效标准　①基本治愈：治疗后不自主运动和震颤消失，肌张力恢复正常，并能从事一般工作。②显著有效：不自主运动和震颤有明显改善，但还留有一定体征。③有效：治疗后体征有一定进步者。④无效：治疗后体征无进步者。

3. 小儿夜尿疗效标准　①基本治愈：治疗后夜尿停止，3个月不尿床。②显效：治疗后仅偶尔尿床一次。③有效：治疗后夜尿次数减少。④无效：治疗后无改变者。

4. 高血压疗效标准　按1972年全国心血管病座谈会拟定的疗效标准。

第七章　头针的特殊体征疗效

第一节　脑部病损后的手瘫痪状态

偏瘫是脑部病损后常见的一种体征。一般描记脑血管疾病引起偏瘫的特征是下肢伸直状，走路时半划圈，而肘关节、手指为屈曲状。有人描述这种状态和生理特征有关。我们在临床实践中观察了偏瘫的程度及手瘫痪状态的特征。

一、脑部病损后手瘫痪状态

观察 341 例脑部不同病损后手瘫痪患者的状态，从中发现偏瘫后手的状态基本可分五种类型：①手伸屈正常而握力减低者 86 例，占 25.2%。②完全屈曲状者 24 例，占 7.0%。③半屈曲状者 160 例，占 46.9%。④基本伸直状 36 例，占 10.6%。⑤完全伸直状 35 例，占 10.3%。以半屈状较多（表 7-1）。

表 7-1　341 例不同脑部病损后手瘫痪状态观察

手瘫状	脑血栓形成	脑出血	脑栓塞	颅脑损伤	总例数	
					数字	%
完全伸直状	18	13	4		35	10.3
基本伸直状	31	4	1		36	10.6
半屈状	108	35	10	7	160	46.9
完全屈状	11	7	3	3	24	7.0
活动正常仅握力弱	68	6	2	10	86	25.2
总例数	236	65	20	20	341	100

二、脑部不同病损与手瘫痪状态关系

为了观察脑部病损后手瘫痪的状态与疾病的关系，将 341 例分 4 种疾病：①脑血栓形成 236 例，其中半屈曲状 108 例，完全伸直状 18 例。②脑出血 65 例，其中半屈曲状 35 例，完全伸直状 13 例。③脑栓塞 20 例，其中半屈曲状 10 例，完全伸直状 4 例。④颅脑损伤 20 例，其中半屈曲状 7 例。

三、脑部病损后手瘫痪状态与病程关系

为了观察手瘫痪状态与病程的关系，将 341 例分为 3 个组：3 个月以内者为第一组 188 例，其中半屈曲状 81 例，占 43.1%；完全伸直状 24 例，占 12.8%。4 个月至 1 年为第二组 75 例，其中半屈曲状 41 例，占 54.6%；完全伸直状 8 例，占 10.7%；1 年以上为第三组 78 例，其中半屈曲状 38 例，占 48.1%，完全伸直状 3 例，占 3.8%（表 7 - 2）。

表 7 - 2 341 例脑部病损后手瘫状态与病程关系观察

手瘫状态	3 个月以内 188 例	4 个月至 1 年 75 例	1 年以上 78 例
完全伸直状	24	8	3
基本伸直状	25	3	8
半屈状	81	41	38
完全屈状	9	8	7
活动正常仅握力弱	49	15	22

头针对手各种状态的瘫痪均有一定疗效。

【典型病例】

例 1. 脑出血后右上肢完全屈曲状瘫痪

解某，男，61 岁，山西省运城市盐湖区界滩村人。

主诉：右侧偏瘫 6 年余。

病史：患者于 1972 年 9 月某日晨起后突然昏迷，右侧偏瘫，持续 3 天后清醒。右侧偏瘫至今未愈。1979 年 2 月 16 日来诊。

查体：神志清楚，说话咬字不真，右鼻唇沟浅。右半身痛觉减退。右上肢完全屈曲状瘫痪，肘关节和手完全屈曲，而且拳握得非常紧，被动伸直困难。

用力将手掰开后，右手握力 10 kg。右下肢力弱，扶物可慢步行走。右侧腱反射亢进，巴宾斯基征阳性。血压 180/100mmHg。

例 2. 脑血栓形成后左手伸直状，屈曲障碍

张某，男，67 岁，山西省夏县城关乡人。

主诉：左侧偏瘫 3 月余。

病史：患者于 1979 年 2 月 8 日晚看电视时，左手拿烟不灵活，走路左脚不稳。次日晨 3 时左右，用左手拿手表时，发现左上肢完全不能动，左下肢也瘫痪。当时不伴有昏迷，在当地用中药及头针治疗明显好转，于同年 5 月 17 日来诊。

查体：神志清楚，左侧鼻唇沟浅，左上肢抬高与下颌平，左肘关节伸屈在正常范围，左手能伸屈 80°。

肌电观察：丹麦 4 导肌电图仪，时基 20 毫秒，电压 200μV，同芯针电级 3cm 长，分别插入双侧屈指浅肌及双侧伸指总肌观察。①双侧屈指浅肌：双手用力握，左手仅能屈 80°。此时左侧峰值仅 500μV，而且运动元明显减少。右侧峰值 1700μV，为正常干扰波型。②双侧伸指总肌：双手用力伸均正常，而且肌力还比较大，此时左侧峰值达 1400μV，仅运动元较少。右侧峰值 1600μV，为正常干扰波型。左侧霍夫曼征阳性。左下肢力弱，偏瘫步态明显。全身痛觉正常。血压：180/110mmHg。心律齐，每分钟 80 次，各瓣膜无杂音。

例 3. 脑血栓形成后左上肢完全瘫痪，恢复时手先能伸开，后恢复屈曲功能

李某，男，59 岁，陕西省韩城市卫东乡北头大队人。

主诉：左上肢瘫痪、麻木 10 天。

病史：患者 1971 年 12 月 29 日起床后发现左手及胳膊麻木，活动障碍，不能前举及抬起。头针治疗后逐渐好转。针 5 次后左上肢能抬正常范围，手能伸展。但手指屈曲障碍：指掌关节不能弯曲正常，中指、无名指、小指第一、二节能屈 90°，拇指完全不能屈曲。继续针右运动区中 2/5，12 次后完全治愈。

例 4. 右侧颈内动脉起始部闭塞后左手完全屈曲状瘫痪

杨某，男，44 岁，山西省运城地区粮食局加工厂。

患者 1972 年患高血压脑动脉硬化并脑血栓形成左侧偏瘫，曾用头针治愈。后于 1974 年 2 月某日又突然感左上肢无力，逐渐加重，左手完全屈曲状，不仅主动伸不开，而且在用力伸展时拳越握越紧。被动伸开也困难。此时左上肢还能抬正常范围，下肢肌力基本正常。几年来经服中药，深刺大椎穴，手指局部割刺等综合治疗无明显进步，于 1978 年 3 月 3 日来诊。

查体：神志清楚，言语正常，反应能力正常。双侧露齿时左侧力弱，伸舌微偏左。

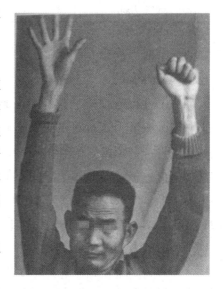

图 7-1 左手不能伸

左上肢抬高 140°，静时左手指关节呈完全屈曲状（图 7-1）。

观察肌电：用丹麦 4 导肌电图仪，电压 500μV，时基 10 毫秒，选同芯针电极插入双侧屈指浅肌运动点和伸指总肌运动点，分别观察双手伸屈时肌电发放情况：①双屈指浅肌运动点：双手用力握，双侧肌电发放明显，左峰值为 3000μV，但运动元较少，右峰值为 3500μV（图 7-2）。②双伸指总肌运动点：双手用力伸，此时右峰值高达 1000μV，左峰值仅为 250μV（图 7-3）。

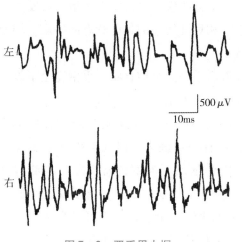

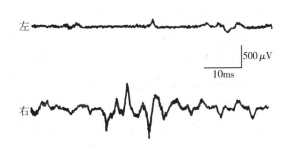

图 7-2 双手用力握

图 7-3 双手用力伸

颈动脉造影：右侧颈内动脉起始部完全闭塞（图 7-4）

治疗：选右运动区上 3/5 及足运感区，每天 1 次。治疗 2 次后，入睡时左手已能伸屈正常，次日晨起后又不能伸直。治疗 6 次后，在白天气候暖和时也能伸直。针 10 次后，手已能呈半屈曲状（图 7-5）。

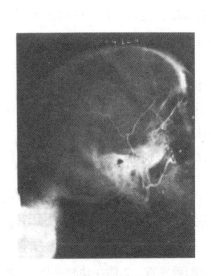

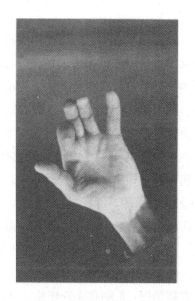

图 7-4 右颈内动脉起始部完全闭塞

图 7-5 左手伸展 140°

按语：临床观察了 341 例不同类型脑部病损后手瘫痪的状态，从中发现脑部病损后，手瘫痪状态基本上有 5 种类型：①手伸屈正常仅肌力差。②完全屈曲状。③半屈曲状。④基本伸直状。⑤完全伸直状。

在观察的 4 种疾病，其中 3 种脑血管病都可发生不同状态之瘫痪。说明不同的脑血管疾病都可引起不同状态的瘫痪，瘫痪不是某种疾病的特征。

为了观察手瘫痪状态和病程的关系，按病程的长短分3组观察，发现各组均可发生不同状态之瘫痪。说明瘫痪的状态和病程无特殊关系。相反证明手的各种状态的瘫痪，均是器质性损害的症状，而不是暂时性功能障碍的表现。

瘫痪后手的状态与伸屈运动有特殊关系，如瘫痪后手呈完全伸直状，手指完全不能屈曲或在恢复过程中，手指能伸展正常，而不能屈曲或屈曲不正常。

手瘫痪后完全屈曲者即是手指紧握不能主动伸展。到疾病的晚期有些被动伸展也不能。部分病例在恢复过程中，手指能屈曲正常，且有一定握力，但是手指完全不能伸展。这种特殊现象可能是因为手的屈伸动作，分别受脑的不同部位所支配。脑部病损后，损害了支配手伸展的部位，即会影响手的伸展动作。而病损后，损害了支配手屈曲的部位，即会影响手的屈曲动作。支配伸屈动作的两个部位全损害，手可呈半屈曲状态完全瘫痪。瘫痪后在恢复过程中，如支配手屈曲的部位功能先恢复，手先会屈曲；而支配手伸的部位功能先恢复，手先会伸展。这些都有待进一步通过脑的病理及解剖等研究证明。

据目前观察，头针对手各种状态的瘫痪均有一定疗效。

第二节　沿正中线半身的感觉障碍

一般描记半身感觉障碍是内囊损害，多伴有偏瘫、偏盲，常见于脑出血。沿正中线半身感觉障碍是癔症性损害的特征。在临床实践中观察到一些病例，因脑部或颈髓病损后，出现半身感觉障碍，而且在头、颈前后、躯干、生殖器等部位，均沿正中线分布，边界较清楚。从1975年至1979年6月观察12例，分析如下：

籍贯：12例共分布在5个省、市，其中山西各地8例。说明该症不限于某个省、市。

性别：男10人，女2人，男多于女，但两性均可发生。

病程：最短20天，最长10年。其中20天至8个月者5例；1~10年者7例。说明此症较顽固。

疾病名称：脑动脉硬化5例，脑动脉硬化并脑血栓形成3例，脑挫裂伤2例，足月顺产后1例，颈髓损伤后1例。说明该症不是某种疾病的特征，脑部或颈髓病损后均可引起。

发病情况：8例脑血管疾病，其中4例在晨起后发现，2例在动时发病，2例为反复发作。这些发病的特点，多数似缺血性改变的发病过程。

感觉障碍的程度：半身感觉明显障碍者11例，用测痛计给300~500g压力刺激时出现微痛，仅1例为轻微感觉障碍（测痛计的尖部是针状尖部，后部附有弹簧，压力300~500g时，有时即可刺入皮肤）。见表7-3。

表7-3　脑部及颈髓病损后半身感觉总障碍12例分析

编号	姓氏	性别	年龄	病程一年以内	病程一年以上	住址	病名·脑动脉硬化	病名·脑血栓形成	病名·外伤·脑	病名·外伤·颈髓	病名·足月顺产后	发病·发作性	发病·入睡时发病	发病·白天发病	发病·损伤·脑	发病·损伤·颈髓	发病·足月顺产后	感障侧·左	感障侧·右	偏瘫	合并·多种感觉障碍	合并·特殊感觉障碍	合并·多种感觉障碍	合并·不全运动性失语带	程度·300~500g测痛计刺微痛	程度·微减退	其他·高血压	其他·眼底动脉硬化	其他·脑血流图不正常	其他·血胆固醇增高
1	魏	男	63		1年	稷山坞堆	√					√							√		√				√					
2	董	女	42		10年	稷山东柏		√					√						√	√	√				√					√
3	王	男	43	2个月		太原农林局	√						√						√		√				√		√		√	√
4	张	男	48		3年	兰州甘南军分区	√						√						√	√	√				√		√	√	√	√
5	罗	男	44		5年	中条山有色金属公司			√						√				√		√				√			√		
6	吴	男	56		3年	山西省运输公司			√							√		√			√	√			√				√	
7	杨	男	51		3年	西安雁塔地质学校	√					√							√				√		√					
8	刘	男	49	6个月		河南温县化肥厂		√					√						√	√				√	√					
9	吴	男	53	1个月		运城建筑公司		√						√					√	√	√				√		√			
10	刘	女	63	20天		临猗西城	√							√				√			√				√					
11	张	男	52	8个月		北京七十四中												√		√						√	√	√		√
12	辰	男	18		6年	芮城陈张					√						√		√		√				√					
合计							5	3	2		1	2	4	2	1	1	1	3	9	5	9	1	1	1	11	1	4	2	3	4

【典型病例】

例 1. 脑挫裂伤后左半身感觉障碍

吴某，男，56 岁，山西省运输公司职工。

患者于 1973 年 11 月 1 日被汽车碰伤头部，当即昏迷 28 天。昏迷期间疑为颅内血肿，在双侧钻孔探查，发现右侧额颞部有硬膜外血肿，进行清除。神志清醒后，感到左侧肢体发痒。检查视力（原双侧为 1.5）双侧为 0.4。先后用中西药治疗无明显进步，于 1976 年 6 月 15 日来诊。

查体：神志清楚，言语、理解力及反应能力均正常。视力右 1.5，左 0.1。听力左侧气传导及骨传导都明显障碍。左侧嗅觉、味觉明显减退。痛觉检查：左侧头面部、躯干及肢体（头面、躯干、舌、生殖器均沿正中线分布）痛觉从明显减退至消失（临床）。用测痛计刺激：上肢给 300g 压力刺激才微痛，下肢给 500g 压力刺激无痛感。针刺进皮肤 5cm 深也无痛感，均为痒感。左侧鼻腔黏膜刺激反射明显减弱，左侧跖反射减弱。但双侧关节位置觉正常。

治疗：针刺右侧感觉区上 3/5，每天 1 次。针 8 次体征无变化。

例 2. 脑动脉硬化并发作性右半身感觉障碍

杨某，男，51 岁，西安市雁塔路地质学校职工。

患者 1961 年患高血压病。1973 年 9 月某日突然发生右半身麻木，持续 50 天恢复。1976 年 5 月 17 日晨起后，又突然发作性右半身麻木，不仅右侧上下肢体麻木，而且头面部、躯干中线非常清楚。每次发作前右上肢内侧下缘有一股抽麻感，然后很快扩散到右半身。患者再三说明，他的病很奇怪，每次发作都局限在右半身，而且均沿中线分布。发作时自感右半身麻木，约持续 10 秒钟停止，间隔 10 秒又发作第 2 次，隔 3 小时后发作第 3 次，情况同前。在第 3 次发作后，右上肢外侧及内侧留有两条痛觉减退带。1976 年 11 月 23 日检查，发现在右侧上肢外侧中央及内侧下缘有痛觉减退带，宽约 1.5cm。

例 3. 脑血栓形成后右半身感觉障碍

刘某，男，49 岁，河南省温县化肥厂会计。

主诉：右侧肢体活动障碍 6 个月。

病史：患者 1976 年 9 月某日晨发现右侧肢体活动障碍，不会说话，当时不伴有昏迷。先后在当地治疗效果不著，于 1977 年 3 月 2 日来诊。

查体：神志清楚，理解力正常，说话咬字不清。右侧鼻唇沟浅。右肘、腕、指关节均屈曲，手指紧握，被动伸直困难。下肢基本呈伸直状，足内翻，右下肢能抬高 40cm，扶物可迈步行走。感觉检查：右半身（包括头面、颈前后、躯干及生殖器沿正中线）多种感觉明显障碍。用"测痛计"测试，从左往右，超过中线 1cm 时即无痛感，而从右往左，在微超过中线痛感即明显（头面、颈前后、躯干、生殖器等）。在右半身用测痛计给 300g 压力刺激时无痛感。右半身轻触觉及凉觉消失。右侧关节位置觉消失。右侧两点辨别觉超过 40cm。右侧书写觉障碍。右侧角膜反射消失。左侧角膜反射及各种感觉都在正常范围。

血压 120/80mmHg。脉搏 80 次/分。呼吸 24 次/分。心肺正常。

例 4. 脑血栓形成右半身感觉障碍

吴某，男，53 岁，山西省运城地区建筑公司职工。

主诉：右半身麻木 1 个多月。

病史：患者于 1977 年 2 月 7 日劳动时，突然出现右侧肢体麻木，肢体仍能活动在正常范围。当时神志清楚，不伴有呕吐，先后治疗 1 个多月无进步，于 1977 年 3 月 7 日来诊。

查体：神志清楚，言语流利，理解力正常，反应能力正常。心肺无异常。血压 150/90mmHg。眼球活动正常。伸舌微偏右。四肢肌力、肌张力正常，病理征阴性。右侧跖反射消失，左侧正常。感觉检查：右半身痛觉明显减退，用针尖叩击皮肤时无痛感，用"测痛计"给 150g 压力刺激仅有微痛。左半身用针尖轻叩皮肤即痛。感觉障碍范围，包括头面部、颈前后、躯干、阴茎、阴囊均沿正中线分布。用"测痛计"测试时，仅超过中线 0.5～1cm 即明显障碍。同时凉觉明显减退。右侧轻触觉明显消失。用香头灼皮肤（距皮肤 0.5cm）：右侧持续 20 秒仅有微热，左侧持续 4 秒即有热感。右侧两点辨别觉在 30cm 以内辨不清。但右侧关节位置觉基本正常。

治疗：针左侧感觉区及足运感区，每天 1 次，共针 6 次。

每次针后右手发热，自感右半身麻木减轻。检查：在右半身用"测痛计"微刺即痛（包括头面、躯干及上、下肢），痛觉仅比对侧微减退。轻触觉（包括下肢）相等，两点辨别觉躯干在 6cm 以内，下肢在 11cm。凉觉正常，随访半年仍正常。

例 5. 颈髓外伤后四肢瘫痪，左半身感觉障碍（中线清楚）。

宸某，男，18 岁，山西省芮城县陈张村人。

主诉：外伤后四肢瘫痪及左半身麻木 6 年余。

病史：患者于 1972 年 7 月某日下午在场里翻跟头时，不慎将头碰在石头上，当即四肢瘫痪，左半身麻木，说不出话，但神志一直清醒。在当地治疗半月后，四肢能活动在正常范围，下肢可独步行走。颈部活动受限，左半身仍麻木。损伤后基本停止发育。于 1979 年 5 月 31 日来诊。

既往：健康，肢体活动及感觉正常，反应灵活。

查体：神志清楚，言语正常，身高 143cm，体重 42kg，胸围 70cm，心律齐，每分钟 70 次。心尖区有二级收缩期杂音。肺清无啰音。肝脾未触及。

颈部活动明显受限，头后仰正常，往两侧弯曲微受限，头不能往前低，用力低时下颌能微内收。

脑神经、瞳孔等大圆形各 0.3cm，光反应灵敏。眼球活动正常，无眼震。鼻唇沟相等。伸舌居中，无舌肌萎缩。左侧角膜反射基本消失。左侧鼻腔黏膜刺激反射减弱，双侧咽反射减弱。

运动：四肢能活动在正常范围，步态基本正常。肌张力升高。

反射：双侧腱反射亢进，左侧提睾反射减弱。双侧腹壁反射存在。

双侧 Babinski 征、Chaddock 征、Oppenhiem 征、Gordon 征、Hoffmann 征均（＋）。

感觉检查：

感觉障碍范围：局限在左半身，包括头面部、颈前后、躯干、阴茎、阴囊边界均沿正中线存在。

痛觉障碍程度，右半身微刺即痛。用测痛计试验，左上肢、躯干、头面部给 500g 压力刺激无痛感。针刺内关透外关也无痛感。左下肢给 300g 压力刺激觉微痛。

凉觉：左半身消失，右半身正常。

温热觉：左半身消失，右半身正常。

轻触觉：左半身消失，右半身正常。

粗香灼皮肤：左上肢 15 秒钟，左下肢 8 秒钟有微热感。右半身在 1~2 秒内均有热感（香头距皮肤 1cm）。

关节位置觉：左手障碍，左下肢及右侧正常。

两点辨别觉：左半身在 30cm 以内辨别不清，右侧在 6~7cm 之间辨别清。

实体感觉：左手障碍，分不清火柴等物。右手正常。

胸透：心膈肺正常。

化检：血常规正常，血沉 2mm/h。

颈椎 X 线片：侧位：颈椎生理曲度过度前曲改变，2~6 棘突紧贴在一起，3~5 椎弓与椎体间距明显缩小。

按语：以上 12 例均为脑或颈髓病损后引起半身感觉障碍，而且边界以正中线较清楚为特征。据此认为，沿正中线边界较清楚的半身感觉障碍，是脑血管病、脑外伤、颈髓损伤后而引起的一个体征。

头针疗效：针刺感觉障碍对侧的感觉区后，少数病例能获显效，常是上肢较下肢恢复快。而部分病例非常顽固，患病后几年内用各种方法治疗都未见效。

第三节　言语和运用与非优势半球的关系

一、言语与非优势半球关系的观察

人类经历了长期进化阶段才产生了言语，言语功能是最新的复杂功能。过去描记言语分析器一般位于优势半球（即右利者在左侧半球，左利者在右侧半球）。

在头针的临床实践中发现，不仅优势半球损害后能出现失语，而且在非优势半球损害后也能出现失语。其特点和优势半球相比，不仅程度轻，而且持续时间相对地较短，多数在几天内甚至几个月可以恢复正常。

根据非优势半球损害后也能出现言语障碍的现象，推测在非优势半球也有言语功能。

头针治疗：非优势半球损害后出现的言语障碍，头针的疗效较优势半球损害后引起的失语相对好一些。

【典型病例】

例 1. 偏瘫伴语言障碍

郭某，男，41 岁，山西省运城市陶村乡张金村人。右利者（本人及爱人、孩子均述用右手）。

主诉：左侧偏瘫 1 年零 5 个月。

病史：患者于 1976 年 11 月 13 日下蹲约 10 分钟时，突然左腿伸直，全身麻木，头晕。当时神志不清伴左侧完全偏瘫，持续 7 天清醒，但说话不清，咬字不清（追问患者，述当时脑子清楚，想说话说不清），持续 40 天后，言语障碍明显恢复，说话时他人已能听懂，但仍咬字不清，约 3 个月后说话基本正常。因左侧偏瘫未愈，于 1978 年 3 月 1 日来诊。

查体：神志清楚，言语正常，反应能力、记忆力均正常。瞳孔等大圆形各 0.3cm，光反应灵敏。伸舌微偏左，左上肢能抬平耳，手指半屈曲状不能伸屈。行走时膝关节不能弯曲，左膝反射亢进。霍夫曼征阳性。心律齐，每分钟 90 次。有舒张期杂音，肺清无啰音。血压 120/80mmHg。

例 2. 右侧脑出血后出现不全感觉性失语

张某，男，46 岁，山西省洪洞县好义村（右利者）

患者 1975 年 10 月某日突然左侧偏瘫，伴昏迷，持续 4 天后神志恢复正常，但左侧仍偏瘫。先后针刺运动区等治疗，左下肢已能活动在正常范围，并能行走，但偏瘫步态仍明显。左上肢抬高平肩，手半屈曲状，霍夫曼征阳性（左）。伸舌偏左、左鼻唇沟浅，自己可说话，咬字清。但是问话不能理解，如让其张口、闭眼、伸舌、抬胳膊均不能理解（自己也无动作），连续问三遍，自己重复一遍后才能动作。写字正常。

二、运用功能与非优势半球关系的观察

一般记载，大脑优势半球（即右利者在左半球、左利者在右半球）顶叶的缘上回有运用功能的分析器，此部位损害后出现失用症，或称运用不能。

在头针的临床实践中，发现少数病例虽为右利者，但在右侧大脑半球损害后，左手也可出现失用症。

双侧半球损害后出现的失用症，头针均有一定疗效。

【典型病例】

例 1. 右侧大脑半球损害出现失用及失语

张某，男，52 岁，山西省新绛县泽掌乡医院职工（右利者）。

主诉：左侧肢体活动障碍、不能说话 14 天。

病史：患者于 1972 年 1 月 14 日晚上入睡后突然不省人事，伴呕吐 1 次。神志清醒后，发现左侧肢体活动障碍、不能说话，于同年 12 月 8 日来诊。

查体：神志清楚，左侧轻偏瘫，上肢能在正常范围活动。完全性失语。左手运用不能，不会解扣子，不能拿东西。心尖区有双期杂音。

例 2. 右顶叶综合征

吉某，男，59 岁，山西省襄汾县下梁村人（右利者）。

患者因左侧肢体麻木伴左手运用不灵 20 天，于 1973 年 2 月 4 日来诊。

查体：神志清楚，左侧肢体活动正常，肌力基本相等，但是左手不能运用，如穿衣时左手不知往袖子里插，分不清衣服内外。自己戴不上手套，每次只能插进一个指头，其余皆插不进去。左手解不开扣子。吃饭时不知道吃菜。行走时手要扶桌边时，却摸到其他部位。拿笔杆时手指分开特别大，然后才捏回来。拿壶往茶杯里倒水时壶嘴朝向后边。拿小铣往火炉内放煤时，不知把炉盖揭开等。

第八章　头针麻醉

一、临床应用

在头针治病的基础上，于 1971 年 3 月 18 日用头针麻醉行胃大部切除术取得成功之后，逐步扩大应用于 40 余种疾病。

1. 选区原则　选区以感觉区为主，配合相应的内脏刺激区（如胃切除选双感觉区上 2/5 及双侧胃区）。

2. 刺激方法

（1）用手捻转刺激：每个针持续捻 1 分钟左右，间隔 5 ~ 10 分钟重复捻转。

（2）电疗机刺激：进针后，接半导体电疗机，常用密波为宜。术前半小时开始诱导，通电量由小逐渐增大，以患者能忍受为度。

（3）留针：进针后不捻转、不给电刺激，仅留针到手术结束。

（4）不留针：个别病例针刺后留针半小时起针。

在临床上约 90% 的病例，经头针麻醉后能完成手术，但多数都有镇痛不全，如切皮、切腹膜、内脏牵拉等均有程度不同的疼痛。有些因肌肉紧张影响手术顺利进行。少数病例在手术全过程中完全无痛感。个别患者，针刺麻醉后，痛觉无改变，被迫改用药麻。

二、临床观察

（一）普通人群中痛觉敏感程度的观察

1. 测痛方法　将毫针在其尖端弯成 90°，手持针柄轻叩击皮肤。另外用弹簧测痛计的针尖刺激（针尖为毫针尖构成），以加压的克度来表示刺激的重量。

2. 观测对象　选普通人中神志清楚、言语清晰、理解能力正常、8 ~ 80 岁的人进行观测。

3. 普通人中痛觉敏感程度的分型　据观测，在普通人中，痛觉敏感程度的差异是非常显著的。为了便于描记，痛觉敏感的程度可分五个类型：

（1）非常敏感型：用弯针轻叩击皮肤，疼痛明显，而且常有肌肉收缩及逃避动作。此类仅为个别人。

（2）较敏感型：用弯针轻叩击皮肤有微痛，被试者常述似蚂蚁咬一样的感觉。此类较常见。

（3）微敏感型：用弯针轻叩击皮肤无痛感，仅用测痛计给 36g 以上的压力刺激才有痛感。此类较少见。

（4）微迟钝型：用弯针轻叩击皮肤无痛感，测痛计给500g压力刺激才有痛感。此类为个别人。

（5）迟钝型：测痛计用500g压力刺激或针刺内关透外关、三阴交透对侧都完全无痛感。此类也属个别人。

【典型病例】

董某，男，15岁，山西省稷山县董家庄。

1975年12月23日检查：神志清楚，言语清晰，反应能力正常。心肺正常，脉搏每分钟80次。肝脾未触及。瞳孔等大圆形各0.3cm，光反应灵敏。眼球活动正常，无眼球震颤。张口不歪，鼻唇沟相等。伸舌居中。四肢肌力、肌张力正常。病理征阴性。深反射存在、浅反射正常。感觉检查：全身温热觉及轻触觉正常，两点辨别觉四肢约5cm。音叉振动觉存在。实体感觉及关节位置觉正常。角膜反射存在。痛觉检查：用弯针叩击皮肤不觉痛，测痛计用500g压力刺激或针刺内关透外关、三阴交透对侧，均完全无痛感。在针刺时观察瞳孔也无放大现象。

（二）针刺感觉区上2/5，感觉变化的临床意义

1. 针刺感觉区上2/5，观察感觉变化的方法 在感觉区的上点（前后正中线）偏针刺侧1cm处，快速将针斜刺入头皮下约5cm，留针（不捻转也不给任何刺激），观察全身各种感觉的变化。持续30分钟无变化者为阴性。均选感传阳性者，神志清楚，言语清晰，反应及理解力正常的成年人。

2. 针刺感觉区上2/5，出现不同部位的感觉障碍 见表8-1。

表8-1 针刺感觉区上2/5后感觉异常变化统计

针刺部位	无感觉变化	局部痛觉减退	双肩痛觉减退	双上肢阴面痛减退	全身阴面痛觉减退	同侧头面躯干上上肢痛减退	同侧半身痛觉减退	同侧上半身痛觉减退	同侧下肢痛觉减退	同侧半身痛觉过敏	对侧半身痛觉减退及多种感觉障碍	对侧半身痛觉过敏	全身痛觉减退	全身痛觉过敏	交叉性痛觉减退	合计
针刺左感觉区上2/5	269	1	1			3	12	1	1	4	88	12	32	3	2	429
针刺右感觉区上2/5	3	1		1	1		2			1	1		3			13
合计	272	2	1	1	1	3	14	1	1	5	89	12	35	3	2	442

【典型病例】

例1. 全身性痛觉减退

高某，男，13岁，山西省稷山县白池村人。

1975年12月22日检查：全身痛觉为较敏感型。针刺左侧感觉区上2/5，20分钟后，全身痛觉明显减退。用测痛计给500g的压力刺激无痛感。24小时还未恢复正常。

例2. 全身性痛觉减退

张某，女，45岁，山西省稷山县董家庄。

1975年12月22日检查：全身痛觉为较敏感型。针刺左侧感觉区上2/5，20分钟后，在全身范围内用测痛计给300g压力刺激均无痛感，持续1小时30分钟恢复正常。

例3. 全身性痛阈减低

贺某，男，21岁，山西省稷山县柴村人。

神志清楚，反应正常，1975年12月某日测痛觉为微迟钝型（测痛针用500g压力刺激才微痛）。针刺左侧感觉区上2/5，20分钟后，全身痛阈明显减低，这时用弯针轻叩皮肤即痛。

3. 针刺感觉区上2/5，出现对侧半身多种感觉障碍者，针麻作用的观察。

【典型病例】

王某，男，25岁，山西省稷山县东庄村人。

1974年10月25日发现，针刺其左侧感觉区上2/5，出现右半身各种感觉障碍，持续两个月才恢复正常。待其恢复后，针刺右侧感觉区上2/5，出现左半身各种感觉障碍，同样持续两个月才恢复正常。两侧先后分别针刺过3次，结果都相同。

1975年10月18日因左手中指感染红肿疼痛20天来诊。检查全身痛觉为较敏感型。各种感觉及反射均正常。

局部发现：左中指红肿，比对侧中指粗2cm，不能伸屈，压痛明显。血常规：白细胞11.15×10^9/L，中性粒细胞82%。

于下午2时45分针刺右侧感觉区上2/5，进针5cm，5分钟后患者自诉左中指疼痛明显减轻，10分钟后感到左上肢麻木。20分钟检查：左中指完全不痛，而且伸屈正常，红肿也微消，可见有皱纹，此时左半身各种感觉及反射均发生了明显的改变：角膜反射、鼻腔黏膜刺激反射、咽反射及跖反射消失。左视力0.4，听力明显障碍，韦伯试验偏右，味觉和嗅觉消失。痛觉检查：针刺左内关透外关穴，三阴交透对侧，完全无痛感。温热觉检查：用粗香灸左上下肢及躯干皮肤（距皮肤0.5cm），持续40秒钟还无烧灼感。用铁片及玻璃触及皮肤，左侧头面、躯干及上下肢均无凉感。左侧两点辨别觉在30cm以内分辨不清楚。左侧深感觉及实体感觉也障碍。半小时后再查血常规，白细胞变成10.5×10^9个/L，中性粒细胞79%，

未用任何药物，第2天检查，左半身各种感觉仍障碍，左手中指不红肿，完全恢复正常。血常规：白细胞变成7.9×10^9/L，中性70%。

10月26日检查：左侧各种感觉仍障碍。

12月19日左侧的各种感觉基本恢复正常。

1976年3月11日患者准备做面部瘢痕切除整形术。术前检查：神志清楚，全身各种

感觉正常。

经检查，左面部有 7cm×1.2cm 斜形瘢痕。针刺右侧感觉区上 2/5，15 分钟后，左侧视力下降到 0.5，听力障碍，嗅觉和味觉都消失。深浅感觉及皮层觉都障碍。

1976 年 3 月 18 日，即针刺右侧感觉区上 2/5 的第 7 天，检查时左半身各种感觉障碍还未消失。上午 10 时（未作其他任何方法及药物麻醉）行左面部瘢痕切除整形术，手术全过程（包括切皮及缝合）患者神态自然、安静合作，无任何痛苦的表情，至 10 时 35 分手术完备。之后在伤口愈合的过程中也无痛感。至 1976 年 3 月 25 日检查：左侧各种感觉障碍还未消失，左角膜反射消失。

第九章　针刺的特殊反应与刺激区的相对特异性

第一节　刺激区的相对特异性

在头针的临床实践中，发现有的患者同时患有几种疾病或一种疾病体征在不同的部位存在。治疗中有时先针刺一个刺激区，使部分体征、症状减轻或消失，以后又针刺另一个刺激区，使另一些体征、症状又明显改善。利用疾病的体征恢复过程的特征，观察刺激区的相对特异性。

一、运动区和晕听区疗效差异

【典型病例】

例1. 针左运动区和右晕听区疗效的差异

谢某，男，52岁，山西省临猗县人。

主诉：头部外伤后右侧肢体活动不灵伴头晕3年。

病史：患者于1974年10月某日从4m高之电线杆上掉下，当即昏迷，持续月余转醒。留有右侧偏瘫及头晕。1977年10月8日来诊。

查体：左上肢能主动活动在正常范围，握力正常，行走时右上肢不能前后摆动，左侧摆动正常，右侧头晕。

诊断：脑挫裂伤后遗症。

治疗：1977年10月11日，针刺左运动区上3/5及足运感区，当天下午行走时右肘关节能摆动60°，但头晕仍同前。10月12日，除针右运动区及足运感区外，加刺右侧晕听区。进针后还未起针，患者即感头晕明显减轻，起针后头晕消失。

10月13日至17日，因头晕消失，每天针刺左运动区及足运感区，右上肢在行走时摆动明显好转。

10月18日来诊时，又有头晕，加刺右侧晕听区后，头晕立刻消失。

10月19日因头不晕仅刺左运动区及足运感区。行走时右上肢前后摆动已基本正常。

10月20日来诊时，又有些头晕，加刺右侧晕听区后，头晕又立刻消失。

例2. 针右晕听区与左感觉区上2/5、足运感区疗效的差异

曹某，女，60岁，山西省运城市马村人。

主诉：右耳鸣4年，右腿痛1年半。

病史：患者于1973年11月某日无明显诱因开始右耳内似刮大风"呼呼"连续作响。

先后用中西药治疗无明显进步。1976 年夏天某日用右脚踢猪，踢空后右膝关节痛明显。1977 年 11 月 13 日来诊。

查体：神志清楚，颅神经除右耳鸣外其他正常。双上肢肌力、肌张力正常。右膝关节伸屈时痛，行走困难，但局部无红肿。

治疗：因右腿痛明显，先针左感觉区上 2/5 及足运感区，每天 1 次。针 10 次后，右腿痛明显减轻，行走时步态正常，但右耳鸣仍同前。

后于 1978 年 2 月 14 日，因右腿痛未痊愈再次来诊。针左感觉区上 2/5 及足运感区，每天 1 次。针 3 次后腿痛又有些减轻。右耳鸣仍同前。从此开始加刺右晕听区。第 1 次针后右耳鸣减轻，第 3 次针后右耳鸣消失。第 6 次针后，右耳感轻快，而且听力较前好转。

二、舞蹈震颤控制区和足运感区疗效差异

【典型病例】

针舞蹈震颤控制区、感觉区及足运感区疗效的差异。

令狐某，男，58 岁，山西省新绛县城内刘家湾人。

主诉：双手震颤 10 年余，右脚后跟痛 3 年。

病史：患者 1962 年因精神紧张，双手开始震颤，先后治疗无效。1969 年又开始右脚后跟痛，1972 年 4 月 6 日来诊。

查体：双手震颤明显，主动运动时加重，写字时笔画弯曲明显（图 9 - 1）。

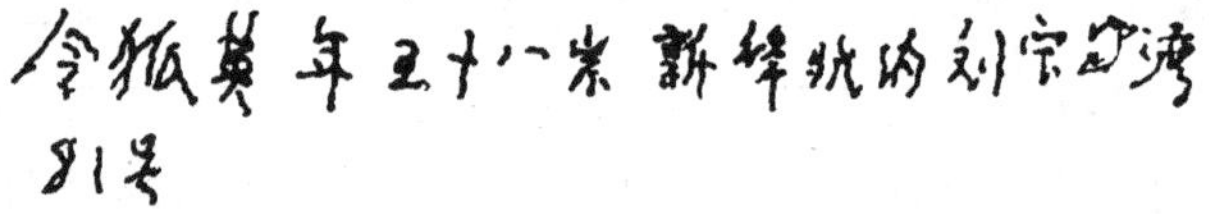

图 9 - 1　针前字样

双上肢肌张力齿轮样升高，血压 128/80mmHg。

治疗：先针刺双侧舞蹈震颤控制区上 1/2，进针后双上肢震颤减慢，写字时笔画较前好转（图 9 - 2）。

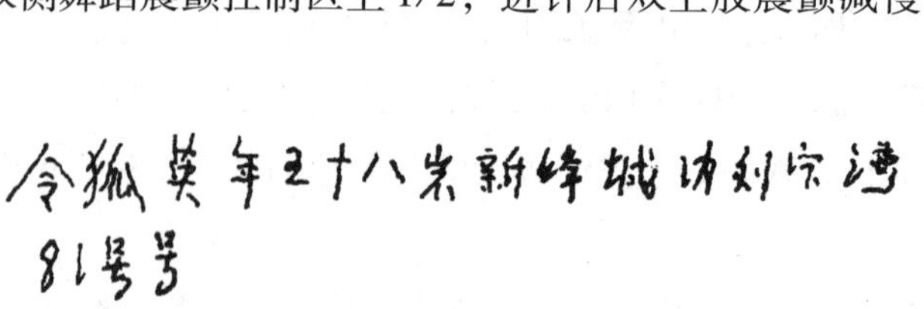

图 9 - 2　进针后写的字样

捻针后双手震颤减轻更明显，写字时笔画基本直了（图 9 - 3）。

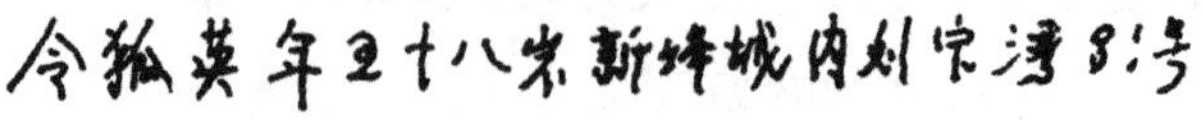

图 9 - 3　捻转后写的字样

次日第 2 次针后，双手仅有轻微之震颤。4 月 8 日检查右脚后跟痛仍同前。针刺左感觉区上 2/5 及足运感区后，右脚后跟痛立即消失。观察 7 天仍正常。

三、运动区和感觉区上、中、下疗效差异

【典型病例】

例 1. 运动区上、中、下对疗效的差异性

李某，男，67 岁，宁夏回族自治区干部。

患者于 1976 年 11 月 13 日感冒后血压升高，突然左侧偏瘫。诊断为脑血栓形成。当时左上肢能抬平剑突，手不能伸屈，左下肢因力弱不能行走。针右侧运动区上 3/5 及足运感区 8 次，左上肢不仅能活动在正常范围，而且肌力基本恢复正常。此时患者诉说：病后一直口水过多，吃饭时常往外流，平时唾液过多，吞咽不停。于同月 25 日加刺右侧运动区下 2/5，针后吃饭时口水不往外流。平时唾液减少。

例 2. 感觉区上 1/5 和下 2/5 疗效的差异

李某，女，工人。

因双颞部痛及左髋关节处痛，1973 年 1 月 9 日来诊。

先刺双感觉区下 2/5 后，双颞部痛减轻，但左髋关节痛仍同前。以后又针右感觉区上 1/5，进针后左髋关节痛立即消失。

四、体针的穴位、痛敏点和运动区对偏瘫疗效的差异

【典型病例】

针刺内关穴、额部痛点、运动区后疗效的差异。

苏某，男，60 岁，山西省稷山县化峪西保人。

1972 年 1 月 11 日患者放羊上山坡时发现左腿和脚无力，3～4 天后左上肢也不能动，持续 9 天。用中药治疗后基本恢复正常。于同年 2 月 9 日、3 月 16 日、3 月 26 日各发作 1 次，每次 10 天左右，从下肢开始逐渐蔓延到上肢。再用中药治疗无进步。

查体：神志清楚，左鼻唇沟浅，伸舌居中。左上肢及手活动在正常范围，握力左 19.5kg（右 32kg）。下肢可以行走，但左足尖抬不起来，肌张力升高，痛觉正常，血压 110/70mmHg。头部痛觉检查：右额部有点状痛敏区，其位置（前后正中线 36cm）沿前后正中线在眉间往上 13～14cm 偏右 2～3cm 处，压痛明显。

1973 年 5 月 8 日针刺观察疗效与区域特异性关系。

针前左握力 19.5kg。①针刺左内关穴，左握力 16kg。②针刺右额部痛敏点，进针后左握力 18.5kg。③针刺右运动区中 2/5，进针后左握力 25kg。

5 月 12 日左握力仍为 25kg，但下肢仍无力。

针刺左运动区上 3/5 及足运感区，进针后行走时左下肢轻快，左握力 30.5kg。

至 5 月 17 日，这几天在中医科用体针治疗，当时有些轻快，但事后又加重。查体：

左握力又变成 23kg。①针刺左内关穴，快速刺入后，左握力 23kg。②针刺右额部痛敏点，左握力 23kg。③针刺右运动区中 2/5，进针后左握力 26kg。

五、从针刺一个区域对多种体征疗效的差异，观察刺激区相对特异性

一种疾病能引起多种体征及症状，如脑血栓形成后，除引起偏瘫外，有的还可伴有高血压及头痛等。针刺运动区治疗偏瘫时，有些病例同时可治疗由同一种病引起的其他体征或症状，如头痛、高血压等。

从针刺不同刺激区后疗效的差异，观察刺激区特异性，可看出有些病例刺激区有一定的特异性，但有些病例针一个刺激区后，可对多种体征或症状有效，所以只有部分病例的某些刺激区能看出相对特异性。

第二节　刺激区的特异性

在头针临床实践中，少数病例有特殊反应。对这些病例针刺其他刺激区，进行对比观察，发现有些刺激区有相对的特异性。

【典型病例】

例 1. 姚某，男，55 岁，山西省稷山县城关南阳村人。

主诉：左侧偏瘫 3 天来诊。

病史：患者睡醒后发现左侧肢体活动不灵，早晨不能起床。当时意识清楚，言语流利。

查体：血压 130/90mmHg。神志清楚，言语正常。左侧鼻唇沟浅，伸舌偏左。左上肢前举外展正常。左手握力 5kg（右手手握 20kg），左下肢因力弱不能站立及行走。霍夫曼征阳性。

诊断：脑动脉硬化并脑血栓形成，左侧偏瘫。

治疗：开始用头针治疗，均无特殊反应。针 5 次后有明显进步，左手握力 10kg，下肢肌力有些恢复。针 20 次后，左下肢肌力增大，自己能步行 5km。但此时将针刺进后，左侧肢体的活动明显障碍，上肢仅能抬高至平头，下肢肌力减弱，只能站一下，不能迈步走路。起针后约 10 分钟，加重的患肢逐渐减轻到原来的程度。

1975 年 1 月 6 日对比观察，针刺右合谷穴，右耳针"下肢点"后，肢体无反应，左下肢走路同前，左手握力仍 24kg。针左运动区上 2/5（在中线偏左 1.5cm 处），左肢虽有异常感，但是左侧肌力同前。然后又针刺右运动区上 2/5（在中线偏右 1.5cm 处进针），将针刺进后，左下肢肌力明显减弱，走路时迈不开步子，左手握力 24kg。又针右运动区中 2/5，左手握力无变化。

例 2. 高某，男，42 岁。

脑栓塞后遗左侧偏瘫。1972 年 8 月 7 日观察针刺反应：①针刺右胃区，30 秒钟后，感胃内翻动难受，医师能听见胃、肠蠕动的声音，持续 4 分钟停止。②针刺左胃区，30 秒

钟后，胃内又翻动难受，医师能听见胃、肠蠕动的声音，持续 2 分钟停止。③针刺右运动区中 2/5，30 秒钟后，感传从针刺部位通过耳后斜行到胸前，往下到左下肢前内侧至足尖（此时双胃区仍留针）。④针刺左运动区上 1/5，5 秒钟后，从针刺部位通过耳后斜下到胸前到左下肢前内侧至足尖（此时双胃区仍留针）。⑤然后又用手指弹左胃区的针柄，20 秒钟后，又感胃内翻动难受。

8 月 8 日下午 3 时观察：因患者反应非常敏感，用手指弹针柄后都可出现特殊反应，所以当时用针柄划（不针刺）各刺激区，其反应情况如下：①用针柄在右胃区划一下（从上往下），15 秒钟后，感胃部翻动难受，医师能听见胃肠蠕动的声音，持续一分半钟停止。②用针柄在左胃区划一下（从上往下），10 秒钟后，感胃部翻动难受，医师能听见胃肠蠕动声音，持续 1 分 20 秒停止。③用针柄在左运动区中 2/5 划一下，10 秒钟后，片状热感从左耳前往下，30 秒钟后，在耳后下到锁骨窝，约 2cm 宽。又针刺体针穴位作对比观察：④在右内关穴及其左右各距 1cm 水平的 5 个点上分别针刺，都有一条感传线分别升到锁骨下窝处。⑤在左内关穴及其左右各距 1cm 水平的 5 个点上分别针刺，都有一条感传线分别升到肘关节下。

第三节　刺激运动区下 2/5 时的连续性咳嗽

在头针治疗偏瘫及失语时，发现针刺偏瘫对侧运动区下 2/5，捻针时个别病例有不自主地连续咳嗽，主观不能控制。待捻针停止后，不自主地咳嗽也停止。先后重复多次，均相同。后又在运动区下 2/5 处，用笔杆或手指压迫，有的也可以出现连续不自主地咳嗽。为了观察刺激区的相对特异性，分别针刺运动区上 2/5，感觉区上 2/5，对侧运动区下 2/5 等。结果发现，仅在病灶侧运动区下 2/5 刺激才会出现连续性不自主的咳嗽。

【典型病例】

吴某，男，63 岁。

闭合性颅脑损伤后遗右侧偏瘫 4 年。

4 年前从自行车跌下来，昏迷 18 小时，清醒后失语及右侧偏瘫。目前言语已基本流利，右侧偏瘫以上肢为重，轻度挛缩，手指半屈曲状不能伸直，偏瘫步态。右半身痛觉轻度减退。

头针治疗后体征有所好转。针刺左侧运动区下 2/5 时，针感呈片状出现于右侧面部及颈前部，同时喉咙部发痒伴随着连续性不自主咳嗽。起针后在该部位用笔杆压迫或揪头发都出现不自主地连续咳嗽。后又分别针刺双运动区上 2/5，双感觉区上 2/5，右运动区下 2/5 等，捻针时都不出现不自主咳嗽。多次重复，情况相同。

第四节　针刺后患肢的不自主运动

在头针治疗时，有些病例能出现针感，而且同时在患肢能出现不自主运动。凡针刺或捻针后，在患肢能出现不自主运动者均统计在内。从 1971 年至 1978 年 1 月共发现 11 例，分析如下：

被观察的 11 名患者，男 5、女 6。在 24 ~ 64 岁之间，均为神志清楚，反应能力正常者。其中，脑血栓形成 5 例，脑挫裂伤 4 例，脑栓塞 1 例，脑出血 1 例。

肢体不自主运动的特征如下：

（一）不自主运动的种类

1. 刺激时患肢出现不自主强制性抬起者 5 例，上肢有些可超过头部。

【典型病例】

吴某，男，64 岁。

闭合性颅脑损伤后遗右侧偏瘫 4 年余。

1974 年 8 月 9 日观察

进针：①针刺左合谷穴，仅局部酸麻，持续 10 分钟无反应。②针刺左耳针"手部"，无不自主运动。③针刺鼻针"手部"，进针过程中左足微动几次。④针刺右运动区中 2/5，深 2cm，进针后右上肢往起抬约 10cm 高。⑥针刺左侧运动区，进针后，右上肢往起抬 10cm，并往左侧抽，其不自主运动范围较针刺右侧明显。⑦针左侧足运感区，进针后，右足尖不自主往起抬，其高度约 10cm，右上肢微抬。⑧针左胃区，进针后，右手微抬起，右下肢无不自主运动。⑨针右视区，进针后无不自主运动。

捻针：①合谷穴、耳针"手部"，右视区，左胃区分别捻 10 秒钟，肢体均无不自主运动。②捻鼻针"手部"持续 3 秒钟，右足不自主地抬起 10cm。③捻左足运感区 3 秒钟，右足不自主抬起 10cm，右手微抬。④左运动区中 2/5（深 2cm），捻 3 秒钟，右上下肢均往起抬。

2. 刺激时患肢出现不自主摆动及踢动者 1 例。

【典型病例】

头针时左足不自主运动伴肌电发放。

张某，女，50 岁，山西省运城市人。

主诉：左侧偏瘫 5 个多月。

病史：1976 年 10 月某日，起床时发现左侧偏瘫，当时说话不清，但神志清楚，持续 1 天后说话恢复正常。针刺右运动区 10 次后，左下肢有力，可行走，1977 年 3 月 16 日来诊。

查体：神志清楚，左鼻唇沟微浅，伸舌偏左。左上肢能抬高平前额。手指能屈不能伸。左下肢力弱能走几步，因踝关节及脚趾完全瘫痪，所以，行走时脚尖擦地。痛觉正常。左侧深反射亢进，霍夫曼征阳性。

诊断：脑血栓形成左侧偏瘫恢复期。

观测：针刺右侧足运感区、运动区上 2/5 治疗时，发现左脚不自主运动。

用丹麦4导肌电图仪，电压100μV，时基10毫秒，左为第一导联，右为第二导联。选同芯针电极插入双脚第一骨间肌内，观测静止时和捻针时肢体不自主运动时肌电发放情况。①静止时肢体无不自主运动，双侧无肌电发放（图9－4）。②针刺右侧足运感区及运动区上2/5后，快速捻转30秒钟时，左足趾不自主地背屈、伸直等反复运动伴左足趾麻木。此时左侧第一骨间肌肌电发放明显，峰值高达800μV（图9－5）。捻针停止后，不自主运动停止，肌电发放也停止。

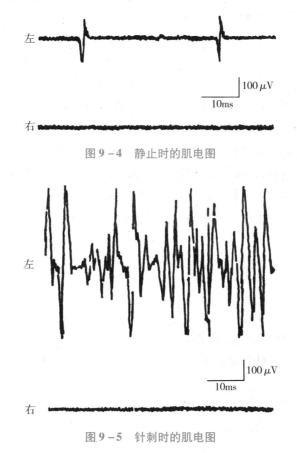

图9－4 静止时的肌电图

图9－5 针刺时的肌电图

3. 刺激时患肢出现强制性屈曲，伸展者2例。

【典型病例】

程某，男，45岁，山西省稷山县人。

患者因脑血栓形成右侧偏瘫10个月。

查体：神志清楚，右上肢前举140°，右手指伸屈正常，右下肢力弱，偏瘫步态明显，肌张力高，静止时四肢无不自主运动。

1974年8月9日针刺不同部位，观测右侧肢体不自主运动：①针左合谷穴3cm深，进针后留针观察15分钟，右上肢无不自主运动。②针左耳针"手部"0.3cm深，进针后留针15分钟，右侧肢体无不自主运动。③针右侧运动区中2/5，刺2cm深，进针后5秒钟时，右上肢出现不自主运动，手指不断微伸屈，但幅度较小。起针 2 分钟后，右上肢不自主运动停止（此时耳部和合谷穴的针仍留存）。④针左运动区中 2/5，刺 2cm 深。进针 5 秒钟后，右手出现不自主伸屈，上臂微往起抬，幅度比针右运动区中 2/5 时大一倍。1 分钟后，右下肢也不自主乱动：右脚不自主地踢、踝关节上下活动。观察 10 分钟，不自主运动持续存在。起针后右侧肢体不自主运动立刻停止。⑤针右足运感区 2cm 深，留针 1 分钟时，右肘关节不自主屈曲 3 次，右下肢不自主地踢动明显，幅度约 20cm。踝关节不自主活动。留针 2 分针时，右腿不自主抬平，膝关节呈伸直状。观察 15 分钟仍继续活动。起针后不自主运动立刻停止。⑥针左足运感区 2cm 深，留针 20 秒钟时，右上、下肢出现不自主运动，运动范围均比针右足运感区时大。观察 15 分钟仍继续活动。起针后立刻停止。⑦针左胃区，留针观察 15 分钟，右侧肢体无不自主运动。⑧针左鼻针"手部"，留针观察 10 分钟，右侧肢体无不自主运动。⑨针左视区，留针观察 10 分钟，右侧肢体无不自主运动。⑩最后又针左运动区中 2/5，2cm 深，进针后 3 秒钟时，右侧上下肢体又开始不自主运动，持续观察 10 分钟仍不停止。起针后，不自主运动立刻停止。

此例针双侧运动区中 2/5 时，右侧肢体均出现不自主运动，但针左侧比针右侧运动区出现不自主运动的范围更大。针运动区中 2/5 和足运感，右侧肢体均出现不自主运动。但针足运感区时下肢的不自主运动范围较大，而针运动区中 2/5 时，右手的不自主运动幅度大。针合谷穴、耳针、鼻针的"手部"；头针的胃区、视区、患肢均无不自主运动出现。

4. 刺激时出现不自主站立及行走者 1 例。

【典型病例】

女，成人。

颅脑损伤后遗下肢瘫痪不能立行。

针双侧足运感区，捻针时患者不自主站起独步行走。起针后又不能站立和行走。重复多次都出现同样情况。

5. 刺激时患肢出现不自主抽动，似局灶性癫痫发作者 2 例。

【典型病例】

邓某，男，26 岁。

脑血栓形成后遗右侧偏瘫 3 年。

针双侧运动区中 2/5，右侧肢体出现不自主抬起、屈曲、抽动。面部表情痛苦，似局灶性癫痫发作。

针刺双侧晕听区、胃区、视区、感觉区等对比观察，均无不自主运动出现。

（二）不同刺激方法与出现不自主运动的关系

有些病例用几种方法刺激均可出现不自主运动，其中进针后出现者 3 例，捻针时出现者 5 例，笔杆压迫刺激区出现者 3 例，揪刺激区头发时出现者 2 例。

（三）刺激部位与出现不自主运动的关系

共观察 8 例，详见表 9－1。

表 9 - 1　刺激不同的部位分别在患肢出现不自主运动情况统计表

姓名	性别	年龄（岁）	病名	瘫侧	病灶侧运动区	双侧运动区	感觉区	舞蹈区	血管舒缩区	视区 晕听区 胃区 运动区	前额部	体针	耳针	鼻针
杨某	女	38	脑栓塞	左	左足踢动	无	无	无	无	无	无	无	无	无
邓某	男	26	脑血栓	右	患肢抽	右上下肢不自主抽动	无	无	无	无	无	无	无	无
李某	男	34	脑外伤	左	患肢抬	运区中2/5 上肢抬足运 感区下肢抬	无	无	无	无	无	无	无	无
于某	女	60	脑血栓	右	患肢抽动	患肢抽动	患肢抽	患肢抽	患肢抽	无	无	无	无	无
程某	男	45	脑血栓	右	患肢抽动伸屈	患肢抽动伸屈	无	无	无	无	△	无	△	△
吴某	男	64	脑外伤	右	患肢抬起	患肢抬起	无	无	无	胃区微抬 无	△	无	无	右足不自主抬起
李某	男	24	脑外伤	右	无	无	无	无	无	仅胃区患肢抽	患肢抽	△	△	△
邵某	女	40	脑血栓	左	患肢抬起	无	△	△	△	△	△	△	△	△

注：△＝无观察

1. 刺激病灶侧运动区，对侧肢体出现不自主运动者2例。

【典型病例】

杨某，女，38岁。

脑血栓形成左侧偏瘫1年半。

针右侧足运感区时，左脚不自主向前踢动，幅度约15cm，频率每分钟约30次。起针后，不自主踢动停止。然后又针左侧足运感区，捻针时左下肢无不自主踢动。最后又刺右侧足运感区，左脚又出现不自主踢动。

2. 刺激双侧运动区，在患肢出现不自主运动者5例，且在病灶侧刺激时，患肢不自主运动明显。

【典型病例】

李某，男，34岁。

闭合性颅脑损伤后遗左侧偏瘫3年。

针刺双侧足运感区，均出现左下肢强制性抬起。针刺双侧运动区中2/5，均出现左上肢强制性抬起。以后分别用笔杆压迫运动区、足运感区或揪运动区的头发，和针刺时一样，均出现强制性肢体抬起。

为了观察刺激区的特异性，分别揪双侧胸腔区、视区、晕听区、运用区的头发，左侧肢体均无强制性抬起。

3. 刺激运动区、感觉区、舞蹈震颤控制区，血管舒缩区等，都可在患肢出现不自主运动者1例，唯刺激运动区时不仅易出现，而且不自主运动的范围大。

4. 仅在前额部刺激，患肢出现不自主运动者1例。

【典型病例】

李某，男，24岁。

脑挫裂伤后遗右侧偏瘫。

在前额正中发际上6cm处往右斜进针，捻10秒钟时，右上肢抽动、抬起。在前额正中发际上4.5cm处，往右斜进针，捻2秒钟时，右上肢抽动、抬起。针左胃区，捻20秒钟时，右上肢抽动、抬起。在前额正中发际上6cm处，往左斜进针，捻针20秒钟，右上肢体抽动、抬起。然后分别针刺左感觉区、右运动区、右晕听区，持续捻转20秒钟，均无肢体抽动现象。

5. 针刺体针、耳针、鼻针的一些穴位，作对比观察，发现针刺后，常不出现患肢的不自主运动。

（四）病情改变与不自主运动的关系

观察了两例病情恢复过程中不自主运动改变的情况，1例随着病情好转，刺激时患肢的不自主运动逐渐减弱到消失。

【典型病例】

例 1. 邵某，女，40 岁，山西省运城地区药材公司职工。

因患脑血栓形成，左侧偏瘫 70 天来诊。

查体：血压 210/160mmHg，左上肢能抬高平耳，左手能屈不能伸，下肢力弱偏瘫步态明显。左霍夫曼征阳性。

于 1974 年 3 月 25 日针右侧运动区中 2/5，左上肢不自主抬起，高达头顶。持续捻转，左上肢继续抬起。捻针停止后，左上肢很快放下。然后针左侧运动区中 2/5，左上肢也想抬起，但没有不自主抬起。每天针 1 次，先后共治疗 20 次。针右侧运动区中 2/5，每次左上肢不自主抬起。待左上肢不自主运动停止后，再针左运动区中 2/5，左上肢无不自主运动，但每次左中指有跳动。患者基本痊愈后出院。

于 1977 年 9 月 10 日随访，体征基本同前。此时又针右运动区中 2/5，捻针时左拇、食指微跳动，捻针停止后，不自主地跳动停止。再捻又出现，重复 5 次均同前。

于 1978 年 3 月 21 日至 24 日又针 3 次，每次均无不自主运动出现。此时左侧肢体能活动在正常范围，而且较前灵活。

例 2. 于某，女，60 岁，北京市人。

主诉：右侧肢体活动障碍 3 年余。

病史：1975 年 3 月 23 日上班时突然右侧肢体活动不灵，上肢完全不能动，下肢力弱，当时感心难受，肢体酸困，但神志清楚，不伴有呕吐及肢体麻木。血压 230/130mmHg，诊断为高血压病，脑血栓形成。用中西药治疗 2 周无效出院。

出院后在家用针刺右侧肢体的穴位，两次均无特殊反应。但下肢肌力微有恢复，上肢仍全瘫。此时改用头针治疗，针刺左运动区上 3/5，首次进针后，用 626 治疗机通电，在此过程中，发现患者右上肢不自主地连续抬起、放下，幅度约 30cm 左右，频率为每分钟 100 次左右，自己不能控制。患者说："针刺通电时，右上肢非常酸困，胳膊不由自主地乱动。"第 2 次针左侧运动区上 3/5，用手捻针时，右上肢也出现不自主运动。第 3 次针刺时，肢体无不自主运动出现。详细观察，针刺部位不准，不是前两次针刺的运动区位置，而刺在感觉区范围。起针后在运动区重新针刺，右上肢又出现不自主运动，情况同前。为准确起见，剪去进针点的头发，多次针刺这个部位，均有不自主运动出现。经治疗后逐好转，上肢抬起正常，手能伸屈正常，能从事一般家务劳动。这时针左运动区上 3/5，右上肢仍有不自主运动出现，情况同前。

1977 年 2 月某日，因肢体无力，行走困难，右上肢抬起困难，又住院治疗。4 周后出院。

同年 4 月 14 日复查，言语正常，答话切题，反应能力、记忆力、大小便、睡眠均正常。

检查：血压 260/110mmHg。脉搏 88 次/分，呼吸 24 次/分。眼球活动正常，鼻唇沟相等，伸舌居中。右上肢能活动在正常范围，力弱，Balle 试验阳性。霍夫曼征阳性。肌张力升高，腱反射亢进。右下肢能活动在正常范围，自己能走几步。全身痛觉、轻触觉均正常。心律齐，88 次/分，各瓣膜无杂音。肺清无啰音。肝脾未触及。无尿频、尿急、肾区无叩痛。

头皮痛觉正常，无特殊发现。针刺左运动区上 3/5，先在运动区上点进针 5cm 深时，右上肢即开始不自主地抬起、放下，每分钟约 140 次，幅度约 30cm。自诉进针后，右上肢酸困不能忍受，很快即开始不自主地运动。自己不能控制，持续了 10 分钟。起针后不自主运动仍持续 45 秒钟才停止。后又在左运动区中 2/5 处快速将针刺入头皮下，还未捻转，右上肢又出现不自主运动，情况同前。

按：为观察针刺其他部位后，肢体有无不自主运动，先后分别针刺了左内关穴、外关穴、三阴交穴、丰隆穴（深度和头针深度相等），右上肢均未出现不自主运动。又针刺双侧视区、晕听区，肢体也未出现不自主运动。最后分别在双侧运动区下点平行往后刺 4cm 长，右上肢也未出现不自主运动。

对比观察后，又针右侧运动区中 2/5，右上肢也出现不自主运动，但比针左运动区时，右上肢出现的不自主运动力弱，仅持续 2~3 次。然后又针双感觉区中 2/5，舞蹈震颤控制区、血管舒缩区，右上肢均出现不自主运动，但不仅程度轻，而且主观感觉肢体酸困也慢。此时再在感觉区往后移 1.5cm，血管舒缩区往前移 1.5cm，分别针刺观察，右上肢也均出现不自主运动，但不是抬起，放下等动作，而是右手仅在原来位置上来回摸，患者也感右上肢微酸困。

此例病情好转后，再刺激，患肢的不自主运动更明显。因原来仅捻针和通电后出现，以后进针也能出现。在刺激部位上，原来仅在运动区刺激时出现，待病情好转后，在其他刺激区刺激时也能出现。

（五）针刺后的针感与不自主运动的关系

一般在针刺后不仅能出现针感，而且常在出现针感的同时，出现肢体不自主地运动。其中观察到 1 例，在针刺过程中，有针感出现时，也同时出现不自主运动，而在另一次针刺时，未出现针感，同时也无不自主运动出现。

【典型病例】

张某，女，50 岁，山西省运城市人。

患脑血栓形成左侧偏瘫恢复期。

1977 年 5 月 5 日上午 10 时，针刺右侧足运感区及运动区上 2/5，患者感左脚趾麻木。捻针 30 秒钟，右趾反复背屈、伸直，不自主地运动。

同年 5 月 8 日针左足运感区及运动区上 2/5，捻针时左脚无不自主运动。询问有什么感觉，患者说左上肢麻木，左膝上微热，膝下无感觉，左脚无动感。

1977 年 5 月 10 日针右足运感区及运动区上 2/5，持续捻针 30 秒钟，患者说左手指及脚趾麻木，接着左下肢不自主摆动，前后幅度 3~5cm，同时左脚拇趾不断地背屈、伸直。

同年 5 月 11 日针右足运感区及运动区上 2/5，进针后持续捻转 30 秒钟，左下肢不自主摆动，前后幅度 10cm 左右，自诉左上肢、左脚有麻木感。

（六）进针和捻针与不自主运动的关系

本组观察到 4 例进针后未出现不自主运动，捻针后患肢出现不自主运动。2 例进针后能出现不自主运动，捻针后不自主运动的程度更明显（表 9 - 2）。

表 9 - 2 进针后和捻针后不自主运动的变化

姓名	进针后	捻针后	停止捻针或起针后
邵某	无	瘫肢持续往起抬	停止
张某	无	瘫肢抽动	停止
某	无	不自主地站立及行走	停止
李某	无	捻 2～10 秒钟病肢即抽	停止
吴某	病肢有抽动	抽动范围增加	停止
程某	瘫肢有抽动	抽动范围明显、幅度增加	停止

注：进针后无不自主运动者 4 例，捻针后均出现不自主运动。

进针后肢体有抽动者 2 例，捻针后不自主运动明显。

【典型病例】

程某，男，45 岁，1974 年 8 月 12 日下午 2 时，又重复观测针后肢体不自主运动。基本情况和 1974 年 8 月 9 日检查相同。

针左运动区中 2/5，刺 2cm 深，进针后 10 秒钟，右上肢出现不自主运动：右肘关节屈成 120°，前后摆动 10cm，手指有时也微伸屈。2 分钟后，右下肢微伸屈，很快停止。

捻针后右上肢不自主运动速度快而有力，摆动范围变成 20cm 左右，每分钟约 40 次。起针后 3 秒钟，不自主运动停止。

针左足运感区 3cm 深。进针后 10 秒钟，右下肢出现不自主前后摆动，幅度约 7cm，每分钟 31 次。持续观察 10 分钟仍存在。快速捻转，不自主摆动的范围增加到 18cm。起针后立刻停止。

按：Penfied 等用电刺激人脑皮层中央回，可在对侧肢体出现不自主地运动。这一特殊现象，对进一步研究大脑皮层功能定位提供了重要线索。在头针的临床实践中发现，进针或捻针后，少数患者能在患肢出现不自主运动。

Penfied 在 1950 年用电刺激人脑中央回时发现，引起的不自主地运动是单个或多关节屈曲或伸展运动。这种运动并不比婴儿所完成的动作复杂。本组 11 例不自主运动，均为强制性不自主运动，不自主地抬起较多见，其范围常超过病肢主动运动的范围。其次是肢体关节不自主屈曲、伸展和抽动，有些似局灶性癫痫发作。少数病例肢体不自主摆动或脚不断踢动。个别病例不自主站立及行走。从不自主运动的特征来看，除不自主站立和行走外，基本上和电刺激中央回时出现的肢体不自主运动相似。

11 例均在患肢出现不自主运动，而无 1 例在健侧出现。这一现象提示，在中央回病损后，刺激头皮时易使病损后的皮层发生兴奋，使患肢出现不自主运动；或中央回损害后，在一定的头皮范围内敏感性升高。也可能是一种因素。

不仅捻针后出现不自主运动，而有 3 例进针后也出现，说明很轻微的刺激即能引起患肢的不自主运动。Clarke 及 Ward（1948 年）用阈刺激猴大脑皮层可兴奋区的任何一点时，可得到单块肌肉的运动。用阈上刺激时，则可引起整个肢体的动作。临床观察到，进针后能出现不自主运动者，再加捻针后，使其不自主运动的范围明显增加和抽动频率加快，这一点和用不同刺激量刺激中央回，得到的不自主运动的程度有相似之处。

临床不仅刺激了运动区，还刺激了其他刺激区，并与体针、耳针、鼻针的一些穴位作对比观察。结果发现，仅在皮层损害侧的运动区刺激，能引起患肢不自主运动者 4 例。刺激双侧运动区，引起患肢不自主运动者 5 例。刺激双侧运动区、感觉区、舞蹈震颤控制区和血管舒缩区等，引起患肢不自主运动者 1 例。刺激前额部引起患肢不自主运动者 1 例。针刺视区、晕听区、运用区、胃区等刺激区和体针、耳针、鼻针的一些穴位对比观察，常不出现患肢的不自主运动。

头针和体针对比的结果，头针刺激比体针刺激更易出现不自主运动。头针尤以病灶侧运动区易引起患肢不自主运动。这个现象说明运动区和不自主运动关系较密切。

第五节　针刺感区上 2/5 的感觉变化

观察患者为带状感传现象阳性者。

1. 针刺感觉区上 2/5 处，出现不同部位感觉障碍

2. 针刺感觉区上 2/5 处，出现对侧半身多种感觉障碍者，针刺另一侧感觉区上 2/5 处，多数人也能在对侧半身出现多种感觉障碍（表 9 – 3）

表 9 – 3　1975 年先后分别针刺两侧感觉区上 2/5 后，感觉异常在不同部位的统计

3—4 月和 7 月针刺左感觉区上 2/5，出现不同部位感觉变化人数	全身痛觉减退	全身痛觉过敏	对侧痛觉减退及多种感觉障碍者	同侧痛觉减退及多种感觉障碍者	同侧痛觉过敏者
全身痛觉障碍者 12 人	7	2	3	0	0
对侧半身痛觉减退及多种感觉障碍者 28 人	3	0	22	2	1
同侧半身痛觉减退及多种感觉障碍者 2 人	0	0	1	1	0
计 42 人	10	2	26	3	1

3. 针刺后对侧半身感觉障碍的观察

注：观察患者为带状感传现象阳性者。

【典型病例】

例 1. 段某，男，41 岁，山西省稷山县杨村人。

患者双侧痛觉正常，为较敏感型。1975 年 12 月 4 日下午 1 时针刺左侧感觉区上 2/5 处，15 分钟以后，右半身各种感觉发生了明显的变化：用针刺内关透外关穴及三阴交透对侧，完全无痛感。角膜反射迟钝，咽反射消失。轻触觉及凉觉消失。用香头灸皮肤持续 30 秒钟无热感。两点辨别觉在 30cm 以内分辨不清。跖反射消失。实体感觉及味觉消失，视力变成 0.6。左侧各种感觉正常。在中线约有 3cm 宽的痛觉减退带。

1976 年 1 月 16 日复查：右侧视力恢复到 1.5，双侧听力正常，右侧各种感觉及反射已恢复正常。

例 2. 王某，女，26 岁，山西省稷山县杨村人。

1975 年 12 月 6 日检查，神志清楚，言语清晰，反应能力正常。脑神经及四肢肌力肌张力正常。无病理征。痛觉检查为较敏感型。针刺左侧感觉区上 2/5 处，进针后 20 分钟，右半身各种感觉及反射发生了明显的改变：用测痛计给 500g 压力刺激和针刺内关透外关穴、三阴交透对侧，也完全无痛感。视力 0.6；听力障碍；味觉、嗅觉消失。角膜反射明显迟钝。鼻腔黏膜刺激反射，咽反射及跖反射消失。轻触觉及凉觉消失。用粗香灸皮肤（距皮肤 0.5cm），持续 30 秒不觉热。两点辨别觉在 30cm 以内分辨不清楚。音叉振动觉、关节位置觉及实体感觉消失。

持续 20 天，感觉及反射障碍还未恢复。

1976 年 1 月 19 日检查：右侧视力 0.8，其余右侧的各种感觉及反射都基本恢复正常。

例 3. 宁某，女，46 岁，山西省稷山县东垴村人。

患者全身痛觉正常。为较敏感型。其他各种感觉及反射都正常。

针刺右侧感觉区上 2/5 处，进针 15 分钟后，左半身各种感觉都出现障碍，角膜反射减退，针刺内关透外关、三阴交透对侧完全无痛感。用粗香灸皮肤（距皮肤 0.5cm），持续 30 秒钟无烧灼感。用棉花毛、塑料线头等触及皮肤，完全无感觉。两点辨别觉在 30cm 以内不清楚。书写、实体感觉障碍。持续 24 小时后，各种感觉开始恢复。

例 4. 董某，女，山西省稷山县小阳村人。

患者患右上肺结核，1975 年 12 月 22 日检查，全身痛觉为较敏感型。针刺左侧感觉区上 2/5 处，20 分钟后，右半身各种感觉都发生了明显的改变：角膜反射迟钝，视力 0.9，听力气传导和骨传导都障碍。痛觉检查，用测痛计给 500g 压力刺激和针刺内关透外关穴，三阴交穴透对侧，也完全无痛感。轻触觉及凉觉消失。热觉明显障碍，用香头灸皮肤（距皮肤 0.5cm）上肢 10 秒、下肢 20 秒，仅有微热感。两点辨别觉在 30cm 以内分辨不清。音叉振动觉消失。鼻腔黏膜刺激反射及咽反射减退。跖反射消失。

第六节　针感部位与刺激区定位规律的不相吻合

1. 针刺后在同侧肢体出现针感，而且有一定疗效。

【典型病例】

针刺后在同侧肢体出现针感，而且有疗效。

孙某，女，58岁，山西省稷山县刘堡村人。

患者因左侧大脑中动脉血栓形成来诊。当时右侧肢体全瘫。先后针刺左运动区，每次针感不明显，但是有显效。经两个多月的治疗，右下肢已能缓慢行走，右上肢能抬高至前额发际，右手仍全瘫。

1972年2月5日，针刺左运动区中2/5，进针后热感从左肩到左手指（从臂外侧往下）。右侧肢体无针感。然后针刺右运动区中2/5，进针后，右肩发热，在臂外侧往下通过手背到指尖。待针感消失后，又刺右运动区上2/5，热感从右髋关节外侧往下至小腿。持续3分钟，右上肢抬起轻松，能抬高至前额发际上3cm，右下肢肌力增加，行走时不扶物又轻快。

同年2月6日又针刺右运动区上2/5，右下肢麻木，紧迫难受，不能静坐，自己主动起来不断来回走动。持续半小时，腿麻木减慢，行走时腿更灵活有力。

2. 针刺双侧运动区针感均能在患肢出现。头针治疗时，针刺病灶侧运动区，针感能传到患肢，针刺另一侧运动区，针感也能传到患肢。

【典型病例】

例1. 李某，女，61岁，山西省襄汾县纺织厂职工家属。

脑血栓形成后右侧偏瘫1年余。右上肢呈屈曲状瘫痪，右足内翻明显。

1977年5月2日上午9时观察：①针刺左运动区上2/5及足运感区30秒钟后，右下肢出现蚁走感，持续30分钟减慢，40分钟消失。②用手指在左运动区上2/5的针柄上弹三下，右膝下至足有蚁走感，持续27分钟减慢，35分钟消失。③将左运动区上2/5的针拔掉时，右腓肠肌处又有蚁走感，持续10分钟减慢，15分钟后停止。

同年5月3日复针1次，针感同前。再刺右运动区上2/5，15分钟后，右膝以下至足有发痒感，持续10分钟停止。

例2. 高某，男，42岁。

患脑栓塞左侧偏瘫。1972年8月7日观察：①针刺右运动区上2/5，进针后2分钟，从针刺部位开始往下通过耳后到锁骨上窝，沿胸前斜行到左腹股沟，经下肢前内侧，至左足大拇趾有条约3cm宽的热麻带，持续5分钟停止。②针刺右运动区中2/5，3分钟后，从针刺部位开始，通过耳后，斜下至左胸前，经左腹股沟，沿左下肢前内侧至左足大拇趾有条约3cm宽的热麻带，持续5分钟停止。③针刺左运动区中2/5，进针后3分钟，从针刺处到耳后，斜下到左锁骨上窝，沿胸前下到腹股沟，经下肢前内侧至左足小拇趾，有条约3cm宽之热麻带，持续3分钟停止。

3. 刺激机体不同的部位，均在患肢出现针感。本组共观察到3例脊髓损害的病例，针刺运动区针感传到患肢。

为了观察刺激区的特异性，分别针刺了头针的其他刺激区、体针和耳针的一些穴位、和非经非穴上的某些点，观察针感出现的部位，结果发现均能在患肢出现针感。

【典型病例】

例1. 马某，女，16岁，山西省汾西县人。

患小儿麻痹后遗左下肢瘫痪12年。左下肢肌萎缩明显，行走时步态不正常。

于1972年3月14日针刺右侧运动区上2/5及足运感区，左下肢有热感。

为了观察不同刺激区和穴位对针感的影响，从1972年3月16日至3月30日，先后分别针刺：

右运动区上2/5（14次）；右运动区中2/5（4次）。

右运动区下2/5（4次）；左运动区上2/5（2次）。

左运动区中2/5（2次）；右足运感区（5次）。

右感觉区上2/5（3次）；左感觉区中2/5（3次）。

左视区（3次）；左晕听区、左外关穴、右内关、左内关、右悬钟；耳针的（左）胃点；非穴点；右肩胛中线第10肋间；左腋中线第7肋间至第9肋间，发现均在左下肢出现热麻感。

例2. 杨某，女，17岁。

患急性脊髓炎后遗截瘫1余年。用头针治疗1次就能站立行走。双下肢有明显的热麻感。

不仅针刺运动区和感觉区能在双下肢出现热麻感，而且刺激其他部位也能在双下肢出现热麻感，如针刺内关、用手指捏左耳垂、捏右小指尖、爪切右下颌角等处，均能在双下肢出现热麻感。

例3. 张某，女，20岁，山西省万荣县汉薛村人。

患者外伤后截瘫3年。

1970年外伤后即截瘫，来诊时双下肢肌力弱，仅能独步行走数步。双下肢感觉障碍，右腿外侧痛觉减退。无肌萎缩。X线片第1腰椎有压缩性骨折。

头针治疗：选双侧感觉区上2/5，双足运感区，进针后左下肢有热麻感，重复5次均同前。于1973年3月24日至4月28日先后分别刺左胃区、右劳宫、右合谷、右内关、外关等，均在左下肢出现热麻感。起针后，用手压针刺处也能引起左下肢热麻感。后又在全身各处进行压迫（用手指），均在左下肢出现热麻感。

第十章　头皮特殊变化与刺激区的相对特异性

第一节　头皮的"痛敏感区"

在头针的临床实践中，神经系统的中枢部分与周围部分，躯干与四肢以及内脏患病时，少数人可于头皮上出现"痛敏感区"，临床称之为"头皮痛敏感区"。对72例存有"头皮痛敏感区"的患者进行了观测，现分析如下：

所观测的72例，其中男47例，女25例。年龄在16～70岁之间较均匀地随机分布。72例之病种分布（表10-1）。

表10-1　72例头皮痛敏区的诊断

诊断	例数	诊断	例数
脑血栓形成	5	头痛、头晕	5
脑动脉硬化	4	神经痛、神经炎	7
偏身感觉异常	3	急慢性腰腿痛	20
帕金森病	2	关节炎、关节痛	15
美尼尔氏病	2	胃病、胃溃疡	5
截瘫感觉异常	3	其他	1
合计	19	合计	53

所观测的患者，首先用手指在头皮上普遍压测后选出者。然后再用以试管、弹簧与笔杆制成的"笔杆测压计"或用弹簧、毫针头等制成的"测痛计"，在头皮上按程序逐渐测试。测试时依患者主诉之痛觉敏感的部位予以记载，或依其形状，面积与位置填入头部图形中。所有试验均重复5次以上，并有3名以上的观察者在场同时予以确认。

1. 头皮痛敏感区的特征

（1）头皮痛敏感区的面积与形状：痛敏感区的面积在0.3cm直径至15cm×10cm的范围之内，随机分布；少则1个，多者可同时出现5个以上。痛敏感区的面积较大者，多发生在具有较大范围的躯肢感觉异常（主要是疼痛）的患者。如躯肢内脏罹患的部位较多，则头皮上的痛敏感区也会相应增多。

痛敏感区的形状可分为图10-1所示的8种，其中以圆形、长圆形为多见，而弯盘形（凹面向前）与蝶形者则多横跨头顶矢状线的两侧，多位于运动区及感觉区之上。其八字形者，多为两个长圆形或长条形对称地分布于双侧

图10-1　头皮痛敏感区的形态

头皮上。痛敏感区的形状复杂者，均为面积较大者。此外尚有不规则形。痛敏感区的形状与疾病的性质无明显关系。

（2）头皮痛敏感区的数目与定位性分布：据观测，在 72 例中，具有一个痛敏感区与两个痛敏感区者共 60 例，占 83.3%。

72 例中共观测到 125 个痛敏感区在头皮上的定位分布（图 10-2）。

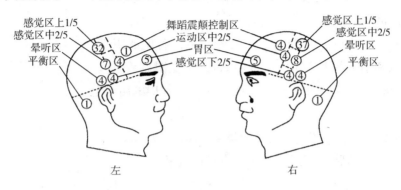

图 10-2

如上，125 个痛敏感区在头皮上的分布大致呈现出区域性的集中倾向，其所集中的部位恰在头针刺激区的感觉区和运动区上、中、下。舞蹈震颤控制区、平衡区、晕听区与胃区之上。此种定位集中的分布倾向有些与其所患疾病的部位相对应（表 10-2）。

表 10-2　痛敏感区在头皮上的定位与有关疾病的相应关系

疾病		痛敏感区	
诊断	例数（或部位次）	位置	次数
肩躯干与下肢病痛	60	感觉区上 1/5	69
上肢病痛	10	运动区中 2/5	23
头面病痛	6	感觉区下 2/5	8
帕金森病与脑源性书写困难	4	舞蹈震颤控制区	5
		平衡区	2
梅尼埃病	4	晕听区	8
胃肠病痛	7	胃区	10
合计	91	合计	125

第二节　脑血栓形成后头皮的痛觉减退区

在临床实践中发现，脑血栓形成后头皮上可有痛觉减退区，先后共发现 6 例，其中男 3 女 3。年龄从 23~59 岁，其中 40~59 岁 5 例。病程从 4 天至 7 个月，其中 1~7 个月者 5 例。

1. 痛觉减退区在偏瘫对侧的运动区和感觉区范围内出现

【典型病例】

例1. 童某，女，45岁，陕西惠安化工厂职工。

右侧偏瘫2个月余。

1975年11月18日吃饭时突然右侧偏瘫，不伴昏迷，先后治疗肢体已能活动在正常范围，仅留有麻木。

查体：右侧肢体肌张力升高，深反射亢进，病理征阴性。在左侧运动区和感觉区上2/5有4cm×6cm之痛觉明显减退区，用测痛计给200g压力刺激出现微痛（图10-3），在周围用针尖轻刺即痛。

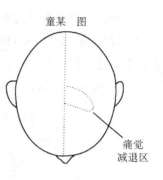

童某 图

痛觉减退区

图10-3　头顶位

例2．薛某，男，53岁，山西省新绛县食品公司职工。

患右侧大脑中动脉血栓形成4天。发病时无昏迷，左上肢力弱，左下肢完全瘫痪。针刺右侧运动区两次后，体征明显恢复，已能独步行走。

头部痛觉检查：在右侧运动区上2/5为中心，有4cm×6cm痛觉明显减退区，用测痛计给200g压力刺激出现微痛。其他部位均为微刺即痛（图10-4）。

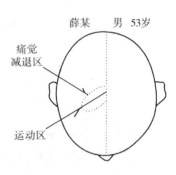

薛某　男　53岁

痛觉减退区

运动区

图10-4　顶位图

2. 痛觉减退区可在双侧运动区、感觉区等部位出现

【典型病例】

娄某，男，46岁，山西省运城地区医院职工。

主诉：左侧偏瘫两个多月。

病史：患者于两月前某日右额颞部痛，阵发性加重，有时抽到右枕部，常为跳痛。经治疗无明显进步。10天后劳动时，突然左手及上肢难受无力，很快左上肢全瘫、下肢仅能微动，在当地用头针治疗基本恢复。因头痛、头晕、左侧肢体力弱而来诊。

查体：神志清楚，言语正常，巴利征（＋），左侧深反射亢时，病理征阴性。四肢感觉正常。头部痛觉：在双侧感觉区及运动区内有两块痛觉明显减退区，其位置（前后正中线为32cm）在前后正中线从前端16～22cm之间，两侧沿运动区和感觉区斜行走行约10cm之间，逐渐变窄。右侧痛觉障碍程度比左侧严重，右侧用测痛计给200g压力刺激才微痛，左侧给150g压力刺激就微痛（图10-5）。

其他部位用弯针尖轻叩皮肤即痛。心肺正常。血压110/80mmHg。

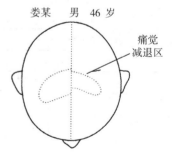

娄某　男　46岁

痛觉减退区

图10-5　顶面图

第三节 疾病前后头皮的感觉变化

少数病例，脑血管病发生前，在脑部病变直上近邻的头皮部位出现疼痛，可持续数年。待脑血管病发生后，疼痛部位的痛觉可减退。

【典型病例】

郭某，男，59 岁，山西省闻喜县正水洼村。

1960 年无明显诱因左顶部疼痛，约 4cm×4cm 之范围。痛时局部伴肿胀，偶尔伴有昏迷。持续 1 年半后减轻，仅在睡眠不好时出现疼痛。1974 年 8 月 5 日因工作紧张，突然头痛加重，仍局限左顶部，持续 3 天后，突然往右侧头顶部扩散，继而右侧偏瘫，当时不伴昏迷。

查体：神志清楚、言语及反应能力正常。伸舌偏右。右上肢抬高平剑突，手指半屈状，能伸 160°，能微屈。偏瘫步态。霍夫曼征阳性。头顶部检查：原来头痛的部位麻木（患者记忆清楚），即在运动区范围内，前后正中线偏左 3cm，约 2cm×3cm 处痛觉减退（图 10-6）。

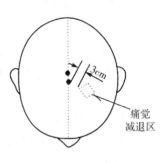

图 10-6 顶面图

第四节 脑血管病后头皮的阵发性跳动

脑血管病后，个别病例可在脑病变直上、近邻部位出现阵发性头皮跳动。

【典型病例】

例 1. 贾某，男，55 岁，山西省侯马市上马供销社职工。

1975 年 2 月某日晨，突然发现左侧肢体无力。上肢前举困难，下肢力弱，独步行走往左偏斜。伴咬字不清，持续 3 小时后恢复正常。发病第 5 天后，发现右侧头皮（右侧运动区范围内距中线约 4cm 处）范围约 1.5cm×1.5cm 连续跳动 6~7 下，隔 2~3 小时发作 1 次。针刺右侧运动区 10 次后，头皮跳动停止。左侧头皮正常。血胆固醇 284mg%。

例 2. 李某，男，39 岁，山西省太原市人。

患脑血栓形成右侧偏瘫 12 年。

1962 年患病，1964 年头皮左侧有局限性跳动，每次持续跳动几下停止。隔 3~10 天发作一次。发作前一般无任何原因，持续到 1972 年。近一年来无发作。来诊前又感到头皮跳动发作，部位及程度均同前。

查头皮跳动部位：距前后正中线前端（其前后正中线 33cm）18cm 处，偏左 2cm，范围约 5cm×5cm 连续跳动。

第五节 头部症状特征与刺激区的特异性

【典型病例】

张某，男，50 岁，青海石油化工厂职工。

右上、下肢带状痛觉障碍 8 年。

17 年前曾患腰椎结核。X 线片腰 1～2 椎体融合钙化，轻度后凸畸形。近年来，在头顶左侧有一个可活动的、直径约 0.5cm 的结节，内有液体。当液体增多，张力大时，右腓肠肌处感到沉重。挤出结节内囊液后，右腓肠肌处沉重感减轻。此后右下肢后外侧出现宽约 1cm 之痛觉消失带（临床）。

查体：该结节位于左足运感区，用手压迫时，右腓肠肌处有沉重感。考虑此结节和症状有关，所以在结节上针刺治疗。针刺时右下肢症状减轻，起针后症状又恢复到原来的程度。后采用埋针方法，留针 3 天时，出现了强烈的反应：全身发热、难受，伴腹部不适。起针 3 天后反应之症状完全消失。右肢感觉异常带明显减轻。之后将该结节挖除，病理报告为坏死组织，疑为孤立结核病灶。患者认为该结节和症状有关，要求完全切除。于 1974 年 3 月 22 日行结节切除术，开刀切开结节时，右下肢突然有热麻感觉。切完后此种感觉仍有，但程度减轻。待局麻消失后，右腿又发热，伴四肢及面部潮红发热，腰部麻痛，右下肢麻明显。小便少、大便干，伴腹部难受，脉搏异常（最慢 52 次/分，最快 150 次/分）。因右腿不适严重，手术后第 4 天不能走路。第 5 天拆线，伤口一期愈合。在拆线时（剪断线往外拔时），患者突感右腓肠肌处麻痛。当天晚上右下肢沉麻加重，伴头晕、恶心、心烦、精神不好，第 2 天恢复正常。

第十一章 特殊示教案例

此案例为2008年4月美国加州中医药大学博士班临床示教案例。

例1. 脑梗死（左侧偏瘫）

沈某，男，63岁，美国圣荷西人。

主诉：左侧偏瘫1年半。

病史：患者于2006年11月15日出现头痛，局限在右悬颅穴上、右眼眶上。很快左上肢抬起困难，左下肢行走障碍。CT检查，确诊为脑梗死。经西医综合治疗，曾有所好转，近半年来又加重。

查体：神志清楚。检查合作。左侧鼻唇沟变浅。左上肢力弱，仅能抬高约150°。左肩低，左手指活动不灵活。行走时偏瘫步态明显，左腿迈开困难，仅能用左侧腹腰之力往上提，带动左腿往前迈，左上肢摆动幅度小，而且左肩明显低。

诊断：脑梗死（右）后遗左侧不全偏瘫。

治疗：选右侧运动区上3/5，右侧足运感区。

疗效：首次治疗后，左侧偏瘫明显好转，左上肢肌力基本恢复正常，左肩能抬起，双肩已平行。左上肢抬高有力，基本正常。左手指伸屈灵活有力，无震颤。行走时左上肢摆动幅度已基本正常，左腿能主动迈向前，步态基本正常，左下肢肌力明显恢复。后经3次治疗，基本恢复正常。详见照片（图11-1～图11-3）和患者记录情况（图11-4～图11-6）。

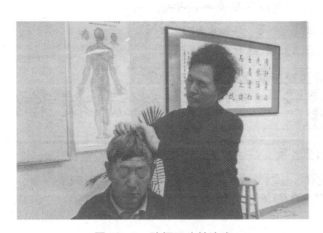

图11-1 脑梗死头针治疗

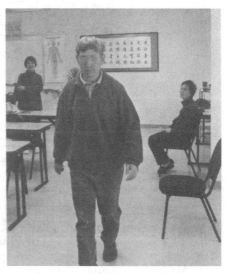

图11-2 首次治疗后左肩已平，
走路步态基本正常

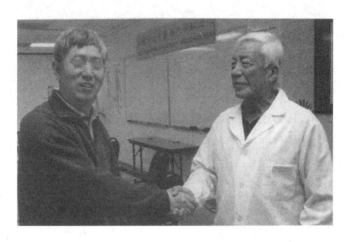

图 11 - 3　患者非常愉快

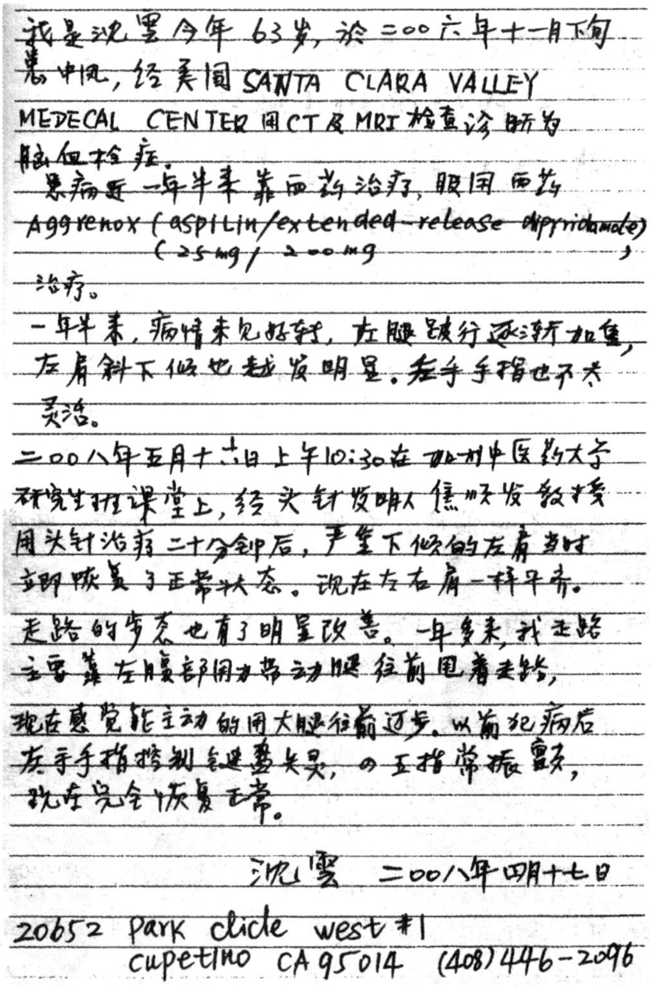

我是沈雪今年 63 岁，於二OO六年十一月下旬
患中风，经美国 SANTA CLARA VALLEY
MEDECAL CENTER 用 CT & MRI 检查诊断为
脑血栓症。

果病近一年半年靠西药治疗，服用西药
Aggrenox (aspilin/extended-release dipyridamole)
（25 mg / 200 mg ）
治疗。

一年半来，病情未见好转，左腿跛行逐渐加重，
左肩斜下低也越发明显。左手手指也不太
灵活。

二OO八年五月十六日上午 10:30 在加州中医药大学
研究生班课堂上，经头针发明人焦顺发教授
用头针治疗二十分钟后，严重下低的左肩当时
立即恢复了正常状态。现在左右肩一样平齐。

走路的步态也有了明显改善。一年多来，我走路
主要靠左腹部用力带动腿往前甩着走路，
现在感觉能主动的用大腿往前迈步。以前犯病后
左手手指伸洗不起码老失灵，小五指常振颤，
现在完全恢复正常。

沈雪　二OO八年四月十七日

20652 park clide west #1
cupetino CA 95014　(408) 446-2096

图 11 - 4　患者记录治疗经过（一）

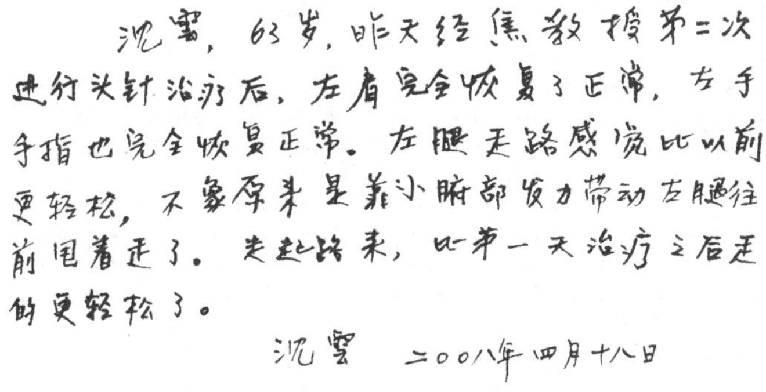
沈雲，63岁，昨天经焦教授第二次进行头针治疗后，左肩完全恢复了正常，左手手指也完全恢复正常。左腿走路感觉比以前更轻松，不象原来是靠小腑部发力带动左腿往前甩着走了。走起路来，比第一天治疗之后走的更轻松了。

沈雲 二〇〇八年四月十八日

图 11－5 患者记录治疗经过（二）

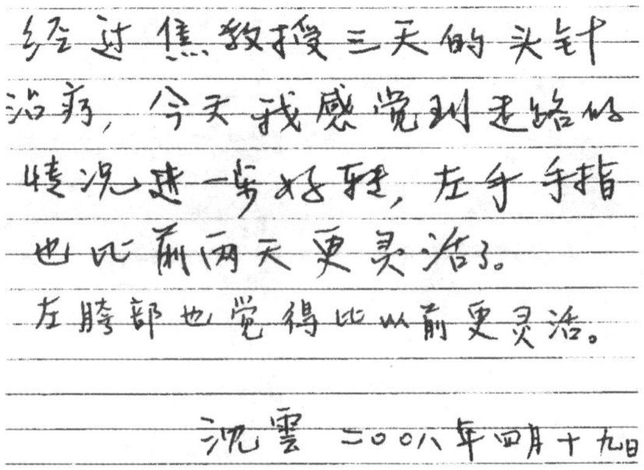
经过焦教授三天的头针治疗，今天我感觉到走路的情况进一步好转，左手手指也比前两天更灵活了。

左胯部也觉得比以前更灵活。

沈雲 二〇〇八年四月十九日

图 11－6 患者记录治疗经过（三）

例 2. 脑梗死（右侧不全偏瘫，吞咽困难，情感障碍，味觉障碍）

陈某，女，67 岁，美国圣荷西人。

主诉：右侧肢体活动障碍等 1 年余。

病史：患者于一年前某日，突然出现右侧肢体活动不灵，小便急，伴喝水发呛、咽下困难，感到苦恼，无愉快感，不会笑，味觉障碍等。先后用多种方法治疗，效不著，于 2008 年 4 月 28 日来诊。

查体：神志清，面部无表情，不会笑。说话时构音困难，速度慢，不灵活。味觉异常，认为凉水是苦的，对辣物无辣味感。右侧肢体力弱，精细动作障碍，如右手指不能捏合。右侧肌张力升高，行走时步态不灵活。

诊断：缺血性脑血管疾病。①右侧肢体活动障碍；②喝水发呛，咽下困难；③情感障碍，不会笑；④小便急；⑤味觉障碍。

治疗：针刺运动区（左）、足运感区（左）。

疗效观察：首次治疗后，患者感到右手松快，心里愉快，吞咽困难好转，已能喝水，尿急消失。

2008 年 4 月 29 日，治疗 2 次后症状又有改善。

详见患者女儿记录（图11-7）和相关照片（图11-8~图11-12）。

My mom received a 2nd treatment from Dr. Jiao. Before the treatment, her hands and fingers were tight and hard to flex or ext. After the needles are in for 10 min, her hands feels loose. She was also having difficulty in swallowing, especially w/ liquid. After treatment, she was able to drink water without any difficulty. One main big change is her emotional state. She is now a much happier person. We are greatly appreciate what Dr. Jiao has done for my mom. She is smiling again.

Thank you,

Eva Mei
10066 S. Tantau Ave.
Cupertino, CA 95014
U.S.A.
(650) 917-9699

图 11-7　患者女儿记录

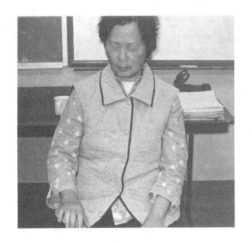

图 11-8　治疗前右手胀，手指活动障得

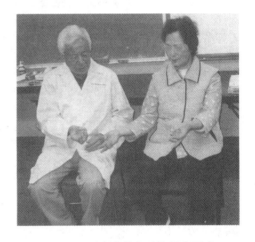

图 11-9　治疗前右手指捏合困难

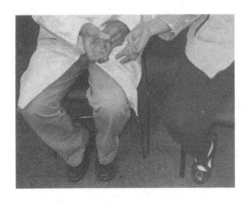

图 11-10　治疗后右手指捏合正常

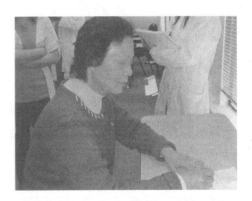

图 11-11　患者能用右手持笔写字

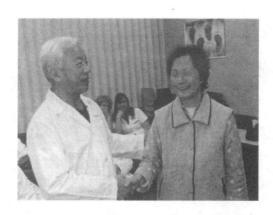

图 11 - 12 治疗后患者恢复笑容，非常愉快

治疗 3 次后，患者不仅右手指捏合正常，而且自己会笑，可面带笑容与他人讲话。

2008 年 5 月 1 日，治疗 4 次后，患者味觉恢复正常，能辨别酸、甜、苦、辣等味。

按：对该患者仅选左侧运动区和足运感区治疗。不仅治愈了右侧肢体活动障碍，而且也治好了小便急、吞咽困难、情感障碍、味觉障碍等。这个实例发生在 2008 年的 4—5 月。有些学生不解其意，问了很多问题。2008 年 7 月 1 日美国《纽约时报》网站刊登"科学家确认大脑活动中心"一文说，这些点集中在人大脑中的一个手掌大的区域，位置就在脑皮层顶端。此患者恢复可能与该区特殊功能有关。

例 3. 左侧脑梗死（右侧偏瘫，完全失语）

张某，男，成人，美国圣荷西人。

主诉：右侧偏瘫，语言障碍 6 年。

病史：患者于 2002 年患脑梗死，右侧偏瘫，不会讲话，理解困难。先后用多种方法治疗，均无明显进步，于 2008 年 5 月 21 日来诊。

查体：不会讲话。右上肢抬高平乳房。右肘关节和手屈曲状，完全不能活动。下肢瘫痪，行走困难，不能下蹲和单腿站等。

诊断：左侧脑梗死（右侧偏瘫，完全性失语）。

针刺：左侧运动区，左侧足运感区。

疗效：进针 15 分钟，患者感右上肢松快，特别是感到肘关节和手指松快。右上肢能抬高平肩。针刺 30 分钟捻 3 次针后起针，右上肢能伸直，手指能微动。右下肢力大，行走自如灵活，能下蹲和单腿站立。

2008 年 5 月 28 日，治疗 3 次后，右上肢抬高平肩，右肘关节能伸直，右上肢外展 60°，右上肢后伸距躯干 10cm。右下肢力大，行走灵活有力，步态基本正常。左右腿均能单腿站。下蹲正常，能连续下蹲 3 次。详见照片（图 11 - 13 ~ 图 11 - 18）。

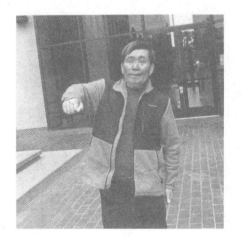

图 11 – 13　头针治疗后右上肢能抬平肩

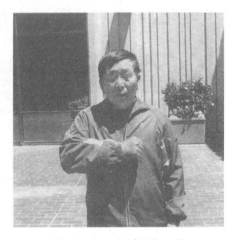

图 11 – 14　右肘屈曲正常

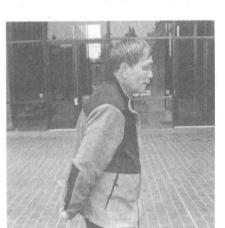

图 11 – 15　右上肢能往后伸

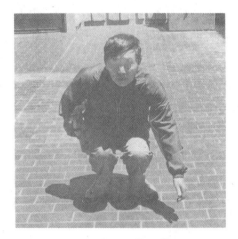

图 11 – 16　能下蹲

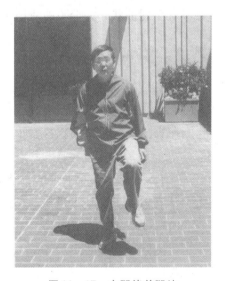

图 11 – 17　右腿能单腿站

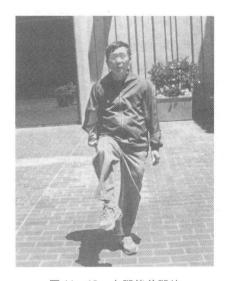

图 11 – 18　左腿能单腿站

例 4. 脑梗死（左）（右侧偏瘫，不全运动性失语）

某，男，59 岁。

主诉：右侧偏瘫 1 年，于 2008 年 5 月 17 日来诊。

病史：患者于 2007 年 5 月 7 日晨 1 时左右，醒后发现右侧肢体偏瘫，当时无昏迷。医院诊断为脑梗死，予以进行物理治疗。1 个月后在某大学行头针运动区治疗约 4 个月，症状无改善来诊。

查体：神志清楚，检查合作。右侧鼻唇沟变浅，说自己的名字和年龄均咬字不清。右上肢肌张力升高，肘关节屈曲，手指屈曲不能动，右上肢抬高平眼眉。霍夫曼征阳性（右），腱反射亢进。右下肢肌力弱、僵硬，扶拐行走时仅腿能前迈，膝关节不能屈曲，踝关节不能活动。不能单腿站和下蹲。膝反射亢进。

诊断：脑梗死（右侧偏瘫伴不全运动性失语）。

治疗：选运动区（左）、足运感区（左）。

疗效：进针 10 分钟问话，能比较清楚地说出自己的名字和年龄。上肢抬高过前额 5cm。捻针 3 次后起针，起针 10 分钟检查，说话同前，右上肢抬高过头前额约 15cm，手指能伸展 130°，并能微屈。右下肢走路较前进步，可不用扶拐独步前行。

5 月 19 日（患者语言训练和肢体锻炼 6 小时）后来诊。语言同第 1 次针后，右上肢能抬高超过头 10cm，手指能伸 100°，指屈基本正常。又针刺治疗，选区同前。

5 月 22 日，治疗 4 次后。右上肢能抬高过头 15cm，手指能伸 130°。指屈基本正常。下肢肌力增加，行走时虽然仍是偏瘫步态，但步子较大。能清楚连贯地说出自己的名字和年龄（图 11-19～图 11-25）。

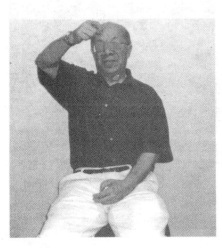

图 11-19　治疗前右上肢抬高平前额

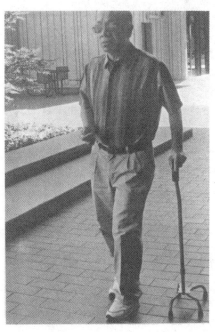

图 11-20　针刺前右上肢瘫、肘关节屈曲，扶拐行走

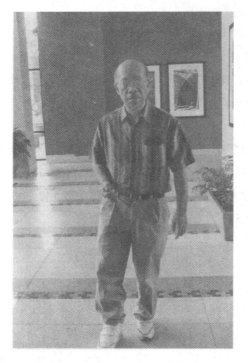

图 11 - 21　治疗后能独步行走，左肘关节已放松

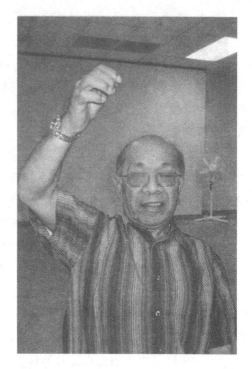

图 11 - 22　治疗后右上肢高举过头 15cm

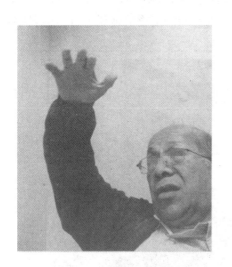

图 11 - 23　治疗后右手指能伸 160°

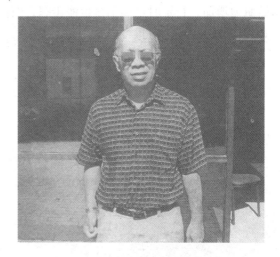

图 11 - 24　治疗后右肘关节能基本伸直

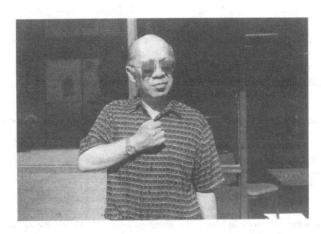

图 11 - 25　治疗后右肘关节屈曲正常

　　按：鉴于病情的明显好转，陪诊朋友亲笔记录了患者的情况（图 11 - 26），博士也用英文记录了病情变化（图 11 - 27）。

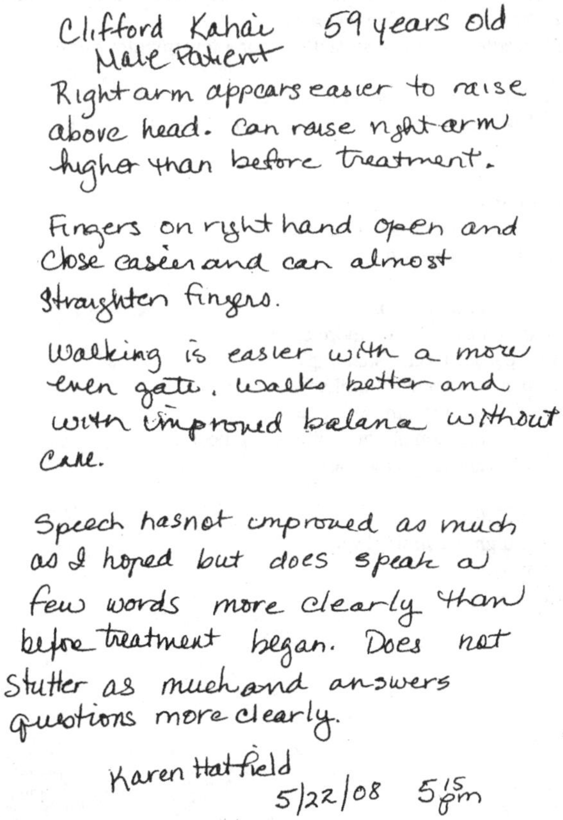

Clifford Kahâi　59 years old
Male Patient
Right arm appears easier to raise
above head. Can raise right arm
higher than before treatment.

Fingers on right hand open and
close easier and can almost
straighten fingers.

Walking is easier with a more
even gate. Walks better and
with improved balance without
care.

Speech has not improved as much
as I hoped but does speak a
few words more clearly than
before treatment began. Does not
stutter as much and answers
questions more clearly.

Karen Hatfield
5/22/08　5:15 pm

图 11 - 26　陪诊者记录

Dr. Jiao Patient Treatment Journal.

Patient: Clifford Kahai; male, 59
Date of treatment: 5-17-08 (Saturday) (first visit with Dr. Jiao)
CC: Post stroke. Right side hemiplegic
Evaluation before treatment
Speech: can participate conversation and understand but hard for him to come up with words fast and clear enough.
Right arm/hand raise up to eyebrow
Right elbow cannot extend
Right hand fingers: cannot extend
Right leg : stiffed, walking on hip.
Right knee: cannot flex/bend enough does not have enough strength

History: patient got stroke in May 2007, about an year ago, He got the accident at night, around 1:00 am right arising from computer.
Previous treatment history: Patient has been treated by 5 branches twice a week since January. Could never break the stiffness of elbow and fingers. Patient like to have more improvement

Head needle prescription:
Left motor area (1/5, 2/5, 2/5; 3 needles) + left motor sensory area (1 needle)
First treatment Protocol: (a motion therapy)
After inserting 4 needles, let them sit/settle in for a few minutes minutes.
Evaluation:
Speech: words came out easier, but still not clear.
Arm/shoulder/elbow: arm raise a little higher, shoulder still stiff. Elbow tensed.
Fingers :still stiff.
Right hip/knee/leg. Still stiff…
Started walking around
Leg training, flex/extend, stand on one feet at a time
(10 minutes later, 1rst stimulation)
Walk again,
(20 minutes later, 2nd stimulation):
Speech; words can come out faster, more clear
Arm can raise above head 10 cm (standing)
Elbow loser but cannot extended completely
Leg/knee: joints felt loser and can walk easier
(30 minutes later, 3rd time stimulation, remove needles)
Arm can raise above head 15 cm (sitting)

5/19/08, 5/20/08; 5/22/08:
Can still raise hand high not straight yet.
Fingers can start moving.
5/24/08: 6th treatment:
(Before):

*Speech:*slower
Right arm raise above head 15 cm
Right elbow extended a little
Right forearm/Wrist: started pronation and supination
Right hand finger extension: a little
(right after inserting needles)
Speech becomes sharp right away.
(after 10 minutes, stimulation)\
Finger extension better
Right Leg/knee: Walking better, with more strength.

5/31/08 (Saturday):
6/2/08 (Monday): can walk faster.
6/3/08 (Tuesday) : Met Clifford in hallway on his way out…surprisingly, his right elbow is straight and he was able to extend his fingers some more at his will.
6/4/08 (Wednesday): greeted Clifford in the metal room. Watching him on his way in, his right elbow tensed back again.
6/5/08 (Thursday) :
Patient arrived at 5:00 pm.
First noticed that his right elbow showed more relaxed/drop down.
Patient did not go for physical therapy today, Clifford, however, commented that he had being doing home exercise at home twice as mush as he usually did. He mentioned that he noticed the more he moves/walks, his arm and fingers got looser. (Yes, movement and exercise is the key to recovery.) Dr. Jiao commented that "Movement is the essence of life.

Written by Chao Ping Lee
1061 Alderbrook Lane
San Jose, CA 95129   6-7-08
U.S.A

图 11 - 27　赵屏博士记录病情

例 5. 脑梗死（左侧偏瘫，左侧偏盲）

某女。

主诉：患脑血管疾病，左侧偏瘫，左上肢屈曲不能活动。左下肢行走困难，不仅偏瘫步态明显，而且身体往左侧扭曲。左侧偏盲，左半侧完全看不见。于 2008 年 5 月 23 日来圣克鲁兹求治。

查体：左半侧偏盲，左侧完全看不见。左上肢屈曲状，肌张力升高，不能伸直。左下肢活动障碍，偏瘫步态明显，躯干往左侧偏斜。

治疗：刺平衡区（左）、双视区、右运动区上 3/5。

疗效：针刺 5 分钟后，患者觉视物有改变。20 分钟后，患者能完全看清楚。行走时扭曲感消失。见患者笔录（图 11 - 28）。

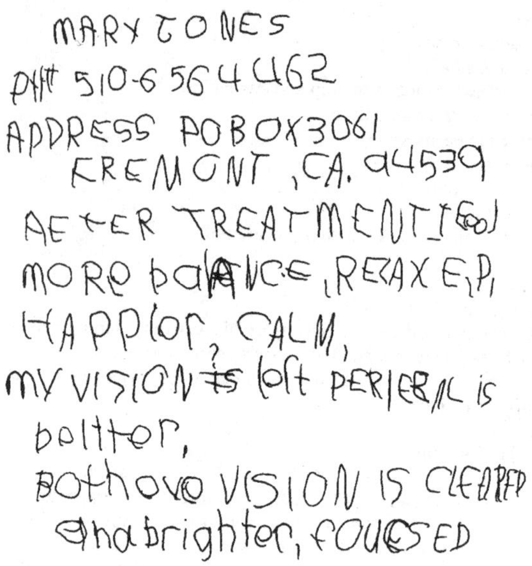

MARY ZONES
PHT 510-6 56 4 462
ADPRESS PO BOX 3061
KREMONT, CA. 94539
AFTER TREATMENT[60]
MORE DAANCE, RELAX E,P,
HAPPIOR, CALM,
MY VISION IS lost PERIEAL is
DOLTTOP,
BOTH OVO VISION IS CLEARED
anabrighter, FOUESED

图 11-28　患者笔录

例 6. 脑梗死（左侧偏瘫）

王某，男，60 岁。

主诉：左侧偏瘫 10 个月。

病史：患者于 2007 年 6 月 1 日晨起后发现头晕，伴左侧手脚麻木，下肢肌力弱，行走困难。医生建议每天行走 1 小时。坚持行走锻炼 1 个月后，体重减轻 20kg，但左侧肢体麻木和下肢力无改变。2007 年 8 月 18 日下午 2 时，左腿无力站不起来，左手也不能活动。急用右手打电话叫救护车，医院治疗症状仍无改善。后连续用"头针"治疗 8 个月，症状如前。2008 年 4 月 24 日慕名来到加州中医药大学求诊。

查体：神志清楚，检查合作。语言表达能力、理解能力正常。左侧鼻唇沟变浅。左上肢瘫痪，肘关节及手屈曲状，肌张力高（用手很难拉开肘关节）。手指呈屈曲状不能伸开，被动伸直非常困难。左下肢瘫痪，在轮椅上仅能将脚抬离地面 10cm，不能伸屈。腱反射亢进，霍夫曼征阳性（左）。因左下肢瘫，自己不能独步行走，仅能扶拐（右手）慢慢移动左腿。

诊断：脑梗死（左侧偏瘫）。

治疗：选运动区上 3/5（右）、足运感区（右），每天 1 次。

观察：快速刺入 3 枚针，未捻转观察。

进针约 90 秒钟后，患者感到针刺部位发热，似热气上冒。用手放在针上和周围对比，发现针刺部位热感明显（几个人同时测试均证明该部位比周围温度高）。进针约 4 分钟时，感左大腿和腰骶部，有一股力量推动左下肢活动，随即瘫痪的左腿不自主地伸直离地面约 25cm，左脚不自主地上下摆动（踢动），持续 5 分钟后慢慢停止。捻针后，又不自主抬起，约 2 分钟后又停止。间断 10 分钟又捻针 1 次，左下肢又不自主地抬起。约 40 分钟后起针，左腿能抬高 50cm，膝关节可微微伸屈，并能自己从轮椅上站起，迈步向前行走。虽然步子很小，左腿向前迈也很困难（用腰抬起带动左腿向前甩），但是自己独步行走，而且转了一圈。

4月25日，第2次治疗。选区同前，进针后，头部发热，左下肢不自主抬起伴脚上下踢动，同一诊。针刺后，左下肢肌力增强，行走时步子变大，膝关节能微微屈曲。

4月26日，第3次治疗。选区同前，针刺后头部发热，左下肢不自主抬起，伴脚上下踢动，同二诊。针刺后独步行走，左腿能抬起一些，步子较大。

4月28日、30日及5月1日，分别治疗3次。头部发热、左腿不自主抬起、脚上下踢动同前。下肢有进步，力量较大，行走步子较稳。左上肢肌张力明显下降，左肘关节已能基本伸直（静时），手也松了。

5月9日、5月10日，又治疗两次，针刺部位同前。进针后1分钟，针刺部位发热，5分钟后左下肢不自主抬起，离地面约10cm，左脚不自主踢动（5~6次），持续约1分钟停止。左脚不自主运动持续时间缩短，抬高幅度减少。

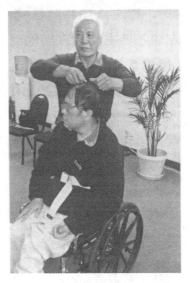

5月14日治疗后，左上肢肌张力降低，能伸直，并能屈曲肘关节，手抬高已达下颌。前臂能微向前、向内侧旋转，手指能微动。左下肢力大，行走时能挺胸抬头，但步子仍小，左肩仍低。

5月19日，这几天针刺仍有头部发热、左侧下肢不自主抬起伸直等。走路较稳，上肢活动范围增大。

间断治疗直到6月7日，患者进步明显（图11-29~图11-41），并能写信（图11-42）。

图11-29　首次治疗，左肘关节放松

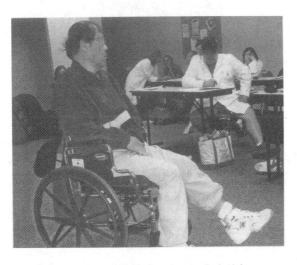

图11-30　首次治疗，左腿不自主抬起

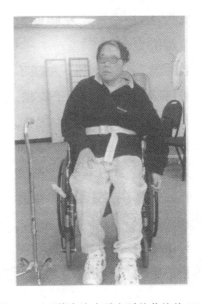

图11-31　首次治疗后左肘关节能伸150°

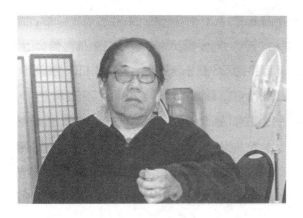

图 11 − 32　左肘关节能屈正常

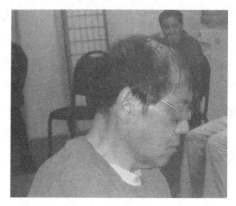

图 11 − 33　第 2 次治疗

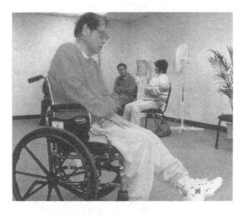

图 11 − 34　患者又出现左腿不自主抬起

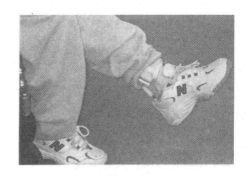

图 11 − 35　左脚距地面约 25cm

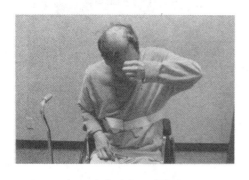

图 11 − 36　治疗后左上肢能抬平下颌

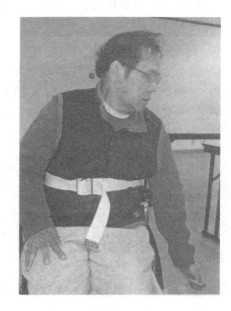

图 11 − 37　治疗后左肘关节能伸直

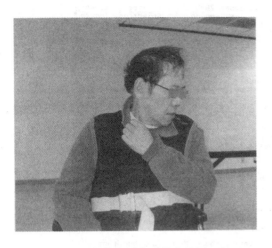

图 11 - 38 治疗后左肘关节能屈正常

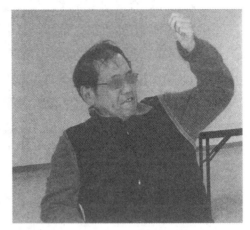

图 11 - 39 左上肢能抬高过头

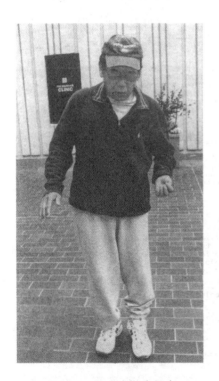

图 11 - 40 患者独步行走

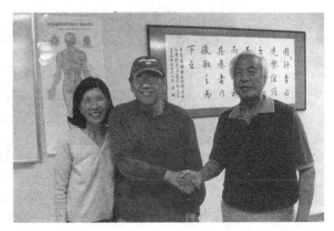

图 11 - 41 患者握手告别

doctor letter[1].txt

Greetings,

My name is Thomas Wang. I was born November 26th 1950 in Taipei, Taiwan. During the summer of 2007, I was working as a Test Engineer at Solectron, located in Austin, Texas. In the afternoon of June 1st 2007, my left arm suddenly became numb and I felt dizzy. These sensations were only momentary and passed on their own. I did not think much of it at the time. In retrospect, these symptoms may have been my first stroke. The next day I went to work as normal, however when I walked, I felt a pain in my left foot. The sensation was similar to the pain from strenuous running or walking for a prolonged period of time.

The following day, I decided to schedule an appointment to see my family doctor. After explaining what happened to the doctor, he told me that the symptoms may have been related to lack of exercise. He advised me to walk at least an hour a day. A blood test, a stress test, and other physical checks were performed on me. The results were considered normal, and I did not have a reason to believe anything was wrong.

So I continued to follow the doctor's advice to walk daily. During the hot afternoon of August 18th 2007, while I was watching a television show on my laptop, I wanted to get up and get a glass of water. I could not stand up under my own power. Immediately I realized that something was terribly wrong. My left arm and thigh became numb with no sensation at all. I managed to call co-worker with my cell phone, and he called 911. Shortly after, the ambulance arrived and I was transported to the ER of the Austin Seton Medical Center.

After a CT scan was performed on my brain, the results indicated that I experienced a stroke due to thrombosis. There was a clot that formed in my brain that blocked blood flow. The entire left side of my body was paralyzed. I could not move my left arm or leg at all, and I was very weak.

During this time, there was a man from a Chinese Christian church who would visit the hospital and pray for the patients. This man mentioned that his father in law suffered from a stroke who recovered completely with the help of scalp acupuncture treatment. I had mentioned I wanted to be transferred back home to a hospital in California near my family. He recommended I seek out the same scalp acupuncture treatment that helped his father in law,. once I arrived in California

I stayed at Seton Medical Center for a month. With the help of my family and some friends, I was transferred to Mills Hospital in San Mateo, California. I researched local specialists and doctors of acupuncture and decided to visit one center in Fremont. After 8 months, I did find any significant improvement and stopped going.

One day I was watching television and I saw a commercial for the 5 Branches Chinese Medicine University in San Jose. The commercial introduced Dr. Jiao, a scalp acupuncture specialist, who was currently visiting from China and teaching techniques at the 5 Branches Chinese Medicine University. The commercial also stated that Dr. Jiao was the inventor of scalp acupuncture treatment, the same type of treatment that the religious man mentioned. I was excited and decided to meet Dr. Jiao, and try out his scalp acupuncture treatment.

On April 24th, 2008, I met Dr. Jiao for the first time and had my first treatment session. After this first session, Dr. Jiao asked me to stand up and walk without the aid of my cane. I had never tried this before and no doctor or therapist had advised this prior. To my surprise, I was able to stand and walk without the cane, although for a short distance. After accomplishing this, I knew that Dr. Jiao's treatment was something special, something that would help my body recover from my stroke. No other treatment that I have been through had results this immediate or significant.

I continued to receive treatment from Dr. Jiao. Over the course of ten

doctor letter[1].txt

sessions, my left arm, which seemed to be permanently fixed in a rigid, closed and tightened position, gradually relaxed. I was able to extend my left arm for the first time. My fingers regained some dexterity and I noticed that I beginning to be able to open and close my left hand. Each day, I was able to walk further and further without the aid of a cane.

Dr. Jiao is a master in his field with over 40 years of experience and deep knowledge of scalp acupuncture and its application. I believe in Dr. Jiao's scalp acupuncture technique, because I experienced the results first hand. I had visited 3 different acupuncture doctors prior, gone through Western physical therapy, but none had such major results. I will continue to see Dr. Jiao, and sincerely believe that I will recover 100 percent.

图 11 - 42 患者治疗后所写的信

例 7. 脑梗死（左侧偏瘫）、脊髓灰质炎（右下肢瘫）

李某，男，成人，美国圣荷西人。

主诉：左侧偏瘫 4 个月。

病史：患者于 2008 年 1 月某日出现左半身瘫痪，当时不伴有昏迷。经 CT 检查证实为脑梗死（右）。先后用多种方法治疗，无明显进步。于 2008 年 5 月 9 日来诊。

既往史：在儿时，曾患小儿麻痹，右下肢肌肉明显萎缩，行走不便。

查体：神志清楚，语言正常。左侧鼻唇沟浅。左上肢呈屈曲状全瘫。左下肢瘫，在轮椅上脚能抬离地面10cm。左肩关节痛。右下肢因患小儿麻痹症，肌肉萎缩明显。

诊断：①脑梗死（右）左侧偏瘫；②脊髓灰质炎（右下肢瘫、肌肉萎缩明显）。

治疗：针刺运动区（右）、足运感区（右）、感觉区上1/5（右）。

疗效：第1次治疗后无进步。

5月12日，治疗2次后，左下肢肌力增加，在轮椅上脚抬高距地面25cm。左肩痛呈缓慢性。

5月18日，治疗5次后，左下肢肌力增加，膝关节伸屈正常。左上肢肌张力减低，肘关节呈130°，但仍不能伸屈。

5月19日，左下肢肌力增加，腿能伸直，膝关节伸屈有力。因右下肢患小儿麻痹，肌肉萎缩明显，肌张力差，不能站立。增刺运动区上1/5（左）、足运感区（左）。

5月20日，能独自站立，且能自己独立行走5步（虽然步子很小，但是独立行走）。

5月24日，治疗9次，能独立行走12步，步子较前大。左上肢能前后摆动约15cm。左肩仍痛。

5月27日，治疗11次后，能独立行走10m。

6月7日，治疗20次后，左上肢能微动。双下肢肌力增加，能连续走500步。详见照片（图11-43～图11-44）和患者记录（图11-45）。

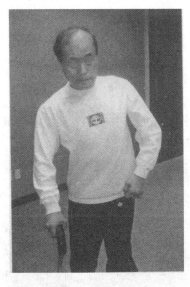

图11-43 治疗后左上肢能抬

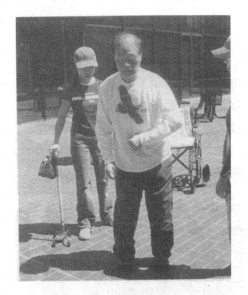

图11-44 治疗后能独步行走

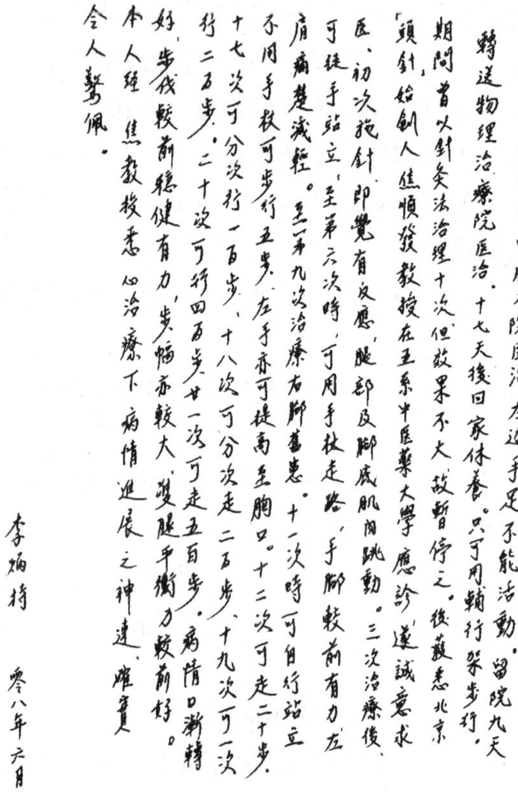

本人於一月中旬中风入院医治，左边手足不能活动。留院九天，转送物理治疗院医治。十七天後回家休养，只可扶着架步行。

期间首次针灸法治理十次，但效果不大，故暂停之。後蒙惠北京"头针"始创人焦顺发教授在北系中医药大学应诊，遂诚意求医。初次施针，即觉有反应，腿部及脚底肌肉跳动。三次治疗後，肩痛楚减轻。手脚较前有力，手扶可步行。至第六次时，手足可扶走路。左手举可至胸口。十二次时可自行站立。至第九次治疗，右手举高至胸口，十二次可走二十步。

不用手杖可行五步。左手亦可举高至胸口，十三次可走二十步。十七次可行一百步，十八次可分次走二百步，十九次可二次行二百步。二十次可行四百步，廿一次可走五百步。病情日新精好，步伐较前稳健有力。失幅善扶可，发腿平衡力较前好。

本人经焦教授悉心治疗下病情进展之神速，难真令人钦佩。

李炳持

零八年六月

图 11 - 45　患者记录

例 8. 双下肢运动障碍（不能独步行走）

某，女，88 岁，美国人。

主诉：背痛，双下肢无力，不能独立行走 4 年。

治疗：针刺双运动区上 1/5、双足运感区。

疗效：进针 10 分钟（未捻针），患者未扶拐轻松地站起，并主动行走，步态正常，行走自如。详见针刺前后照片（图 11 - 46～图 11 - 47）。

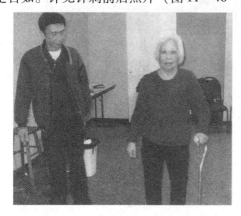

图 11 - 46　治疗前因下肢无力需扶拐行走

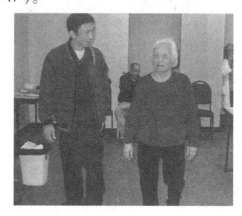

图 11 - 47　治疗后马上就能独立行走

例9. 脑梗死

某，女，101岁，美国圣荷西人。

主诉：脑梗死左侧肢体完全偏瘫，神志不清，不认识人，不会讲话两年余。于2008年6月某日来诊（图11-48）。

治疗：针刺双侧语言二区、足运感区，每天1次。

首次治疗后，神志清醒，会用右手打招呼（图11-49）。

治疗3次后，知道伸直大拇指表示感谢医生，并用小指指自己（图11-50～图11-51）。

治疗5次后，能说话，会唱歌，并能说出家人的名字（图11-52）。

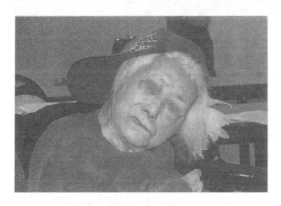

图11-48 101岁老人，治疗前不认识人，不会讲话

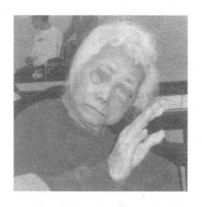

图11-49 首次治疗，头脑清醒，会用手给人打招呼

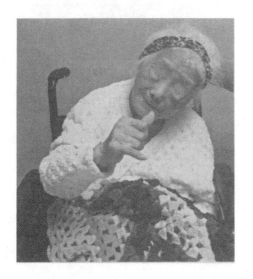

图11-50 第3次治疗后，知道用大拇指表示感谢医生

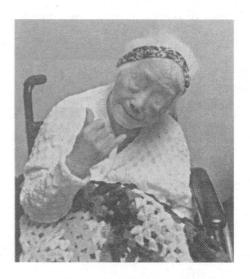

图11-51 知道用小指表示自己很一般

例10. 脑出血

某，男，65岁，美国人。

主诉：右侧偏瘫、失语5周。

病史：患者5周前晨跑时突然倒地昏迷。急送医院，CT等检查确诊为脑出血（左基底部）。先后对症治疗，仅神志恢复清楚，但语言障碍和右侧偏瘫一直无改变。于2008年5月23日来诊。

查体：神志清楚，语言表达不清，咬字不清，语速很慢，说话不连贯，右侧鼻唇沟变浅，右上肢全瘫（用带子固定），肌张力低下，右下肢瘫痪，在轮椅上抬腿脚离地面约5cm，不能站立和行走。

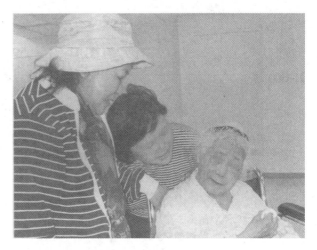

图11-52　第5次治疗后，会说话，能唱歌，知道并能说出她女儿和女婿的名字

诊断：脑出血（左基底部）、右侧偏瘫、失语（运动性）。

治疗：针刺左侧运动区、双侧足运感区。

疗效：进针后（未捻针）约15分钟，回答问话咬字较清，语速较前稍快。捻3次针后约1小时起针，检查右下肢肌力微增加，在轮椅上抬腿脚离地面约10cm。

2008年5月29日来诊，患者和其朋友述，第1次头针治疗后，一直有进步。语言好转，语速快、连贯，咬字清。右上肢能微抬，肘关节能微屈。右下肢肌力增加，扶拐可步行。但右脚抬起困难，行走时右脚常蹭地。继续治疗，选区同前。针刺后检查，右肘关节能屈曲90°。右上肢抬高平乳房。右下肢肌力增加，不扶拐能独立行走，右脚能抬离地面，步态基本正常。

2008年6月2日，针刺后，一直很好，除保持原有进步外，其他症状略有好转。详见照片（图11-53~图11-59）及患者朋友记录（图11-60）。

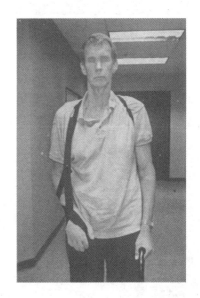

图11-53　首次治疗后，右上肢仍全瘫

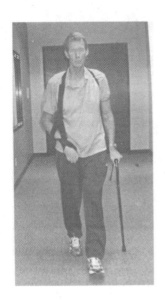

图 11-54 首次治疗已能扶拐行走

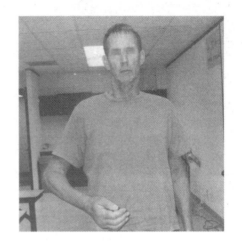

图 11-55 第 2 次治疗后右肘关节能屈 70°

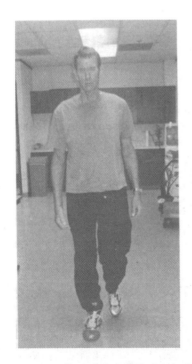

图 11-56 第 2 次治疗后能独立行走

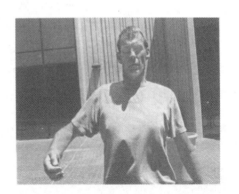

图 11-57 第 2 次治疗后 24 小时
右上肢能外展，前臂能微伸

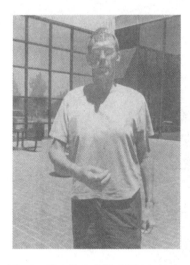

图 11 –58　第 2 次治疗后 24 小时，
右肘能屈曲 70°

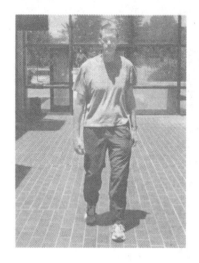

图 11 –59　第 2 次治疗后 24 小时，
右下肢力大，行走时步态基本正常

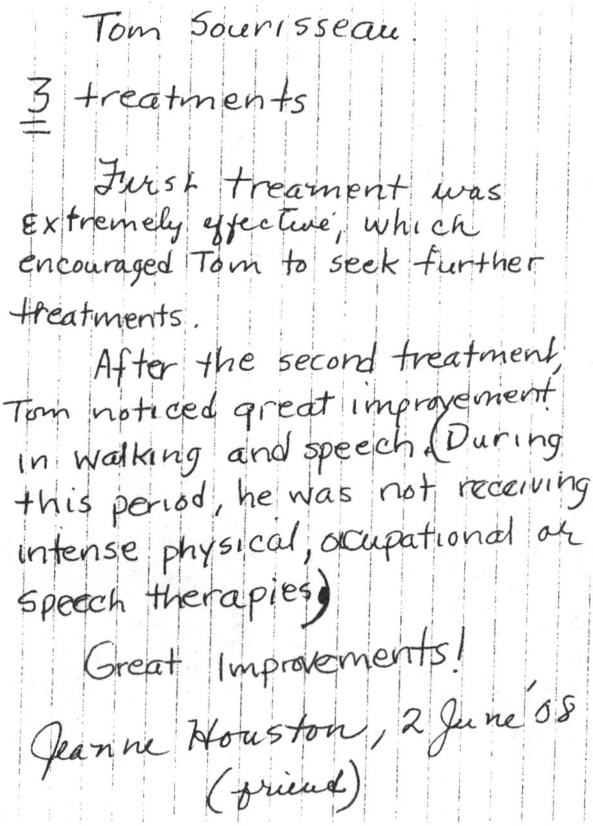

Tom Sourisseau.
3 treatments
=

First treatment was
extremely effective, which
encouraged Tom to seek further
treatments.

After the second treatment,
Tom noticed great improvement
in walking and speech (During
this period, he was not receiving
intense physical, occupational or
speech therapies)

Great Improvements!

Jeanne Houston, 2 June '08
(friend)

图 11 –60　患者朋友记录

例11. 右侧脑桥被盖部出血后遗症

某，女，51岁，美国人。

主诉：脑干出血16年。右侧平衡障碍，左侧感觉障碍。于2008年4月30日来诊。

查体：神志清楚。检查合作。右侧平衡障碍。右指鼻试验（＋），在接近鼻尖时手指左右摇摆，不能指在鼻尖上。双手轮替动作（拍腿），右手明显不灵活，而且速度慢不准确。行走时两眼看地，两腿分开，步行缓慢。

左半身多种感觉障碍。左半身痛觉基本消失，针刺皮肤无痛感。左半身温热觉消失（将金属片放在皮肤上，不知凉感）。左侧角膜反射消失。

诊断：右侧脑桥被盖部出血后遗症（后遗右侧平衡障碍、左半身多种感觉障碍16年）。

治疗：针刺双侧平衡区、右侧感觉区、足运感区。

进针后未捻针，持续20分钟测试平衡动作。右侧指鼻试验比治疗前摇摆慢，速度快，而且有时已能指到鼻尖上。行走较前稳。捻针3次后起针，右手指鼻试验又有进步。

2008年5月1日，患者来诊，右侧指鼻试验已明显好转，手指已能指到鼻尖上，但速度慢，灵活性不够。行走步态基本正常，速度较快，脚落地准确。左眼已有微弱的闭眼反射。继续头针治疗，刺激区同前。捻3次针后约1小时起针。右侧指鼻试验已能指到鼻尖上，但速度慢，灵活性不够。双手轮替动作右手有进步，但速度仍慢，灵活性仍差。行走时步态正常，能单腿站立。左侧角膜反射已基本恢复。详见本人写的字（图11－61）。

2008年5月30日，患者来诊时说，上次治疗的效果一直保持了两个星期。但因未连续治疗，近来右侧平衡障碍，左半身麻木，其程度约为原来的50%，要求继续治疗。

查体：行走时步态不稳，特别是走直线比较困难，右脚不灵活，落地不稳。右侧指鼻试验，手指接近鼻尖时，左右摇摆，指鼻尖较困难。双手轮替动作，右手不灵活、不准确。左半身多种感觉明显障碍。左侧角膜反射消失。

治疗：针刺双侧平衡区、右侧感觉区、足运感区。

疗效：进针后（未捻针）留针15分钟，左半身多种感觉障碍开始恢复，右侧平衡障碍开始好转，指鼻试验手指能指到鼻尖，双侧轮替动作右侧基本正常，左侧角膜反射基本恢复，左半身深浅感觉明显好转。行走时步态正常，速度快，灵活。

6月5日，患者自己开汽车来诊，精神较好，右侧平衡障碍、左侧多种感觉障碍明显好转，左侧角膜反射基本恢复。详见患者写的字（图11－62）和照片（图11－63～图11－68）。

Marta Kuehne
299 Trinkling Creek Dr.
Felton, Ca 95018
831-335-2037 hm
831-239-8527 cl

I am a 50 year old female who had a mid-brainstem CVA August 1st 1992. Both sides of my body were effected. On the right side I have coordination and balance issues and on the left side I have temperature, pain, and sensory issues.

I came into five branches and got treatments from Shunfa Jiao, OMD on April 30th, 2008 and May 1, 2008.

I couldn't get back to see him until the end of May at San Jose. I had appointments on May 30, June 2, 5, and 6.

I had noticed after the treatment on May 1 that it held for about 2 weeks then my control on my arm and balance started to revert back by 50%.

After my treatments again while seeing him in June I feel more speed and control. I walk much more gracefully.

I have much more sensitivity and feeling on the left-hand side of my body.

Coordination and balance are about 40% improved.

I have much more freedom of movement, speed, coordination and balance!

I look forward to working again with Dr. Jaio, OMD and his wife when they return in Sept.

☺Marta Kuehne

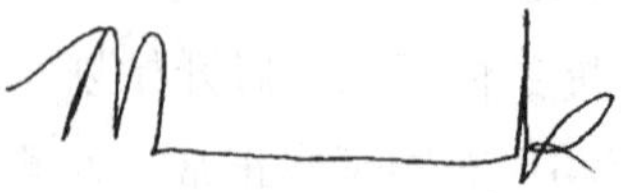

图 11 – 61　患者治疗前所写

Marta Kuehne
299 Trinkling Creek Dr.
Felton, Ca 95018
831-335-2037 hm
831-239-8527 cl

I am a 50 year old female who had a mid-brainstem CVA August 1st 1992. Both sides of my body were effected. On the right side I have coordination and balance issues and on the left side I have temp., pain, and sensory issues.

I came into five branches and got treatments from Shunfa Jiao, OMD on April 30th, 2008 and May 1, 2008.

The first treatment enabled me to have much more speed and control with my right arm. My walking felt more balanced and grounded.

The second treatment built on the improvements from the first treatment. I feel lighter and more in control. I don't have to consentrate so hard to make my arm move especially. I tried writing when I got home and there was a very noticable improvement. Things could just flow with ease and grace where before they were very jerky movements and a lot of concentrating.

I feel as if I can walk with out having to look so much now. Definately there's more balance there!

I haven't had this much freedom of movement for 16 years!

Thank You, Thank You, Thank You!!!!!!

:)Marta

图 11 - 62　患者治疗后所写

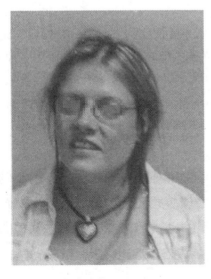

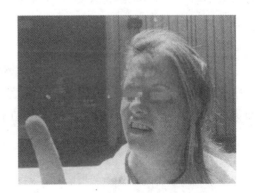

图 11 - 63　头针治疗非常愉快　　　　图 11 - 64　治疗后右指鼻试验正常

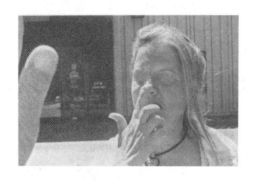

图 11 -65　治疗后右手指鼻试验正常

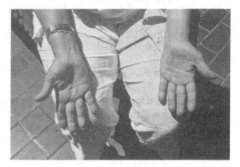

图 11 -66　治疗后双手轮替动作正常

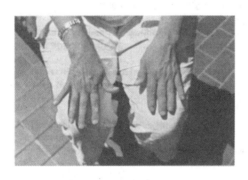

图 11 -67　治疗后双手轮替动作正常

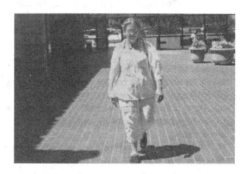

图 11 -68　治疗后走路灵活有力

例 12. 右侧腰腿痛

王某，女，77 岁，美国圣荷西人。

主诉：右侧腰腿痛 4 年。

病史：患者于 4 年前无特殊诱因，出现右侧腰痛，常抽痛到右腿后侧，以后无论坐、站、走路均痛。X 线片显示骨质增生。磁共振检查右侧腰骶神经根受压。先后用多种方法治疗效果不著，于 2008 年 5 月 21 日下午 4 时来诊。

查体：右侧腰腿痛，扶拐行走，右侧腰 4、5 旁压痛。

诊断：右侧腰腿痛。

治疗：针刺左侧感觉区上 1/5、双侧足运感区。

疗效：进针（未捻针）20 分钟后，患者腰已不痛，试着站起来及走路也不痛，且行走自如，转弯灵活，见患者亲笔记录（图 11 -69）及照片（图 11 -70）。

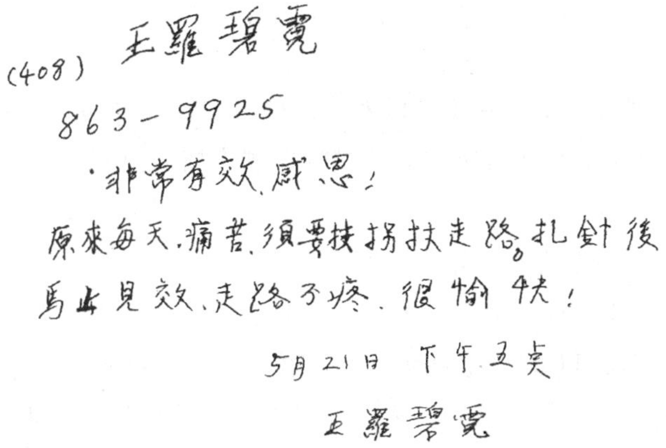

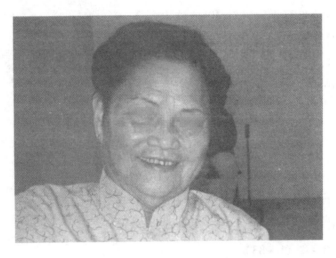

(408)　王羅碧霓

863 - 9925

·非常有效感恩!

原來每天.痛苦.須要拄拐扶走路扎針後

馬止見效.走路不疼.很愉快!

5月21日 下午五点

王羅碧霓

图 11 – 69　患者记录

图 11 – 70　腰腿痛治愈后非常愉快

例 13. 严重腰腿痛

某，男，美国人。

主诉：腰背及双下肢痛 4 年。

病史：患者腰背、双下肢持续性疼痛，症状严重，曾服多种止痛药疗效不著。做过 3 次手术（包括腰骶关节融合术），术后仍然疼痛。背部疼痛明显，医生建议行胸椎融合术，患者害怕功能障碍严重，未同意。已服用包括吗啡在内的七八种药，疼痛仍未缓解，痛苦万分，行走困难，需扶拐。2008 年 4 月 28 日来诊。

查体：腰骶部和右腿外侧（股外侧）有 4 处手术切口瘢痕。其中左骶部还能摸到类似金属块物体。患者腰腿疼痛，左手扶拐步行。

治疗：针刺双侧感觉区上 1/5 和足运感区。

快速进针，患者述进针时无痛感。进针约 1 分钟时，腰背部疼痛减轻。3 分钟后腰背完全不痛，仅右下肢外侧疼痛。5 分钟时捻针约 1 分钟，此时患者双下肢无痛感，并起来自己站立。结果患者不仅能轻松站立，而且能独立自由行走，行走、弯腰、扭转背均无痛感。捻针 3 次，约留针 1 小时起针。

4 月 29 日上午 9 时 30 分，患者扶拐来诊，自述回家后感觉好，腰背及双下肢不痛。晚上在 11 时左右，腰背部疼痛始作，随后右腿外侧疼痛，但程度比针刺治疗前减轻。查体征同前，又针刺双感区上 1/5 和足运感区。针刺后疼痛减弱消失。先后捻针 5 次，持续留针 3 小时。下午 1 点左右患者擅自带针回家无法找到。

5 月 1 日，预约就诊名单没有 Robert。下午 4 点 15 分，Robert 扶拐走进教室里。自述上次带针回家睡觉，晚上 11 时仅觉背部微痛。第 2 天早上 11 时右下肢又痛。4 月 30 日下午腰背部及下肢又痛，程度与原来差不多。针刺双感觉区上 1/5 和足运感区。进针后未捻针，约 1 分钟后，患者主动说腰背痛减轻。3 分钟腰背痛完全消失，仅右腿外侧酸痛。此时能自己站立，但独步行走困难。捻 1 次针后，右腿外侧仅微痛，能独步行走。进针 10 分钟捻第 2 次针后，Robert 说腿痛消失，效果和第一天一样好。并站起来行走、弯腰、转背、抡胳膊。

5 月 23 日，患者来诊。述仅颈背及右下肢外侧微痛。针双感区上 1/5 和双侧足运感区。进针后 5 分钟，疼痛消失，一切恢复正常，可到处走动、弯腰、踢腿。

按：因头针解决了患者疼痛，所以他决定取消原定于 2008 年 7 月份的胸椎关节融合术。详见照片（图 11-71～图 11-79）和患者及其他人记录的情况（图 11-80～图 11-83）。

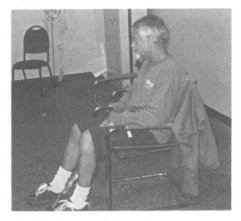

图 11-71 治疗前患者因腰腿痛扶拐起来表情很痛苦

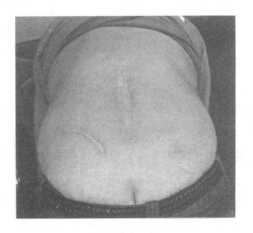

图 11-72 因腰背腿痛，医生给其动过 3 次手术，其中有腰骶关节融合术

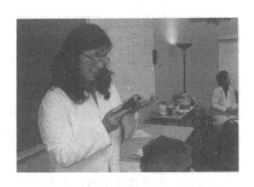

图 11-73 针刺双感区上 1/5 和足运感区，学生用手机拍摄针刺部位

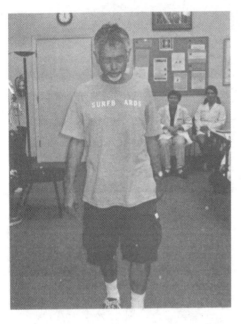

图 11 – 74 针刺后患者能自己站立和行走

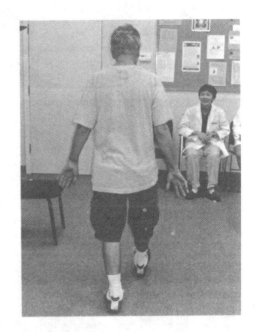

图 11 – 75 大步行走完全无痛感

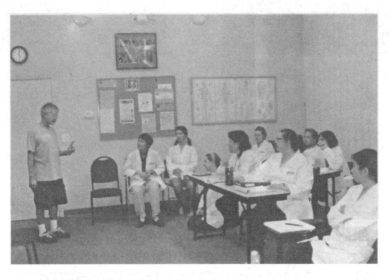

图 11 – 76 患者给学生讲述他针刺后的感受和变化

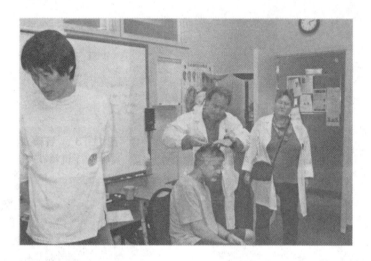

图 11 – 77　跟随的医生察看针刺部位

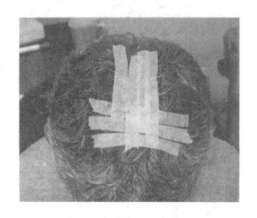

图 11 – 78　跟随的医生用胶布将针固定

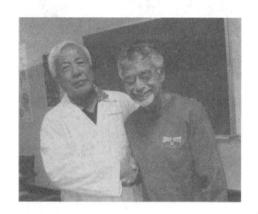

图 11 – 79　头针治疗后，腰腿痛消失，
患者非常愉快，特别高兴

> ROBERT DOWNING 831-475-4701
> 1925 46th Ave #42 650-703-9926
> CAPITOLA, CA 95010
>
> BEFORE
> PAIN in thoracic - radiating down back to
> hips and ℝ LEG SCIATICA down ℝ LEG
> PAIN LEVEL START ⑦ on scale 10.
>
> DURING FELT NO pain on INSERTION - SLIGHT
> TINGLING - FELT LITTLE HEAT LATER
>
> AFTER NO PAIN ∅ no SCIATICA, headache,
> or thoracic PAIN.
>
> FANTASTIC !! Thanks Dr + ALL !
> Bob   MON 4/28/8
> 4/28/8

图 11 – 80　患者记录

May 23, 2008

I am an anesthesiologist with 20 years experience in medicine. I also have a masters degree in TCM. Three weeks ago a patient of mine came to see Dr Jiao. This patient has had a 4 year history of T6-8 facet joint pain failed loaded with L3 4 & 5, Radiculopathy. He is on numerous medications including several opiates, and numerous medications for Neuropathic pain. In addition, he has a dorsal column stimulator and is status post T6-7-8 Nerve ablation for facet joint pain.

After his first treatment from Dr Jiao his pain went from an 8-9/10 to 0/10. This treatment and subsequent treatments from me and Dr Jiao have had a tremendous effect in reducing his pain. Because of this improvement my patient will no longer require ablation surgery which his doctors had proposed in the recent past. Moreover, his quality of life has markedly improved. In time I hope to wean him off his numerous medications and I think this will be possible. We are all very, very impressed with Dr Jiao and we hope he can be a permanent part of our TCM community.

Sincerely

Chris Rasmussen MD DC

图 11-81　他人记录（一）

197

5/23/08 Christine Klein L.Ac.

To Whom It May Concern:

I have observed Dr. Jiao's head acupuncture for several patients with very difficult conditions such as post stroke, severe sciatica pain from failed surgery, loss of vision from stroke, post Guillain-Barre syndrome. After Dr Jiao's treatment patients have significant improvement which is also lasting.

One patient had pain all over his body & couldn't lift his arms. No one could diagnose his condition yet Dr Jiao was able to reduce his pain & help him to lift his arms.

Dr Jiao's head acupuncture is miraculous, he quickly gets effective results.

Christine Klein

图 11－82 他人记录（二）

5-23-08

Dr Jiao is an amazing doctor.
I have rekindled my interest in
scalp acupuncture after seeing
such great results.　It is almost
unbeliebable and miraculous to see
patients able to walk again, speak
more clearly, see better and brighter,
and most amazing was Robert
whom I saw a few weeks ago in
clinic and was in very bad pain
and looking to another surgery
which would have been complicated.
I saw the scars on his back & this
patient was in acute pain and
could hardly move.　He is now
happy with almost no pain, can walk,
do deep knee bends and has LIFE
in himself.
We are all so grateful that
Dr Jiao has come to us bringing
such wonderful gifts of healing and
experience & knowledge.　I hope
he can come back again and
honor us with his expertise.　I
also want to thank his wife for her
experience and dedication.
　　　　Lillian Manship, MTCM, LAc, DNBAO
　　　　Doctoral Fellow

图 11-83　他人记录（三）

例 14. 肩关节周围炎（左）

某男，72 岁。

主诉：左肩痛，臂抬不起 1 年。

病史：患者 1 年前无特殊原因出现左侧肩部疼痛，程度较重，左上肢不能抬起。曾疑为颈椎增生，先后治疗无效。于 2008 年 5 月 27 日下午来诊。

查体：左肩部痛明显，左上肢仅能抬高与肩平，被动抬起困难。肩胛后下方有压痛点。

诊断：左肩关节周围炎。

针刺治疗：针感觉区上 1/5（右）、足运感区（右）。

观察：进针后未捻针，留针 20 分钟，患者左肩部疼痛消失。捻 3 次针，留针约 1 小时起针，患者左上肢抬高正常。详见治疗前后照片（图 11-84～图 11-86）和患者记录的情况（图 11-87～图 11-88）。继续治疗，巩固疗效。

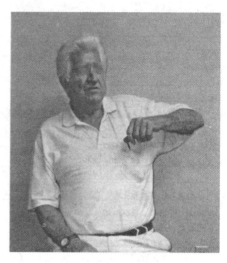

图 11-84　针刺治疗前，左上肢仅能抬平肩

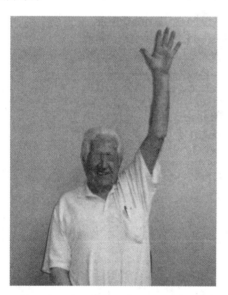

图 11-85　首次治疗后，左上肢马上抬高正常

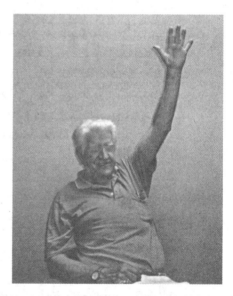

图 11-86　首次治疗后第 2 天左上肢仍能轻松抬起

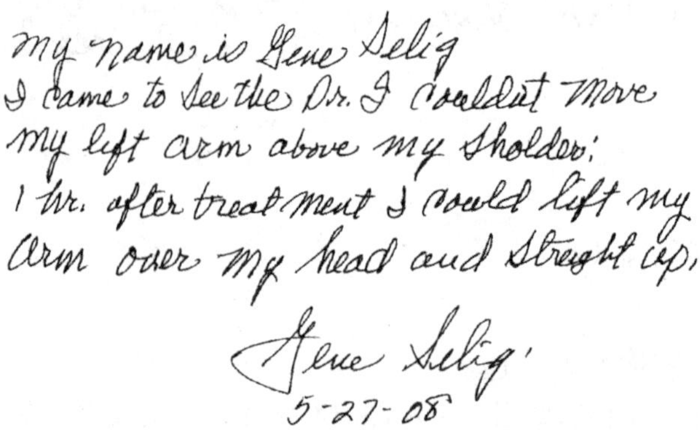

My name is Gene Selig
I came to see the Dr. I couldn't move
my left arm above my sholder.
1 hr. after treatment I could lift my
arm over my head and streght up.

Gene Selig
5-27-08

图 11-87　患者记录（一）

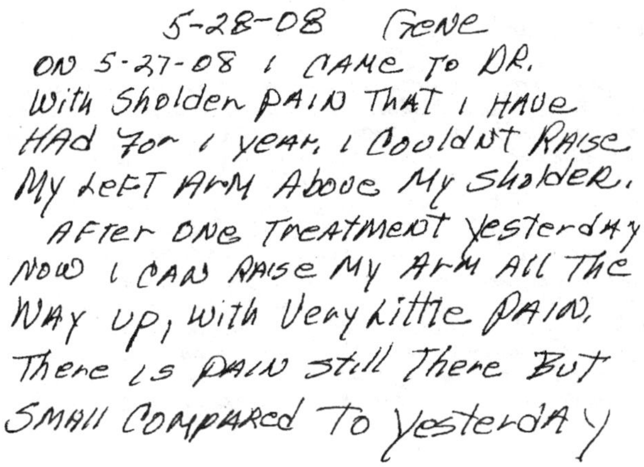

5-28-08　Gene
ON 5-27-08 I CAME TO DR.
WITH SHOLDEN PAIN THAT I HAVE
HAD FOR 1 YEAR. I COULDNT RAISE
MY LEFT ARM ABOVE MY SHOLDER.
AFTER ONE TREATMENT YESTERDAY
NOW I CAN RAISE MY ARM ALL THE
WAY UP, WITH VERY LITTLE PAIN.
THERE IS PAIN STILL THERE BUT
SMALL COMPARED TO YESTERDAY

图 11 -88　患者记录（二）

例 15. 右侧偏头痛伴胃部不适

某女。

主诉：右侧偏头痛伴胃部不适。

病史：患者右侧前额发际（瞳孔直上）上 2.5cm 处有痛感，随后右半侧头痛，程度较重，持续数小时，有时长达一天。头痛发作时伴胃部不适。

查体：在右侧瞳孔直上前额发际上约 2.5cm 处，有 0.3cm 压痛点，用指尖按压疼痛明显。

治疗：刺痛点往下至前额发际似胃区，左侧相同。双侧足运感区。

观察：针刺后头痛基本消失，胃部松快，不适感消失。详见患者记录的情况（图 11 -89）。

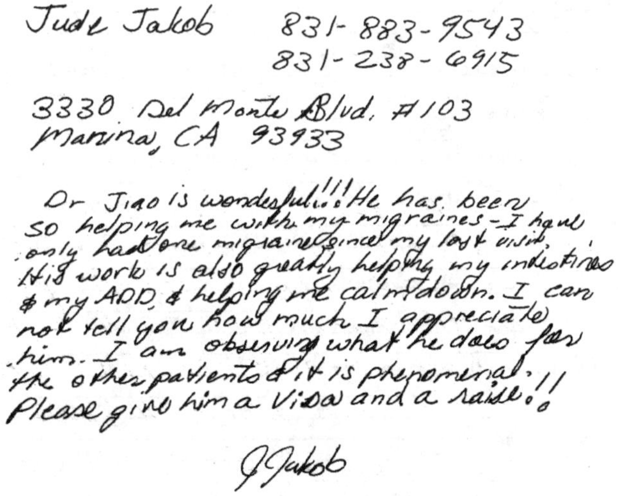

Jude Jakob　831- 883- 9543
831- 238- 6915

3330. Del Monte Blvd. #103
Marina, CA　93933

Dr. Jiao is wonderful!!! He has been
so helping me with my migraines—I have
only had one migraine since my last visit.
His work is also greatly helping my intestines
& my ADD, & helping me calm down. I can
not tell you how much I appreciate
him. I am observing what he does for
the other patients & it is phenomenal!!
Please give him a Visa and a raise!!

J Jakob

图 11 -89　患者记录（针后）

5 月 23 日复诊，头已基本不痛，胃痛大为减轻，仅微感不适。继续治疗，区域同前。针刺后恢复正常，胃部无不适感。详见患者记录的情况（图 11 -90）。

Judith Jakob   Friday
    I saw Dr. Jiao last week and he treated 5/23/02
me for my migraines & my intestinal problems.
My intestinal problems are very much so calming
down — with much less gas & bloating and therefore
less painful. I feel that my migraines are
related to my gut. I have had one small
migraine — I'm not quite sure if you could call
it a migraine — it was more of a generalized
headache without any nausea — his treatment is
really helping me radically. After my last
treatment I felt very calm & very serene —
which is radically wonderful for me —
since I really feel that my stress is really
making my ?? worse. Dr Jiao is
amazing...!!!!! Thank you very much

图 11-90　患者记录（复诊）

例 16. 耳鸣（左）

某女，成人，美国圣荷西人。

主诉：左侧耳鸣，颈部发硬。走路不平衡，背部痛等。于 2008 年 4 月 24 日来诊。

治疗：刺双侧晕听区、双侧平衡区、足运感区。

观察：针刺后左侧耳鸣、颈背疼痛消失，走路步态恢复正常。详见患者记录的情况和照片（图 11-91~图 11-93）。

Witnessed by: Mai Wang, Hi-Zng Zjg
　　　　　　　Chao Zhu

TUYET TRAN (SNOW)

1863　ST ANDREWS PL

SAN JOSÉ　CA　95132　USA

I have these problems

① Headache & Dizziness / unbalanced ≈ walking on air

② Hand tingling

④ Pulsatile (sound like heart beat

After 1st Treatment From Dr. Jiao Shunfa

① No more back headache

② Less dizziness

③ Slight improvement on Hand Tingling

④ Less Pulsatile Tinnitless

　　　　　　12:15 PM　Thursday 04/14/08

After 2nd Treatment

During treatment the shoulder are very opened
no more tension

　　　　　　1:20 PM Thursday 04/14/08

Translator: Anh Tran

图 11-91　患者记录病情

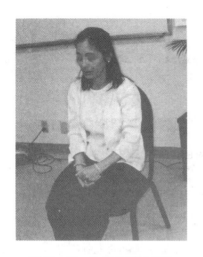

图 11-92　治疗前讲述病情

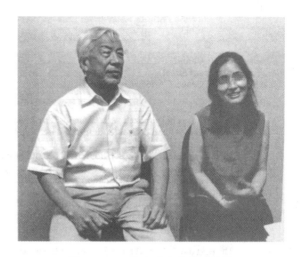

图 11-93　治疗后患者非常愉快

例 17. 慢性炎症性失髓鞘神经病

某女，成人，美国人。

患者于 1996 年被美国某医院诊断为格林巴利综合征，先后用多种方法未能彻底治愈，目前仍全身多处疼痛，感觉异常，伴四肢活动不灵等。

2008 年 4 月 28 日就诊，选用头针治疗，到 5 月 1 日共治疗 3 次。每次治疗都有进步。

5 月 12 日，自述上次治疗后效果很好，想再次治疗，巩固疗效。查四肢活动、面部表情正常，无其他不适之感。针刺双侧感觉区上 1/5 和足运感区。

5 月 23 日，上次治疗后，感觉一直很好。近日轻微不适，颈背部发紧等。头针治疗，刺激区同前。针刺后颈背部不适消失。

5 月 27 日，上次治疗后明显好转，今日仅感右侧有时力弱，双下肢发硬。继续针刺治疗。

6 月 5 日，治疗后，一直感觉很好。详见患者记录的情况（图 11-94～图 11-97）及照片（图 11-98～图 11-100）。

Dr Jiao   first treatment

My walking has been stiff and painful today during the treatment at first felt light headed and heavy They had me walk. Walking was easier. The big chang was I could bend more and easier. I could also squat and had no been able to. Also when I did it there was no pain.

　　　　　Candy Campbell
　　　　　1013 Short Street
　　　　　Pacific Grove, CA, USA
　　　　　831-375-4927
　　　　　April 28, 2008

图 11-94　患者记录病情（一）

Candy Campbell   Monday, April 28, 2008
1013 Short Street
Pacific Grove, CA 93950

In 1996 I was hospitalized with Guillain-Barre Syndrome. Mine was characterized as
atypical since I had both ascending and descending paralysis.

How I presented: The week before I was hospitalized I felt like I had a low grade sore
throat. Energy was a bit low. On a Saturday I went up to Green Gulch Meditation
Center to do a day long meditation practice. My body was restless and uncomfortable. I
couldn't sit still. During the afternoon there was a walking meditation break during
which I walked to their gardens and ate some berries. Later in the day I thought maybe
there was something on the fruit since my tongue felt funny (I asked and no there
wasn't anything on them).

The next day I realized there was something wrong when I went to the kitchen sink to
get a drink of water. I did not have the motor skills to get the water and turn with the
glass. As the day wore on I noticed more loss of coordination.

By the next night I was in extreme pain and went to the emergency room. Since they
didn't have any idea about it they sent me home and suggested I see a neurologist. I saw
a local internist (didn't have a regular doctor at the time, so he was new to me and most
neurologists won't see patients without a referral). He gave me pain medication and
told me to stretch when I gardened! Within a day or two I was back up to the
emergency room. This time the doctor on duty took it more seriously and went and
found a neurologist that was in the hospital.

This doctor asked me what my doctor thought about my facial paralysis—which I had
not noticed (was too sick to look in the mirror). My doctor hadn't noticed it. He then
asked a few more questions, and said he felt he knew the answer but would need to run
some lab tests and nerve conduction tests.

Having confirmed his diagnosis he started me on IVIG (Intravenous immunoglobulin),
one bottle a day for five days. This really helped.

Shortly after this I was released. I used a walker for awhile. I couldn't dress myself for
many months. And I remained in a lot of pain. I spent most of every day in bed for a
few years. My hands 'burned' constantly for over 18 months. After that they slowly felt
better. I had numbness in my thighs for about 7 years. My pain returns when I am
overtired or get sick. And the Bells Palsy has re-occurred many times.

My neurologist left for a teaching position within the first year. I did see a few others
but did not want to take the western medicines that really just cover up symptoms.

A couple of years ago my GYN told me I should get a new neurologist since I was
having increased symptoms. The neurologist I saw was very different than the others.
He had learned Chi Gong during medical school and having learned I received

acupuncture told me I was more likely to get help from it than taking western
medicines.

图 11 – 95　患者记录病情（二）

Candy Campbell   Thursday, May 1,
2008
1013 Short Street
Pacific Grove, CA 93950

Updating, post treatments with Dr. Jiao:

Wednesday morning when I woke up I noticed my feet felt 'normal' rather than the feeling big, hot and painful common to those with neuropathies. I also found during the day I could get in and out of our car easier. My stride while walking felt more natural. Over all I had much more energy available.

Wednesday immediately post treatment:

My neck felt looser, my stride still much better. My muscles, however, felt more wobbly--they've been doing more!

Since I live an hour away from the clinic I stopped for some dinner. I found while sitting in the restaurant my energy began to drop. Before dinner was through I was having trouble holding up my head and by the time I got home I was very tired and generally achy.

Thursday morning:

My sciatica bothered me during the night--riding in the car tends to trigger it. This morning, I awoke with a tired body. My arms had running pain (very much like the sciatica in the legs). I felt as if I had been working very hard --that kind of fatigue. This is really common when I have ridden long distances in the car (and the hour drive each way can do this).

When I got out of bed I did feel stiff but my feet were still better than they have been. While I am tired, I do notice that my spirit itself still feels energized. I am still able to bend over and to squat--my muscles though seem to be struggling with the new activity. One thing I noticed is my posture is better--my shoulders are not slumping forward.

When I look back to Monday morning before my first treatment I am amazed at the changes that have taken place.

图 11 – 96 患者记录病情（三）

Results from last week, May 27, 2008 treatment with Dr. Jiao:

When I finished the treatment I was tired and have been tired all week. I have had some sort of virus. Sometimes with viruses my immune system seems to attack my nerves, resulting in shooting pains, burning sensation, difficulty walking etc., and that was the result this time.

Results I've noticed from the beginning:

• I am able to squat.
• My feet feel more normal in the mornings when I first get up.
• My hands/fingers have more flexibility.
• My walk/stride is smoother.
• Getting up and down from a step stool/short ladder is easier.
• I have an increase in energy.

Candy Campbell
1013 Short Street
Pacific Grove, CA 93950

图 11 – 97 患者记录病情（四）

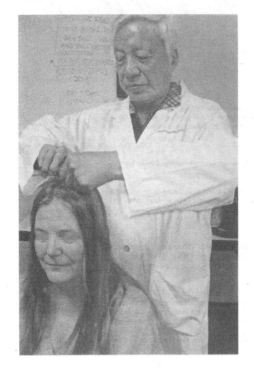

图 11 – 98　用头针治疗

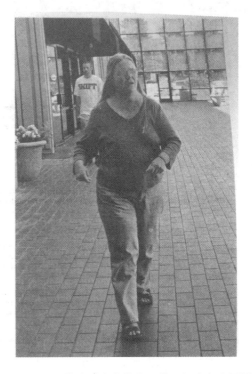

图 11 – 99　治疗后患者恢复正常，行走自由灵活

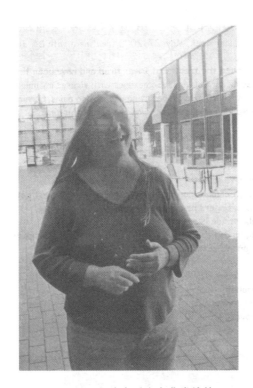

图 11 – 100　治愈后患者非常愉快

例 18. 四肢肌肉萎缩 感觉障碍

某男，成人，美国圣荷西人。

主诉：四肢肌肉萎缩伴麻木、疼痛 11 年。

病史：患者 11 年前无特殊诱因出现四肢无力伴疼痛，进行性加重。后发现四肢肌肉萎缩明显，夜间肢体疼痛，严重影响睡眠。多次到医院检查，均未确诊，近来病情加重。8 个月以前因双下肢无力，不能站立和行走，用步行器帮助行走。双上肢抬起困难，右上肢仅能上抬平肩，右手不会用刀、叉吃饭。于 2008 年 4 月 27 日来诊。

查体：四肢肌肉萎缩、痛觉明显，不能站立，仅用步行器缓慢行走，左上肢抬起至肩。病因不明，肌肉萎缩明显伴感觉障碍，进行性加重。在家属和患者强烈要求下试用头针治疗。

治疗：针刺双侧运动区上 3/5、感觉区上 3/5、足运感区。起针后患者回家。

2008 年 4 月 28 日，患者到圣克鲁兹求诊，自诉昨天治疗后，全身疼痛明显减轻，晚上睡眠好，要求继续治疗。针刺区域同前。

4 月 29 日、30 日又治疗两天，共针 4 次，患者全身疼痛消失，四肢轻松。检查双手伸屈灵活，双上肢抬高正常，手可以伸直、握住。详见照片（图 11 – 101 ~ 图 11 – 104）。

例 19. 颈髓损伤、四肢瘫痪、感觉障碍

某女，成人，美国圣荷西人。

主诉：颈部外伤后四肢瘫痪 17 年。

病史：患者 17 年前因颈部受伤后出现四肢瘫痪，肌肉萎缩，不能站立和行走，先后用多种方法治疗，效果不著，于 2008 年 4 月 13 日来诊。

查体：神志清楚，语言正常。颅神经正常。双上肢肌萎缩明显，抬高困难，双手不能伸展。双下肢肌萎缩明显，不能站立和行走。四肢痛觉明显障碍。

诊断：颈髓损伤，四肢瘫痪，感觉障碍。

治疗：针刺运动区双侧上 3/5、感觉区双侧上 3/5、足运感区（双）。

观察：首次治疗后即出现疗效。先后经过 7 次治疗，患者已有明显进步。不仅双上肢抬高正常，而且自己还能站起来。详见患者的描述（图 11 – 105）和相关照片（图11 – 106 ~ 图 11 – 110）。

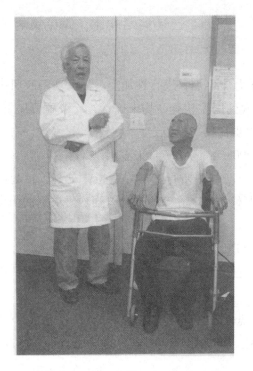

图 11 – 101　治疗前四肢肌肉萎缩，
扶步行器来诊

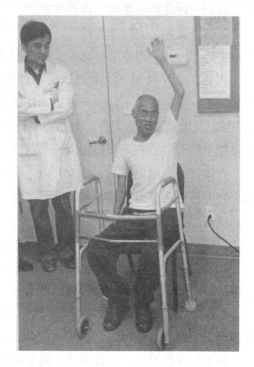

图 11 – 102　治疗后左上肢能正常抬起

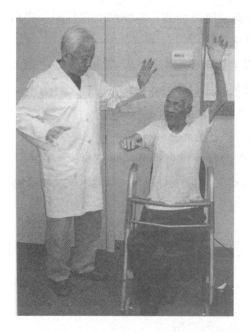

图 11 – 103　右上肢仅抬起平肩

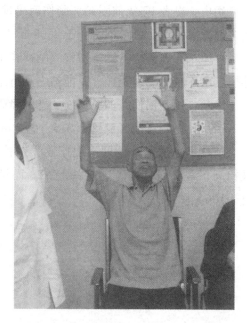

图 11 – 104　头针治疗后双上肢抬高正常，
双手也能伸展，右手力差

When I first came to receive scalp acupuncture upon Dr. Liao I was feeling very discouraged and that I would probably not be able to further improve my condition after 16 years of paralysis from spinal cord injury. I had received some scalp acupuncture in the 1st year after injury and I had worked very hard to improve for the first 5 or 6 years. After that the circumstances of my life changed such that I had less less time to devote to therapeutic activities.

April 13: First Treatment:
I felt a lot of heat at the site of the needles as well as down both arms and legs and the right side of my face. After the needles were removed

April 2008

I found my ability to turn around the axis had increased 20° to 30° in each direction and that I look over the shoulder to both the right and left sides to see all the way to the back.

April 14: Second Treatment
The needles were very painful this time. There was a strong sensation of heat down the left side of my face and in both arms and legs.

April 16: 3rd Treatment
I am beginning to see improved strength in both hands and wrists. All over I feel looser and more agile. I can bathe and dress in less than half the time I needed a week ago.

April 17: 4th Treatment:
My steps are getting longer and my right foot points mostly straight ahead. Clearly felt psoas muscle working.

April 18, 19, 20
3 days no treatments. My energy level is good. I am eager to exercise and very hungry.

April 21st: 5th Treatment.
With needles in I was able to make a tapping movement alternating the two feet very quickly and for several minutes. This is the first time for this movement. Until today I have only been able to do about 6 repetitions slowly before the alternation would fail

April 23: 6th Treatment
I notice I have less sensation of heat moving with the treatments but more muscles moving in a very natural and normal feeling way.

April 24th 7th Treatment
Walked holding only one hand for balance across the room.

April 25th 8th Treatment
Walked across room with only gatebelt. Standing quickly with only slight push off. Very good balance.

April 26th 9th Treatment
We'll see......

Jane Fahey
269 Oak St. San Francisco CA 94102 USA

图 11 – 105　患者描述病情

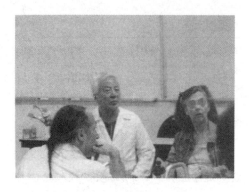

图 11 - 106　治疗前患者陈述病史

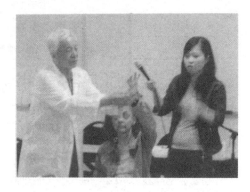

图 11 - 107　经检查上肢肌肉萎缩明显，
手伸屈困难

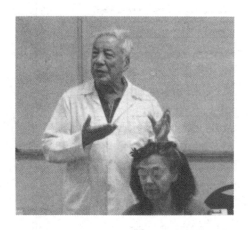

图 11 - 108　给学生介绍针刺部位

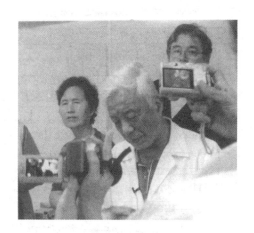

图 11 - 109　针刺时，博士班学生从
不同角度拍摄进针方法和位置

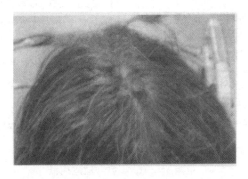

图 11 - 110　针刺双侧感觉区上 3/5、
运动区上 3/5、双侧足运感区

例 20. 大脑发育障碍

某男，5 岁，美国圣荷西人。

因大脑发育不全，智力低下，行为异常，不能理解周围事物，不会说话，于 2008 年 4 月 29 日来诊。针刺双侧言语 1 区、2 区。仅治疗 3 次后，即出现疗效。到 5 月 19 日已有明显好转。患儿行为改变，不仅不乱跑，还能主动与他人接触，进行简单交流。间断治疗到 6 月 7 日，患儿已有明显进步。详见患儿母亲记录的情况（图 11 – 111 ~ 图 11 – 116）和照片（图 11 – 117 ~ 图 11 – 118）。

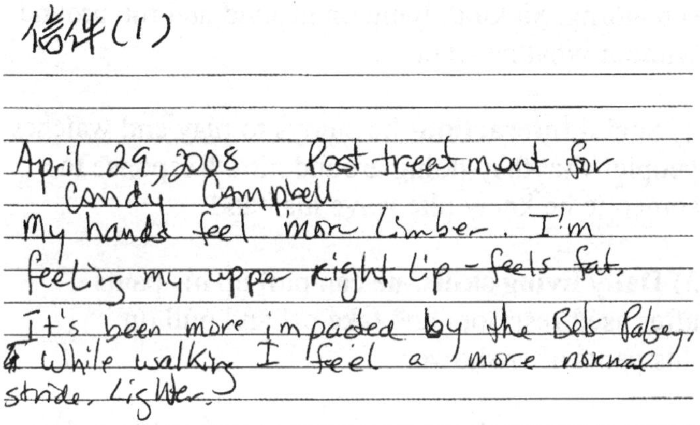

信件（1）

April 29, 2008   Post treatment for
Candy Campbell
My hands feel more limber. I'm
feeling my upper right lip - feels fat.
It's been more impacted by the Bels Palsey,
While walking I feel a more normal
stride. Lighter.

图 11 – 111　患儿母亲记录（一）

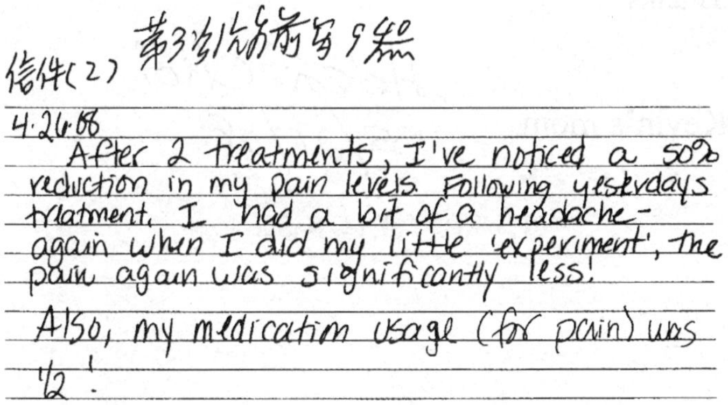

信件（2）第3剂治病号写9篇

4.26.08
After 2 treatments, I've noticed a 50%
reduction in my pain levels. Following yesterdays
treatment. I had a bit of a headache -
again when I did my little 'experiment', the
pain again was significantly less!

Also, my medication usage (for pain) was
½ !

图 11 – 112　患儿母亲记录（二）

Dear Dr. Jiao,

I am very happy my son Kevin still continue to receive acupuncture treatment from you. After last two weeks treatment, Kevin had making a lots improvement on his needs. Especially like.

1) **Behavioral**- he reduce tantrum behavior like screaming, kicking, lying on ground and run around without what he want.

2) **Social interaction**- he enjoys to play and watches people what they doing around him. Response to someone he knew like wave his hand.

3) **Daily living skills**.-he can pull up his pants after used restroom and take off and pull on his pants after shower.

Dr. Jiao your valuable treatment knowledge and your kindness will give me and my family having lots of hope and confident on Kevin future.

Thanks

Kevin's mom   *Helen Choi*
                     5/21/08

图 11 −113　患儿母亲记录（三）

信件(3)

Kevin is 5 years old boy with diagnosis of global development delay and expressive language disorder by Stanford Children's Hospital. He had received a lot of private Speech Therapy for the last 3 years with very limited improvement. During this week, Kevin just received 3 times of the Acupuncture treatment with Dr. Jiao at Five Branches University. He has increase vocal imitation like (moma, dd, ball, gg) more often at home. My family and I are very happy and thankful that Kevin had making big progress with in he's short period of treatment. Thank you Dr.Jiao let Kevin has the opportunity to received Acupuncture treatment. I hope Kevin will have a chance to see you again soon. Thanks again!!

witness: Mai Wang, Fei-Ing Tzeng (Fei-Ing Tzeng),
Cheno Pajh
Susanna shen

图 11 –114　患儿母亲记录（四）

Dear Dr. Jiao,

I am very happy to let you know that my son, Kevin, has continued to make progress with acupuncture treatment from you. Kevin has been making lots of improvement with his needs, He now frequently babbles using "ma" and "ba" sounds and responds by shaking his head to indicate yes and no to basic questions in daily living. Also he can follow one and two step directions with common objects and actions with structure. For example, last night I said, "Kevin dinner is ready, can you clean up your toys and go wash your hands?", and he did that by himself. This morning I ask him, "Kevin time to go to school. What do you need to do?" he looked for his shoes and his school bag. I am very happy that Kevin had made all these progress.

Thanks,

Kevin's mom   5/29/08

图 11 –115　患儿母亲记录（五）

Dear Dr. Jiao,

I am very happy to let my son, Kevin, receive acupuncture treatment from you. After twenty-three treatments, Kevin has been making much improvement on his needs.

His behavioral problem has been alleviated, such as his tantrum behavior. His usual tantrum behavior consists of screaming, kicking, lying on the ground, and running around without whatever he wants.

His social interaction has also improved. He enjoys playing and watching people around him. Usually, he responds to someone he knows by waving his arm.

Kevin's use of daily living skills has also improved. Now, he pulls up his pants after he has used the restroom. Also, he can take off and pull on his pants after taking a shower.

Dr. Jiao, your valuable treatment knowledge and kindness will give my family, and especially me, much hope and confidence in Kevin's future.

Thanks,

Kevin's mom

6/7/08

图 11－116　患儿母亲记录（六）

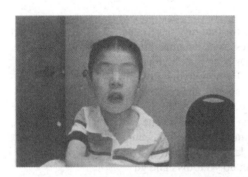

图 11－117　治疗后能静坐

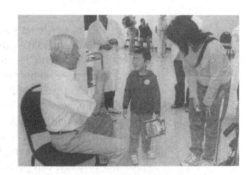

图 11－118　治疗后可以和医生交流

附：头针史料

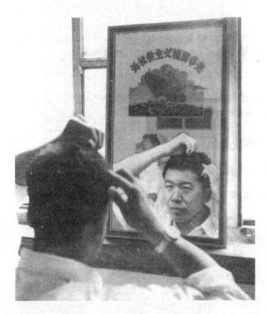

附图1　焦顺发亲自扎头试验

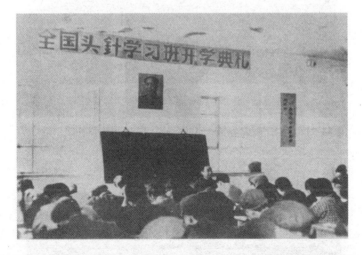

附图2　1972年3月全国第一期头针学习班，卫生部朱潮司长讲话

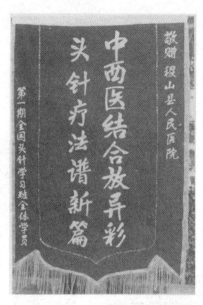

附图3 1972年3月，全国第一期头针学习班赠旗

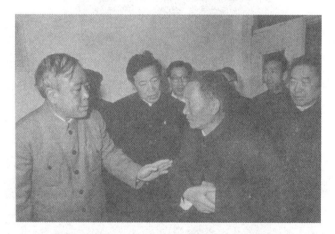

附图4 原卫生部副部长胡熙明视察头针

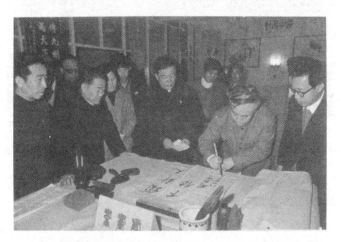

附图5 原卫生部副部长胡熙明题词"头针天下传"

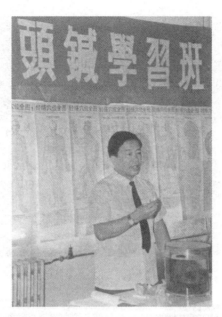

附图 6　焦顺发在头针学习班讲话

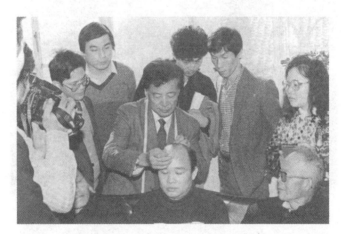

附图 7　焦顺发（二排中间）为头针学习班表演头针操作方法

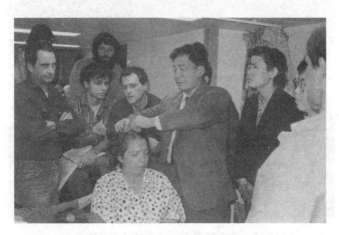

附图 8　焦顺发（右四）捻针表演

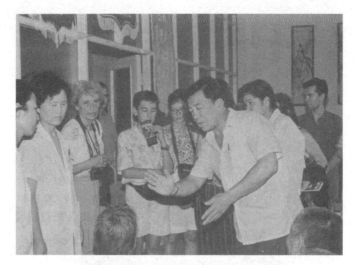

附图 9　焦顺发（右三）讲头针相关知识

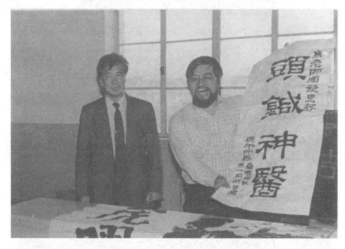

附图 10　台湾头针学习班获焦顺发（左一）赠字"头针神医"

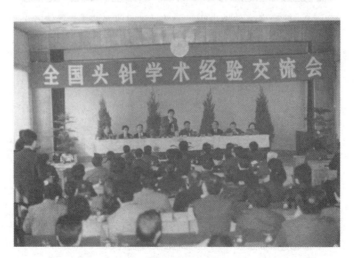

附图 11　1991 年召开全国头针学术经验交流会

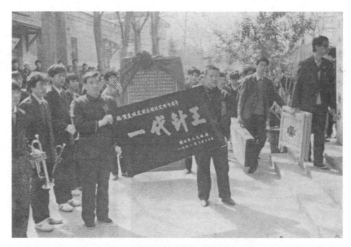

附图12 1991年3月18日，稷山县人民政府送"一代针王"匾

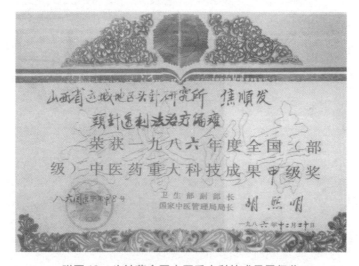

附图13 头针获全国中医重大科技成果甲级奖

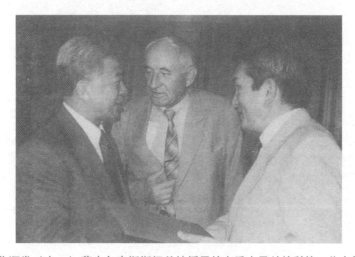

附图14 焦顺发（左一）获吉尔吉斯斯坦总统授予的有重大贡献的科技工作者最高荣誉奖